急诊急救与 ICU 监护

王冬霞　主编

U0264647

中国纺织出版社有限公司

图书在版编目（CIP）数据

急诊急救与 ICU 监护／王冬霞主编． -- 北京 ：中国纺织出版社有限公司，2020.7

ISBN 978-7-5180-7627-7

Ⅰ．①急… Ⅱ．①王… Ⅲ．①急诊②急救③险症—护理 Ⅳ．①R459.7

中国版本图书馆 CIP 数据核字（2020）第 123132 号

责任编辑：樊雅莉　　　责任校对：高涵　　　责任印制：王艳丽

中国纺织出版社有限公司出版发行

地址：北京市朝阳区百子湾东里 A407 号楼　邮政编码：100124

销售电话：010—67004422　传真：010—87155801

http：//www.c-textilep.com

中国纺织出版社天猫旗舰店

官方微博 http://weibo.com/2119887771

北京玺诚印务有限公司印刷　各地新华书店经销

2020 年 7 月第 1 版第 1 次印刷

开本：787×1092　1/16　印张：12.75

字数：314 千字　定价：88.00 元

编 委 会

前　言

急诊科是医院中重症患者最集中、病种最多、抢救和管理任务最重的科室，是急诊患者入院的必经之路。由于急诊患者的病情危急且复杂多变，医务人员必须动态掌握患者病情变化，给予准确救治方案并根据患者实际病情变化及时合理地调整救治方法，因此，要求急诊科医务人员必须拥有高素质、高水平，且具备跨专业、多学科的能力。如何更妥善地救治患者，提高抢救水平，是每名急诊科医务人员必须思考的问题。近年来，危重症救治领域的进展迅速，广大临床医务人员急需掌握急诊急救新的理论技术，并正确地运用于临床救治当中。为此，本编委会特组织在急诊及 ICU 重症救治领域具有丰富经验的医务人员，在繁忙工作之余编写了本书。

本书内容涉及临床急诊急救以及 ICU 监护技术，内容涉及重症监护以及各系统常见急危重症的救护。针对所涉及的各种疾病，书中均进行详细介绍，包括疾病的病因、发病机制、临床表现、诊断与鉴别诊断、救护流程、救护关键、救护方案、并发症处理、预后及预防等。在反映急诊医学的最新进展和成就同时，兼顾急、重症护理，对各类疾病抢救过程和护理措施作简明扼要的叙述，力求使读者对常见急症有明确、深刻的认识，指导急诊抢救工作的实施。

本书在编写过程中，借鉴了诸多急诊急救及重症监护相关临床书籍与文献资料，在此对所有被引用文献的作者一并表示衷心的感谢。由于本编委会人员均身负急诊重症临床救治工作，故编写时间仓促，书中难免有疏漏乃至谬误之处，恳请广大读者见谅，并给予批评指正，以更好地总结经验，便于图书再版时修正。

《急诊急救与 ICU 监护》编委会

2020 年 6 月

目　录

第一章　内科急诊急救

第一节　高血压脑病

高血压脑病(hypertensive encephalopathy，HE)是指血压因某种诱因突然显著增高(原发性或继发性高血压)，突破了脑血管的自动调节机制，导致脑血流灌注过多，液体经血脑屏障漏出到血管周围脑组织，导致脑水肿、颅内压增高，而发生的一种急性一过性以神经功能障碍为主的高血压危象。临床上主要表现为剧烈头痛、烦躁、恶心呕吐、视力障碍、抽搐、意识障碍，甚至昏迷等，若不及时救治，常可导致死亡。由于近年来有效防治急进型高血压、急性肾炎和妊娠期高血压疾病等，本病发生率已有显著下降。

一、诊断要点

1.临床表现特点

起病急骤，常因过度劳累、紧张和情绪激动而诱发。发病前常见有血压显著增高，剧烈头痛、恶心、呕吐、精神紊乱等先兆。发病后以脑水肿症状为主，大多数患者有头痛、抽搐和意识障碍三大特征，称为高血压脑病三联征。头痛常是早期症状，随着脑水肿进行性加重，于头痛数小时至 $1\sim2d$ 后多出现程度不同的意识障碍，如嗜睡、昏睡、木僵、躁动不安、谵妄、定向力障碍、精神错乱，甚至昏迷。若有视网膜动脉痉挛，可有视物模糊、偏盲或黑矇。有时还可出现一过性偏瘫、半身感觉障碍、脑神经瘫痪，甚至失语。血压多显著升高，舒张压常 $>130mmHg$，患者多有心动过缓、呼吸困难。眼底检查有视网膜动脉痉挛，还可有视神经乳头水肿和出血、渗出。上述表现常于血压急剧升高 $12\sim48h$ 内明显，若抢救不及时，可于短时间内死亡。

2.辅助检查

颅脑 CT 扫描可见脑水肿的弥漫性脑白质密度降低，脑室变小；MRI 显示脑水肿敏感，呈 T_1 低信号、T_2 高信号，顶枕叶水肿对高血压脑病具有诊断价值，偶见小灶性缺血或出血灶。

3.诊断注意事项

根据患者血压急剧升高后出现上述(头痛、抽搐和意识障碍)神经症状和体征，本病一般不难诊断。但 HE 为排除性诊断，在确立诊断前，须与脑出血、蛛网膜下腔出血(SAH)、急(慢)性硬膜下血肿、脑栓塞、脑梗死及脑瘤等鉴别。

二、治疗要点

1.迅速降低血压

迅速有效地降低血压是治疗的关键。必须在 $2\sim4h$ 之内将血压降至治疗目标值(MAP 降低 $20\%\sim25\%$)。一般要使舒张压迅速降至 $110mmHg$(高血压患者)或 $80mmHg$(血压正常者)以下。在降压过程中要严密监测血压、心率、精神状态，随时调整给药的速度。另外，要注意因血压降得过快过低，而出现低灌注危象。大多数 HE 患者的症状随血压的降低而改善，若治疗过程中精神症状没有改善或反而恶化，应重新考虑诊断是否正确并适当升高血压，然后再缓慢降压。常用药物有尼卡地平、拉贝洛尔、乌拉地尔等。硝普钠、硝酸甘油能直接增加脑血流量,因此一般不用于 HE 的患者。

2. 制止抽搐

有抽搐患者,可用地西泮(安定)10～20mg 直接静脉注射,同时肌内注射苯巴比妥 0.2g。

3. 降低颅内压、减轻脑水肿

可选用 20%甘露醇溶液 125～250mL 静脉注射或快速静脉滴注,依病情每 4～8h 1 次,可辅以呋塞米、地塞米松等。

4. 对症支持疗法

包括吸氧,卧床休息,保持环境安静,严密观察病情变化,维持水、电解质平衡,防治心肾并发症等。

第二节　短暂性脑缺血发作

短暂性脑缺血发作(transient ischemic attack,TIA)是由于局部脑或视网膜缺血引起的短暂性神经功能缺损,临床症状一般不超过 1h,最长不超过 24h,且无责任病灶的证据。凡经神经影像学检查有神经功能缺损对应的明确病灶者不宜称为 TIA。

一、诊断要点

1. 临床表现特点

TIA 好发生中老年人,男多于女。患者多伴有高血压、动脉粥样硬化、糖尿病或高脂血症等脑血管病危险因素。其临床表现根据缺血的局灶部位与范围不同而多种多样,其发作的频度与形式个体差异很大,但有其共同特征。

(1)共同特征:①起病的急剧性,常突然发病,数秒或数分钟内症状达高峰(从无症状到出现全部症状不到 5min,通常在 2min 内)。②病程的一过性。③发作的反复性,少者 2～3 次,多者达数十次或数百次。④症状的刻板性和可逆性,每次发作症状、体征基本相同,且在 24h 内完全恢复正常。临床上常将 TIA 分为颈动脉系统 TIA 和椎-基底动脉系统 TIA 两类,前者较后者多见,约 10%患者有两个系统表现。

(2)局灶性症状:①颈动脉系统 TIA,临床表现与受累血管分布有关。大脑中动脉(MCA)供血区的 TIA 可出现对侧肢体的单瘫、轻偏瘫、面瘫和舌瘫,可伴有偏身感觉障碍和对侧同向偏盲,优势半球受累时常出现失语和失用。大脑前动脉(ACA)供血区的 TIA 可出现人格和情感障碍、对侧下肢无力等。颈内动脉(ICA)主干 TIA 主要表现为眼动脉交叉瘫——由于病变侧眼动脉缺血出现同侧单眼一过性黑矇、失明(患者表现为突然出现单眼视物模糊或完全失明,几秒内达到高峰,几分钟后恢复正常,为颈内动脉系统 TIA 所特有)和(或)对侧偏瘫及感觉障碍,Horner 交叉瘫(病侧 Horner 征,对侧偏瘫)。②椎-基底动脉系统 TIA,最常见表现是眩晕、平衡障碍、眼球运动异常和复视。可有单侧或双侧面部、口周麻木,单独出现或伴有对侧肢体瘫痪、感觉障碍,呈现典型或不典型的脑干缺血综合征。此外,还可出现下列 3 种特殊表现的临床综合征:a. 跌倒发作。表现为下肢突然失去张力而跌倒,但无意识障碍,常可很快自行站起,系脑干下部网状结构缺血所致。有时见于患者转头或仰头时。b. 短暂性全面遗忘症(TGA)。发作时出现短时间记忆丧失,患者对此有自知力,持续数分至数十分钟,发作时对时间、地点定向障碍,但谈话、书写和计算能力正常。是大脑后动脉颞支缺血累及边缘系统的颞叶海马、海马旁回和穹窿所致。c.双眼视力障碍。是由于双侧大脑后动脉距状支缺血导致枕叶视皮质受累,引起暂时性皮质盲。

值得注意的是,椎-基底动脉系统 TIA 患者很少出现孤立的眩晕、耳鸣、恶心、晕厥、头痛、二便失禁、嗜睡或癫痫等症状,往往合并有其他脑干或大脑后动脉供血区缺血的症状与体征。

2.诊断注意事项

诊断 TIA 最重要的是病史典型而神经系统检查正常(因多数患者就诊时临床症状已消失)。中老年患者突然出现局灶性脑功能损害症状,符合颈内动脉或椎-基底动脉系统及其分支缺血表现,并在短时间内症状完全恢复(多不超过 1h),应高度怀疑为 TIA。MRI 灌注成像(perfusion-weighted imaging,PWI)/MRI 弥散成像(diffusion-weighted imaging,DWI)、CT灌注成像(CT perfusion imaging,CTP)和单光子发射计算机断层扫描(SPECT)有助于 TIA的诊断。TIA 主要应与癫痫的部分性发作、梅尼埃病、阿-斯综合征等鉴别。

3.TIA 短期卒中风险评估

TIA 发病后 2~7d 内为卒中的高风险期,对患者进行紧急评估与干预可以减少卒中的发生。常用的 TIA 危险分层工具为 ABCD^2 评分,评估项目与计分为:①年龄(A)>60 岁,1 分。②血压(B)SBP>140mmHg 或 DBP>90mmHg,1 分。③临床症状(C):肢体单侧无力 2 分,不伴无力的言语障碍 1 分。④症状持续时间(D):>60min2 分,10~59min1 分。⑤糖尿病(D):有,1 分。症状发作在 72h 内并存在以下情况之一者,建议入院治疗:①ABCD^2 评分>3 分。②ABCD^2 评分 0~2 分,但门诊不能在 2d 之内完成 TIA 系统检查。③ABCD^2 评分 0~2 分,并有其他证据提示症状由局部缺血造成,如 DWI 已显示对应小片状缺血灶。

二、治疗要点

1.病因治疗

病因明确者应该针对病因治疗,控制卒中危险因素,如动脉粥样硬化、高血压、心脏病、糖尿病、高脂血症和颈椎病等。

2.药物治疗

(1)抗血小板治疗:非心源性栓塞性 TIA 推荐抗血小板治疗。一般单独使用:①阿司匹林:50~325mg/d。②氯吡格雷:75mg/d。③小剂量阿司匹林 25mg/d 与缓释的双嘧达莫(潘生丁)每次 200mg 联合应用,每日 2 次口服。对卒中风险较高患者,如 TIA 或小卒中发病 1个月内,可采用小剂量阿司匹林 50~150mg/d 与氯吡格雷 75mg/d 联合治疗。

(2)抗凝治疗:目前尚无证据支持抗凝治疗作为 TIA 的常规治疗,但临床伴有房颤、频繁发作的 TIA 患者可以考虑应用。①心源性栓塞性 TIA 伴发房颤和冠心病的患者,推荐口服抗凝剂治疗,治疗目标为 INR 达到 2~3 或凝血酶原时间(PT)为正常值的 1.5 倍。②频繁发作的 TIA 或椎-基底动脉系统 TIA 患者,对抗血小板治疗无效的病例可考虑抗凝治疗。③对瓣膜置换术后已服用足量口服抗凝剂治疗的 TIA 患者也可加用小剂量阿司匹林或双嘧达莫联合治疗。常用抗凝剂有:①华法林:初始剂量 6~12mg/d,每晚 1 次口服,3~5d 后改为2~6mg/d维持。剂量调整至 PT 为对照组 1.5 倍或国际标准化比值(INR)2.0~3.0,用药4~6周逐渐减量停药,可用于长期治疗。消化性溃疡或严重高血压为禁忌证。②肝素:普通肝素100mg 加入 0.9%氯化钠注射液 500mL 静脉滴注,20~30 滴/分。根据部分凝血活酶时间（APTT）调整剂量，维持治疗前 APTT 值 1.5～2.5 倍（100mg/d 以内）；或用低分子肝素 4000～5000U，腹壁皮下注射，2 次/天，7～10d 为一疗程。

在抗凝治疗期间应注意有无出血并发症。需反复检查小便有无红细胞，大便有无潜血，密切观察可能发生的其他脏器出血。如有出血情况立即停止抗凝治疗，如为口服抗凝剂者停药后即予维生素 K_1 10～40mg 肌内注射，或 25～50mg 加入葡萄糖注射液或生理盐水中静脉滴注，每分钟不超过 5mg。用肝素抗凝出现出血情况时则用硫酸鱼精蛋白锌，其用量与最后一次所用的肝素量相当，但一次不超过 50mg。必要时给予输血。抗凝治疗期间应避免针灸、腰椎穿刺和任何外科小手术，以免引起出血而被迫终止抗凝治疗。

（3）降脂治疗：颈内动脉斑块、内膜增厚或颅内动脉狭窄者可使用他汀类降脂药物。常用药物有辛伐他汀，20mg 口服，每日 1 次。

（4）钙通道阻滞剂：可选择性阻断病理状态下的钙离子通道，减少血管平滑肌的收缩，扩张脑血管。常用的药物有尼莫地平 20～40mg，每日 3 次口服；桂利嗪 25mg，每日 3 次口服；氟桂利嗪 5～10mg，每晚 1 次口服。

（5）其他药物：高纤维蛋白原血症可选择降纤药物改善血液高凝状态，如血凝酶、安克洛和蚓激酶等。对老年 TIA 并有抗血小板禁忌证者，可选用活血化瘀性中药制剂治疗。

3.溶栓治疗

参见本章第三节"脑梗死"治疗部分。

4.手术治疗

手术治疗的目的为恢复、改善脑血流量，建立侧支循环和消除微栓子来源。对颈动脉有明显动脉壁粥样硬化斑块、狭窄（＞70%）或血栓形成，影响脑内供血并有 TIA 反复发作者，可行颈动脉内膜剥离术、颅内外动脉吻合术或血管成形术、或血管内支架植入术等治疗。

三、预后

TA 患者发病 7d 内的卒中风险为 4%～10%，90d 卒中风险为 10%～20%。发作间隔时间缩短、发作时间延长、临床症状逐渐加重的进展性 TIA 是即将发展为脑梗死的强烈预警信号。TIA 患者也易发生心肌梗死和猝死，90d 内 TIA 复发、心肌梗死和死亡事件总的风险高达 25%。最终 TIA 部分发展为脑梗死，部分继续发作，部分自行缓解。

第三节　脑梗死

脑梗死（cerebral infarction）又称缺血性卒中，是指各种原因引起脑部血液供应障碍，导致脑组织缺血、缺氧性坏死，而出现相应神经功能缺损的一类临床综合征。脑梗死是卒中最常见的类型，占 70%～80%。

脑梗死的临床分型目前使用牛津郡社区卒中研究分型（Oxfordshire community stroke project，OCSP）。OCSP 分型标准：①完全前循环梗死（total anterior circulation infarction，TACI）：大脑高级神经活动（意识、语言、计算、空间定向力等）障碍；同向偏盲；对侧 3 个部位（面、上肢与下肢）较严重的运动和（或）感觉障碍。多为大脑中动脉近段主干，少数为颈内动脉虹吸段闭塞引起的大片脑梗死。②部分前循环梗死（partial anterior circulation infarction，PACI）：偏瘫、偏盲、偏身感觉障碍及高级神经活动障碍较 TACI 局限或不完全。提示是大脑中动脉远段主干、各级分支或大脑前动脉及分支闭塞引起的中、小梗死。③后循环梗死(posterior circulation infarction,POCI):表现为椎-基底动脉综合征,如同侧脑神经麻痹及对侧感觉、运动障碍及小脑功能障碍等。④腔隙性梗死(lacunar infarction,LACI):表现为各种腔隙综合征,如纯运动性轻偏瘫、纯感觉性卒中、共济失调性轻偏瘫等。大多是基底核或脑桥小穿通支病变引起的小腔隙灶,梗死灶直径<(1.5~2.0)cm。OCSP不依赖影像学结果,在常规CT、MRI尚未能发现病灶时就可根据临床表现迅速分型,并提示闭塞血管和梗死灶的部位和大小,临床简单易行,对指导治疗、评估预后有价值。

脑梗死的病因分型主要采用TOAST分型:①大动脉粥样硬化型卒中。②心源性脑栓塞。③小动脉闭塞型卒中(即腔隙性脑梗死)。④其他病因型卒中。⑤不明原因型卒中。

依据局部脑组织发生缺血坏死的机制可将脑梗死分为3种主要病理生理学类型:脑血栓形成(cerebral thrombosis)、脑栓塞(cerebral embolism)和血流动力学机制所致的脑梗死。脑血栓形成是在各种原因引起的血管壁病变基础上,脑动脉主干或分支动脉管腔狭窄、闭塞或血栓形成,引起脑局部血流减少或供血中断,使脑组织发生缺血、缺氧性坏死。临床上常表现为偏瘫、失语等局灶性神经功能缺失,是急性缺血性脑卒中常见的类型,约占60%。脑栓塞是指固态、液态或气体栓子沿血液循环进入脑动脉系统使血供骤然阻滞所引起的脑梗死,占15%~20%。它与脑血栓形成不同,后者的病程呈时相性,常缓慢起病,在数小时内进行性发展,且大多在睡眠中发作;脑栓塞并非一个演进过程,常突然发作,一开始即为完全性卒中,症状即刻到高峰。血流动力学机制所致的脑梗死,其供血动脉没有发生急性闭塞或严重狭窄,是由于近端大血管严重狭窄加上血压下降,导致局部脑组织低灌注,从而出现的缺血、坏死,占全部急性脑梗死的10%~20%。

一、脑血栓形成

(一)病史

本病多见于50岁以上的中老年人,以60~70岁为发病高峰。多有脑动脉粥样硬化、高血压、糖尿病等疾病史或TIA病史。部分患者有头晕、肢体麻木、乏力等前驱症状。起病较缓慢,常在睡眠或安静休息时发生,在若干小时内逐渐进展,多数于1~2d内达高峰。

(二)临床表现特点

除大面积脑梗死(尤其脑干梗死时)伴明显脑水肿和颅内高压外,全脑症状一般不明显,意识多清醒,血压多正常或偏高。神经系统局灶症状与体征视脑血管闭塞的部位及梗死的范围而定。闭塞好发的血管依次为颈内动脉、大脑中动脉、大脑后动脉、大脑前动脉及椎-基底动脉等。

1.颈内动脉

颈内动脉起自颈总动脉,供应大脑半球前2/3和部分间脑。主要分支有:①眼动脉:颈内动脉在穿出海绵窦处发出眼动脉,供应眼部。②脉络膜前动脉:在视束下从颈内动脉分出,供应外侧膝状体、内囊后肢的后下部、大脑脚底的中1/3及苍白球等结构。③后交通动脉:在视束下分出,与大脑后动脉吻合,是颈内动脉系和椎-基底动脉系的吻合支。④大脑前动脉:在视神经上方从颈内动脉分出,皮质支分布于顶枕沟以前的半球内侧面、额叶底面的一部分和额、顶两叶上外侧面的上部,中央支供应尾状核、豆状核前部和内囊前肢。⑤大脑中动脉:为颈内动脉的直接延续,皮质支供应大脑半球上外侧面的大部分和岛叶,中央支(豆纹动脉)供应尾状核、豆状核、内囊膝和后肢的前部。

颈内动脉狭窄或闭塞以颈动脉窦及颈内外动脉分叉处最常见(占 90%),其次为虹吸部(占 80%)。其临床表现变化很大,主要取决于前交通动脉、后交通动脉、眼动脉与软脑膜动脉等侧支循环的代偿能力。首先受累的是大脑中动脉供血区,而大脑前动脉供血区甚少出现受累症状。典型颈内动脉血栓闭塞与大脑中动脉血栓闭塞的不同点是前者可有眼动脉与大脑前动脉受累的表现。其临床特点:①最常见的是对侧偏瘫、偏身感觉障碍与偏盲,主侧半球受累可有失语。此乃大脑中动脉供血区受损的表现。②精神障碍-偏瘫二联征:除偏瘫外,主要表现为精神障碍,可有智力减退、定向力丧失、遗忘症、人格改变,以及失认、失算、失用,甚至痴呆。此乃大脑中动脉与前动脉供血均受损的表现。③交叉性失明-偏瘫二联征:表现为病侧单眼短暂性失明或视神经萎缩,伴对侧偏瘫。此乃眼动脉与大脑中动脉供血区均受损的表现,是颈内动脉血栓闭塞的特征之一。④交叉性霍纳-偏瘫二联征:表现为患侧不完全性霍纳征(瞳孔缩小、眼球内陷与上睑下垂),伴对侧偏瘫。此乃海绵窦段血栓形成使攀附于颈内动脉外壁上的交感神经节后纤维受损所致。⑤发作性晕厥-偏瘫二联征:表现为晕厥发作,伴偏瘫,但意识障碍一般较轻。此乃病侧大脑半球突然缺血所致。④、⑤两项也是颈内动脉血栓闭塞的特征之一。

2. 大脑中动脉

大脑中动脉是颈内动脉的直接延续,供应大脑半球血流量的 80% 左右,是血栓形成与栓塞性脑梗死最常见的发病部位。①主干闭塞:导致三偏症状,即病灶对侧偏瘫(包括中枢性面瘫、舌瘫和肢体瘫痪)、偏身感觉障碍及偏盲(三偏),伴头、眼向病灶侧凝视,如病灶位于优势半球则可出现失语、失读、失写等。患者可出现意识障碍。主干闭塞相对少见,仅占大脑中动脉闭塞的 2%~5%。②皮质支闭塞:上部分支闭塞导致病灶对侧面部、上下肢瘫痪和感觉缺失,但下肢瘫痪较上肢轻,头、眼向病灶侧凝视程度轻,伴 Broca 失语(优势半球)和体象障碍(非优势半球),通常无意识障碍。下部分支闭塞较少单独出现,导致病灶对侧同向性上 1/4 视野缺损,伴 Wernicke 失语(优势半球),急性意识模糊状态(非优势半球),无偏瘫。③深穿支闭塞:最常见的是纹状体内囊梗死,表现为对侧中枢性均等性轻偏瘫、对侧偏身感觉障碍,可伴对侧同向性偏盲。优势半球病变出现皮质下失语。

3. 大脑前动脉

①分出前交通动脉前主干闭塞:可因对侧动脉的侧支循环代偿不出现症状,但当双侧动脉起源于同一个大脑前动脉主干时,就会造成双侧大脑半球的前、内侧梗死,导致截瘫、大小便失禁、意志缺失、运动性失语和额叶人格改变等。②分出前交通动脉后大脑前动脉远端闭塞:导致对侧的足和下肢的感觉、运动障碍,而上肢和肩部的瘫痪轻,面部和手部不受累。可以出现尿失禁(旁中央小叶受损)、淡漠、反应迟钝、欣快和缄默等(额极和胼胝体受损),对侧出现强握及吸吮反射和痉挛性强直(额叶受损)。③皮质支闭塞:导致对侧中枢性下肢瘫,可伴感觉障碍(胼周和胼缘动脉闭塞);对侧肢体短暂性共济失调、强握反射及精神症状(眶动脉及额极动脉闭塞)。④深穿支闭塞:导致对侧中枢性面瘫、舌瘫和上肢近端轻瘫。

4. 大脑后动脉

主干闭塞症状取决于侧支循环。①单侧皮质支闭塞:引起对侧同向性偏盲,上部视野较下部视野受累常见,黄斑区视力不受累(黄斑区的视皮质代表区为大脑中、后动脉双重供应)。优势半球受累可出现失读(伴或不伴失写)、命名性失语、失认等。②双侧皮质支闭塞:可导致完全型皮质盲,有时伴有不成形的视幻觉、记忆受损(累及颞叶)、不能识别熟悉面孔(面容失认症)等。③大脑后动脉起始段的脚间支闭塞:可引起中脑中央和下丘脑综合征,包括垂直性凝视麻痹、昏睡或昏迷;旁正中动脉综合征,主要表现是同侧动眼神经麻痹和对侧偏瘫,即Weber综合征(病变位于中脑基底部,动眼神经和皮质脊髓束受累);同侧动眼神经麻痹和对侧共济失调、震颤,即Claude综合征(病变位于中脑被盖部,动眼神经和结合臂受累);同侧动眼神经麻痹和对侧不自主运动和震颤,即Benedikt综合征(病变位于中脑被盖部,动眼神经、红核和结合臂受累)。④大脑后动脉深穿支闭塞:丘脑穿通动脉闭塞产生红核丘脑综合征,表现为病灶侧舞蹈样不自主运动、意向性震颤、小脑性共济失调和对侧偏身感觉障碍;丘脑膝状体动脉闭塞产生丘脑综合征(丘脑的感觉中继核团梗死),表现为对侧深感觉障碍、自发性疼痛、感觉过度、轻偏瘫、共济失调、手部痉挛和舞蹈-手足徐动症等。

5. **椎-基底动脉**

椎动脉起自锁骨下动脉,两椎动脉经枕骨大孔入颅后合成基底动脉,供应大脑半球后 1/3 及部分间脑、脑干和小脑。椎动脉的主要分支有:①脊髓前、后动脉。②小脑下后动脉:为椎动脉的最大分支,供应小脑底面后部和延髓后外侧部,其行程弯曲易发生闭塞。基底动脉的主要分支有:①小脑下前动脉:从基底动脉起始段发出,供应小脑下面的前部。②迷路动脉(内听动脉):发自基底动脉或小脑下前动脉,供应内耳迷路。③脑桥动脉:为细小分支,供应脑桥基底部。④小脑上动脉:发自基底动脉末端,供应小脑上部。⑤大脑后动脉:为基底动脉的终末支,皮质支供应颞叶内侧面和底部及枕叶,中央支供应丘脑、内外侧膝状体、下丘脑和底丘脑等。椎-基底动脉狭窄或闭塞时,症状的严重程度取决于闭塞的部位与侧支循环的完善程度。单纯基底动脉血栓闭塞中 50%～80% 是椎动脉远端的血栓延伸到基底动脉的近端,由此引起的梗死灶主要在脑桥、中脑、丘脑及枕叶。少数起病急骤者常突然昏迷、四肢瘫痪,多数在 2～4d 内死亡,也可致猝死。更多见的情况是亚急性起病,呈台阶式发展,前驱症状为眩晕、恶心、呕吐、吞咽困难、复视、眼肌麻痹、视力障碍、构音障碍、一侧或双侧肢体运动、感觉障碍,猝倒或短暂性意识丧失,病情缓慢进展,临终前才进入昏迷。在椎-基底动脉系统缺血性脑卒中以基底动脉血栓闭塞最常见。

(1)闭锁综合征:由基底动脉的脑桥支闭塞致双侧脑桥基底部梗死所致。患者大脑半球和脑干被盖部网状激活系统无损害,意识清醒,语言理解无障碍,出现双侧中枢性瘫痪(双侧皮质脊髓束和支配三叉神经以下的皮质脑干束受损),只能以眼球上下运动示意(动眼神经与滑车神经功能保留),眼球水平运动障碍,不能讲话,双侧面瘫,构音及吞咽运动均障碍,不能转颈耸肩,四肢瘫痪,可有双侧病理反射。常被误认为昏迷。

(2)脑桥腹外侧综合征:由小脑下前动脉闭塞所致。表现为病灶侧眼球不能外展(外展神经麻痹)及周围性面神经麻痹(面神经核损害),对侧中枢性偏瘫(锥体束受损)和对侧偏身感觉障碍(内侧丘系和脊髓丘脑束损害)。

(3)脑桥腹内侧综合征:由基底动脉的旁中央支闭塞所致。主要表现为:①病灶侧眼球不能外展(外展神经麻痹)及周围性面神经麻痹(面神经核损害)。②两眼向病灶对侧凝视(脑桥侧视中枢及内侧纵束损害)。③对侧中枢性偏瘫(锥体束受损)。

(4)基底动脉尖综合征:基底动脉尖端(末端)分出小脑上动脉和大脑后动脉,闭塞后导致眼球运动障碍及瞳孔异常、觉醒和行为障碍,可伴有记忆力丧失、对侧偏盲或皮质盲。

(5)延髓背外侧综合征:由小脑下后动脉或椎动脉供应延髓外侧的分支动脉闭塞所致。

6.小脑下后动脉

小脑下后动脉为椎动脉颅内段最大的一支,是血栓与栓塞最好发的部位。其小脑支与脉络膜支因侧支循环丰富,对临床影响较小,仅延髓支是终动脉,临床意义最大,供应延髓背外侧部,包括延髓内神经核(如疑核、迷走神经背核、孤束核、前庭外侧核及三叉神经脊束核),传导束(如脊髓丘脑束、三叉神经脊髓束、孤束、脊髓小脑束、绳状体及红核脊髓束),网状结构及其中的交感神经纤维。近年发现一侧椎动脉血栓形成比单纯小脑下后动脉血栓形成更常见,两者均引起延髓背外侧综合征。其主要表现有:①前庭功能障碍:表现为眩晕、呕吐及眼球震颤。此乃前庭核及其下降根受累所致。②吞咽神经及迷走神经功能障碍:表现为吞咽困难、饮水发呛、声音嘶哑,同侧软腭麻痹及咽反射消失。此乃吞咽神经、迷走神经及其疑核、孤束核及迷走神经背核受累的结果。③同侧共济失调:表现为病变同侧平衡障碍,易向病侧倾倒。此乃病侧绳状体、脊髓小脑束受累所致。④同侧霍纳(Horner)征:表现为病侧瞳孔缩小、上睑下垂、眼球内陷、结膜充血及面部少汗。此乃网状结构中交感神经下行纤维麻痹所致。若缺血累及延髓呕吐与呼吸中枢,还可引起剧烈呕吐与顽固性呃逆。⑤交叉性感觉障碍:表现为病侧面部与对侧半身痛温觉减退。前者是病变区三叉神经脊髓束及其核受损所致;后者乃病变区上行的脊髓丘脑束受累的结果。部分患者因梗死区周围水肿累及下行的锥体束,还可出现对侧肢体轻瘫与病理征阳性。

7.特殊类型的脑梗死

常见以下几种类型。

(1)大面积脑梗死:通常由颈内动脉主干、大脑中动脉主干闭塞或皮质支完全性卒中所致,表现为病灶对侧完全性偏瘫、偏身感觉障碍及向病灶对侧凝视麻痹。病程呈进行性加重,易出现明显的脑水肿和颅内压增高征象,甚至发生脑疝死亡。

(2)分水岭脑梗死(cerebral watershed infarction,CWSI):是两支主要脑动脉分布区边缘带发生的脑梗死,也称边缘带脑梗死,多因血流动力学原因所致。典型病例发生于颈内动脉严重狭窄或闭塞伴全身血压降低时。常呈卒中样发病,症状较轻,纠正病因后病情易控制。可分为皮质前型、皮质后型和皮质下型。

(3)出血性脑梗死:是由于脑梗死灶内的动脉自身滋养血管同时缺血,导致动脉血管壁损伤、坏死,在此基础上若血管腔内血栓溶解或其侧支循环开放等原因使已损伤血管血流得到恢复,则血液会从破损的血管壁漏出,即为出血性脑梗死(hemorrhagic infarction,HI),或称为梗死后出血。以发病后第 2 周最常见。HI 多见于心源性脑梗死和大面积血栓形成性脑梗死。早期应用抗凝、溶栓、扩容扩血管以及早期行外科手术、恢复脑灌注均可促发 HI。

(4)多发性脑梗死:指两个或两个以上不同供血系统脑血管闭塞引起的梗死,一般由反复多次发生脑梗死所致。

(三)辅助检查

1.脑病变检查

颅脑 CT 检查是疑似脑卒中患者首选的影像学检查方法。颅脑 CT 检查,在起病 24~48h 后可发现低密度软化区。磁共振像检测脑梗死更具优越性,单光子发射 CT(SPECT)可更早发现脑梗死,且能定量检测脑血流量和反映组织的病理生理变化。

2.血管病变检查

颅内、外血管病变检查有助于了解脑卒中的发病机制及病因,指导选择治疗方案。常用检查包括颈动脉双功超声、经颅多普勒(TCD)、磁共振血管成像(MRA)、CT血管成像(CTA)和数字减影血管造影(DSA)等。颈动脉双功超声对发现颅外颈部血管病变,特别是狭窄和斑块很有帮助;TCD可检查颅内血流、微栓子及监测治疗效果,但其受操作技术水平和骨窗影响较大。MRA和CTA可提供有关血管闭塞或狭窄的信息,以DSA为参考标准,MRA发现椎动脉及颅外动脉狭窄的敏感度和特异度为70%～100%。MRA可显示颅内大血管近端闭塞或狭窄,但对远端或分支显示不清。DSA的准确性最高,仍是当前血管病变检查的金标准,但主要缺点是有创性和有一定风险。

3. 实验室及影像学检查选择

对疑似脑卒中患者应进行常规实验室检查,以便排除脑卒中或其他病因。

(1)所有患者都应做的检查:①平扫脑CT或MRI。②血糖、血脂、肝肾功能和电解质。③心电图和心肌缺血标记物。④全血计数,包括血小板计数。⑤凝血酶原时间(PT)、国际标准化比例(INR)和活化部分凝血活酶时间(APTT)。⑥氧饱和度。⑦胸部X线检查。

(2)部分患者必要时可选择的检查:①毒理学筛选。②血液酒精水平。③妊娠试验。④动脉血气分析(若怀疑缺氧)。⑤腰椎穿刺(怀疑蛛网膜下腔出血而CT未显示或怀疑脑卒中继发于感染性疾病)。⑥脑电图(怀疑痫性发作)。⑦超声心动图(怀疑心脏附壁血栓、心房黏液瘤和二尖瓣脱垂)等。

(四)鉴别诊断

主要应与脑出血、蛛网膜下腔出血、脑栓塞、硬膜下血肿、脑肿瘤、脑脓肿、高血压脑病、脑静脉系统血栓形成(CVT)等鉴别。

(五)治疗

1. 治疗原则

(1)超早期治疗:力争发病后尽早选用最佳治疗方案,挽救缺血半暗带。

(2)个体化治疗:根据患者年龄、缺血性卒中类型、病情严重程度和基础疾病等采取最适当的治疗。

(3)整体化治疗:采取针对性治疗同时,进行支持疗法、对症治疗和早期康复治疗,对卒中危险因素及时采取预防性干预。

2. 一般支持性治疗和并发症的处理

脑梗死患者一般均应进入卒中单元治疗。

(1)一般护理观察:入院后最初24h内应经常评估患者神经系统状态和生命体征,多数患者应卧床休息,一旦病情稳定就开始活动。在转换成坐位或站位时应密切观察神经系统症状是否加重。瘫痪肢体关节充分的被动活动在最初的24h内就可以开始。早期活动的益处在于预防肺炎、深静脉血栓、压疮等并发症,还可以减少静止不动所导致的痉挛、畸形和压迫性麻痹。

(2)保持气道通畅及供氧:昏迷患者应将头歪向一侧,以利于口腔分泌物及呕吐物流出,并可防止舌根后坠阻塞呼吸道。应进行SaO_2监测,使其≥95%。合并低氧血症患者($SaO_2<$92%或血气分析提示缺氧)应给予吸氧,气道功能严重障碍者应给予气道支持(气管插管或切开)及辅助呼吸。无低氧血症的患者不需要常规吸氧。

(3)饮食与营养支持:在允许患者进食或饮水之前应评估吞咽能力。吞咽后失声、口唇闭合不全、NIHSS计分增高都是误吸入危险的独立指征,床边水吞咽试验是有用的筛查试验。

正常经口进食者无须额外补充营养。若有吞咽障碍，可插入鼻胃管或鼻十二指肠管以供喂食并便于给药；持续时间长者经本人或家人同意可行经皮内镜下胃造瘘（PEG）管饲补充营养。

(4)血糖控制：应监测血糖浓度，发病 24h 内避免静脉使用含糖液体，对血糖＞11.1mmol/L 者应立即用胰岛素使血糖降低至 8.3mmol/L 以下。但要防止发生低血糖。

(5)血压控制：在发病 24h 内，为改善缺血脑组织的灌注，维持较高的血压是非常必要的，通常只有当收缩压＞200mmHg 或舒张压＞110mmHg，或伴有严重心功能不全、主动脉夹层、高血压脑病、急性肾损伤、急性心肌梗死等，才需要降低血压。目前临床研究表明，急性缺血性卒中早期（24h～7d）持续存在的高血压可采取较为积极的降压治疗，一般将血压控制在收缩压≤185mmHg 或舒张压≤110mmHg 是安全的，病情较轻时甚至可降低至 160/90mmHg 以下。但卒中早期降压 24h 内不应超过原有血压水平的 15%。应静脉使用作用时间短和对脑血管影响较小的药物（如拉贝洛尔、尼卡地平等），最好应用微量输液泵，避免血压降得过低。推荐使用拉贝洛尔 10～20mg 静脉注射，时间＞1～2min，每隔 10min 可重复或加倍给药（最大剂量 300mg）；或者尼卡地平 5mg/h 静脉输注作为初始剂量；每隔 5min 滴速可增加 2.5mg/h 以达到预期效果，直至最大滴速 1.5mg/h，目标是使血压降低 10%～15%。舒张压＞140mmHg 时可选用硝普钠 0.5μg/(kg·min) 静脉滴注作为初始剂量，滴注至预期的血压水平。应避免舌下含服钙通道阻滞剂如硝苯地平，因其吸收很快，易继发突然的血压下降。其他能使血压迅速下降的药物也应避免使用。口服药物可选用卡托普利或尼卡地平。准备溶栓治疗的患者血压应控制在收缩压＜180mmHg 或舒张压＜100mmHg 水平。有高血压病史且正在服用降压药物者，如病情稳定，可于脑卒中 24h 后开始恢复使用降压药物。

在急性缺血性卒中患者中，持续性低血压非常少见，但若存在，则必须查明原因。其原因包括主动脉瓣断裂、低血容量和继发于心肌缺血或心律失常的心排血量减少。在卒中后最初数小时内，应纠正血容量不足和使心排血量达到理想目标。治疗措施包括输注生理盐水补充血容量和纠正心律失常，如有快速房颤应减慢心室率。若这些措施无效，可应用多巴胺等升压药物，以确保收缩压≥90mmHg。

(6)控制脑水肿、降低颅内压：急性脑梗死中颅内压增高并不常见。大脑中动脉主干、颈内动脉梗死者可产生急性颅内压增高，但几乎所有的脑梗死患者均有脑水肿，且以发病后 3～5d 为最明显。严重脑水肿和颅内压增高是急性重症脑梗死的常见并发症，是死亡的主要原因。处理脑水肿的目的是：①降低颅内压。②维持适当的脑灌注，避免脑缺血加重。③预防脑疝形成引起继发性脑损伤。目前认为将颅内压（ICP）控制在 20mmHG 以内，并使脑灌注压（CPP）维持在 70mmHg 以上最为理想。常用的脱水剂有甘露醇、甘油、呋塞米、白蛋白、β-七叶皂苷钠等。

(7)防治心血管并发症：心肌梗死和心律失常是急性缺血性卒中潜在的并发症。应加强监测，并给予相应的治疗。

(8)防治感染：脑卒中患者（尤其存在意识障碍者）急性期容易发生呼吸系统、泌尿系统感染等，是导致病情加重的重要原因，应积极防治。

(9)防治深静脉血栓形成（DVT）和肺栓塞（PE）：高龄、静止不动、下肢瘫痪、心房颤动等是 DVT 和 PE 危险性增加的原因。防治措施：①鼓励患者尽早活动（包括肢体的被动运动）、抬高下肢；尽量避免下肢（尤其是瘫痪侧）静脉输液。②对于发生 DVT 及 PE 高风险且无禁忌证者，首选低分子肝素，剂量一般为 4000U 皮下注射，每日 1 次。有抗凝禁忌者给予阿司匹林治疗。③可联合加压治疗(长筒袜或交替式压迫装置)和药物预防 DVT,不推荐常规单独使用加压,但对有抗栓禁忌的缺血性脑卒中患者,推荐单独应用加压治疗预防 DVT 和 PE。

(10)防治癫痫:缺血性脑卒中后癫痫的早期发生率为 2%～33%,晚期发生率为 3%～67%。防治措施:①不推荐预防性应用抗癫痫药物。②孤立发作 1 次或急性期痫性发作控制后,不建议长期使用抗癫痫药物。③脑卒中后 2～3 个月再发的癫痫,建议按癫痫常规治疗。④脑卒中后癫痫持续状态,建议按癫痫持续状态治疗原则处理。

(11)防治消化道出血:高龄和重症脑卒中患者急性期容易发生应激性溃疡,建议常规应用静脉抗溃疡药(H_2-RA,或 PPI);对已发生消化道出血患者,则按消化道出血治疗。

(12)防治水、电解质平衡紊乱:脑卒中时由于神经内分泌功能紊乱、进食减少、呕吐及脱水治疗,常并发水、电解质平衡紊乱,主要有低钾血症、低钠血症和高钠血症。应对脑卒中患者常规进行水、电解质监测并加以纠正。纠正低钠血症和高钠血症速度均不宜过快,防止脑桥中央髓鞘溶解症和加重脑水肿。

(13)出血转化的处理:脑梗死出血转化发生率为 8.5%～30%,其中有症状的为 1.5%～5%。心源性脑栓塞、大面积脑梗死、占位效应、早期低密度征、年龄>70 岁、应用抗栓药物(尤其是抗凝药物)或溶栓药物等会增加出血转化的风险。研究显示,无症状性出血转化的预后与无出血转化相比差异并无统计学意义,目前对无症状性出血转化者尚无特殊治疗建议。对症状性出血转化:①停用抗栓治疗等致出血药物。②明确何时开始抗凝和抗血小板治疗。对需要抗栓治疗的患者,可于出血转化病情稳定后 7～10d 开始抗栓治疗。对于再发血栓风险相对较低或全身情况较差者,可用抗血小板药物代替华法林。

3.溶栓治疗

溶栓治疗是目前最重要的恢复血流措施,重组组织型纤溶酶原激活剂(rt-PA)和尿激酶(UK)是我国目前使用的主要溶栓药,溶栓的方法有静脉溶栓和动脉溶栓。目前认为有效抢救缺血半暗带组织的时间窗为 4.5h 内或 6h 内。

(1)静脉溶栓治疗。适应证:①年龄 18～80 岁。②发病 4.5h 内(rt-PA)或 6h 内(尿激酶)。③脑功能损害的体征持续存在>1h,且比较严重。④脑 CT 已排除颅内出血,且无早期大面积脑梗死影像学改变。⑤患者或家属签署知情同意书。禁忌证:①既往有颅内出血,包括可疑蛛网膜下腔出血;近 3 个月有头颅外伤史;近 3 周内有胃肠道或泌尿系统出血;近 2 周内进行过大的外科手术;近 1 周内有在不易压迫止血部位的动脉穿刺。②近 3 个月内有脑梗死或心肌梗死病史,但不包括陈旧小腔隙梗死而未遗留神经功能体征。③严重心、肝、肾功能不全或严重糖尿病患者。④体检发现有活动性出血或外伤(如骨折)的证据。⑤已口服抗凝药,且 INR>1.5;48h 内接收过肝素治疗(APTT 超出正常范围)。⑥血小板计数低于 100×10^9/L,血糖<2.7mmol/L。⑦血压:收缩压>180mmHg,或舒张压>100mmHg。⑧妊娠。⑨神经功能缺损非常轻微或迅速改善。⑩CT 已显示早期脑梗死低密度>1/3 大脑中动脉供血区(大脑中动脉区脑梗死)。

用法:①rt-PA 0.9mg/kg(最大剂量 90mg)静脉滴注,其中 10% 在最初 1min 内静脉推注,其余持续滴注 1h。国内习惯用 5mg 静脉推注,其余 45mg 1h 静脉滴注,总量 50mg。②尿激酶 100 万～150 万 U,溶于生理盐水 100～200mL,持续静脉滴注 30min。

静脉溶栓的监护及处理:①尽可能将患者收入重症监护病房或卒中单元进行监护。②定期进行神经功能评估,第 1 小时内 30min 1 次,以后每小时 1 次,直至 24h。③如出现严重头痛、高血压、恶心或呕吐,应立即停用溶栓药物并行脑 CT 检查。④定期监测血压,最初 2h 内 15min1 次,随后 6h 内 30min1 次,以后每小时 1 次,直至 24h。⑤如收缩压≥180mmHg 或舒张压≥100mmHg,应增加血压监测次数,并给予降压药物。⑥鼻饲管、导尿管及动脉内测压管应延迟安置。⑦给予抗凝药、抗血小板药物前应复查颅脑 CT。

静脉溶栓的并发症:溶栓治疗的主要危险是合并症状性脑出血,且其约 1/3 是致死性的。其他主要并发症有:①梗死灶继发性出血或身体其他部位出血。②再灌注损伤和脑水肿。③溶栓后再闭塞。

(2)动脉溶栓。动脉溶栓使溶栓药物直接到达血栓局部,理论上血管再通率应该高于静脉溶栓,且出血风险降低。然而其益处可能被溶栓启动时间的延迟所抵消。作为卒中紧急治疗,可在 DSA 直视下进行超选择性介入动脉溶栓。需指出的是,进行动脉内溶栓对设备和医师的专业知识要求较高,因此,患者应在有经验的脑卒中治疗中心接受动脉内溶栓治疗,以便在必要时能立即进行脑血管影像学和介入性神经放射学检查。因此:①发病 6h 内由大脑中动脉闭塞导致的严重脑卒中且不适合静脉溶栓的患者,经过严格选择后可在有条件的医院进行动脉溶栓(Ⅱ级推荐,B 级证据)。②发病 24h 内由后循环动脉闭塞导致的严重脑卒中且不适合静脉溶栓的患者,经过严格选择后可在有条件的单位进行动脉溶栓(Ⅲ级推荐,C 级证据)。接受动脉内溶栓治疗的患者,仍有接受 rt-PA 静脉内溶栓治疗的可能性。有关动脉溶栓的适应证、禁忌证及并发症与静脉溶栓基本相同。

4.抗凝治疗

一般不推荐急性期应用抗凝药来预防卒中复发、阻止病情加重或改善预后,但对于合并高凝状态、有形成深静脉血栓和肺栓塞的高危患者,可以使用预防性抗凝治疗。

5.抗血小板治疗

应常规在 48h 内应用阿司匹林(150～325mg/d),但在应用溶栓剂治疗的 24h 内,不用阿司匹林。应用 2～4 周后调整为二级预防长期用药(50～325mg/d)。也可用氯吡格雷(75mg/d),不建议与阿司匹林联用。但对于有急性冠状动脉疾病(例如不稳定型心绞痛,无 Q 波心肌梗死)或近期有支架成形术的患者,推荐联合应用氯吡格雷和阿司匹林。

6.降纤治疗

很多研究显示,脑梗死急性期血浆纤维蛋白原和血液黏滞度增高,蛇毒酶制剂可显著降低血浆纤维蛋白原,并有轻度溶栓和抑制血栓形成的作用。因此,对不适合溶栓并经过严格筛选的脑梗死患者,特别是高纤维蛋白血症者可选用降纤治疗(Ⅱ级推荐,B 级证据)。可选择的药物包括血凝酶(巴曲酶)、降纤酶、安克洛酶和蚓激酶等。血凝酶首剂 10BU,以后隔日 5BU,静脉注射,共 3～4 次。用药过程中监测纤维蛋白原,防止出血的发生。

7.脑保护治疗

脑保护剂包括自由基清除剂依达拉奉、阿片受体阻断剂纳洛酮、电压门控性钙通道阻滞剂尼莫地平、兴奋性氨基酸受体阻断剂和镁离子等,在动物实验中显示有效,但尚缺乏循证医学证据。

8.其他疗法

(1)丁苯酞:本品可阻断缺血性脑卒中所致脑损伤的多个病理环节,具有较强的抗脑缺血作用,明显缩小局部脑缺血的梗死面积,减轻脑水肿,改善脑代谢和缺血脑区的微循环和血流量,抑制神经细胞凋亡,并具有抗脑血栓形成和抗血小板聚集作用。用法:成人 0.2g 口服,每日 3 次,10d 为一疗程;静脉滴注每次 25mg,每日 2 次,疗程 14d。本品应在发病后 48h 内开始给药。

(2)人尿激肽原酶:本品有两点突出于其他药物的作用:①在临床剂量下,选择性扩张缺血部位细小动脉,改善梗死灶内供血,对一般动脉影响不大(不扩张正常动脉,不引起缺血区盗血)。②促进损伤部位新生血管的生成。此外,尚具有改善红细胞变形能力和氧解离能力、促进组织对葡萄糖的利用、抑制血小板聚集等作用。

(3)高压氧和亚低温的疗效和安全性还需开展高质量的 RCT 证实。

二、脑栓塞

(一)诊断要点

1.临床表现特点

(1)脑栓塞可发生于任何年龄,以青壮年多见。突然起病是其主要特征。常无任何先兆的突然发病,在数秒或数分钟内症状发展到最高峰,是所有脑血管疾病中发病最快者。多属完全性卒中。大多数患者伴有风湿性心脏病、冠心病和严重心律失常等,或存在心脏手术、长骨骨折、血管内介入治疗等栓子来源病史。有些患者同时并发肺栓塞(气急、发绀、胸痛、咳血和胸膜摩擦音等)、肾栓塞(腰痛、血尿等)、肠系膜栓塞(腹痛、便血等)和皮肤栓塞(出血点或淤斑)等疾病表现。

(2)不同部位血管栓塞会造成相应的血管闭塞综合征,详见脑血栓形成部分。脑栓塞易复发和出血,病情波动大,部分病例因血管再通临床症状可迅速缓解;有时因并发出血临床症状可急剧恶化;有时因栓塞再发,稳定或一度好转的局灶性神经体征可再次加重。

(3)心源性脑栓塞高度危险栓子来源有二尖瓣狭窄伴房颤、心房颤动、病窦综合征、4 周以内的心肌梗死、左心房或左心耳血栓、左心室血栓、扩张型心肌病、左心室区节段性运动功能不良、左心房黏液瘤、感染性心内膜炎。心源性脑栓塞中度危险栓子来源有二尖瓣脱垂、二尖瓣环状钙化、二尖瓣狭窄不伴心房颤动、房间隔缺损、卵圆孔未闭、心房扑动、生物心脏瓣膜、非细菌性血栓性心内膜炎、充血性心力衰竭、4 周～6 个月之内的心肌梗死等。

2.辅助检查

CT 和 MRI 检查可显示缺血性梗死或出血性梗死改变,合并出血性梗死高度支持脑栓塞诊断。许多患者继发出血性梗死临床症状并未加重,发病 3～5d 内复查 CT 可早期发现继发梗死后出血。MRA 可发现颈动脉狭窄程度或闭塞。心电图、心脏超声等检查有助于了解心脏情况。如疑有主动脉弓大血管或颈部血管病变,可做脑血管造影。

3.诊断注意事项

根据骤然起病,数秒至数分钟达到高峰,出现偏瘫、失语等局灶性神经功能缺损,既往有栓子来源的基础疾病如心脏病、动脉粥样硬化、严重的骨折等病史,基本可做出临床诊断,如合并其他脏器栓塞更支持诊断,CT 和 MRI 检查可确定脑栓塞部位、数目及是否伴发出血,有助于明确诊断。

脑栓塞主要应与动脉硬化性脑梗死、脑出血、蛛网膜下腔出血、CVT 等鉴别。

(二)治疗要点

1.脑栓塞治疗

与脑血栓形成治疗原则基本相同,主要是改善循环,减轻脑水肿,防止出血,减少梗死范围。注意在合并出血性梗死时,应停用溶栓、抗凝和抗血小板药物,防止出血加重。

2. 原发病治疗

针对性治疗原发病有利于脑栓塞病情控制和防止复发。对感染性栓塞应使用抗生素,并禁用溶栓和抗凝治疗,防止感染扩散。对脂肪栓塞,可采用肝素、5%碳酸氢钠及脂溶剂,有助于脂肪颗粒溶解。空气栓塞者可行高压氧治疗。有心律失常者应予以纠正等。

3. 抗凝治疗

心源性脑栓塞急性期一般不推荐抗凝治疗。心房颤动或有再栓塞高度风险的心源性疾病、动脉夹层或高度狭窄的患者推荐抗凝治疗预防再栓塞或栓塞继发血栓形成。心源性脑栓塞低度风险的患者,一般推荐抗血小板治疗。有抗凝治疗指征但无条件使用抗凝药物时,也可采用小剂量阿司匹林(50～150mg/d)与氯吡格雷(75mg/d)联合抗血小板治疗。

第四节　脑出血

脑出血(intracerebral hemorrhage,ICH)是指原发性非损伤性脑实质内出血。病因多样,其中半数以上为高血压动脉硬化性脑出血,故又称为高血压脑出血。其他原因包括颅内动脉瘤破裂、脑血管畸形破裂、脑肿瘤出血、动脉炎、血液病、抗凝或溶栓治疗并发症等。脑出血占全部脑卒中的 20%～30%,急性期病死率为 30%～40%。脑水肿、颅内压增高和脑疝形成是致死的主要原因。ICH 预后与出血量、出血部位及有无并发症有关。脑干、丘脑和大量脑室出血预后较差。

一、诊断要点

1. 临床表现特点

脑出血多发生于 50 岁以上伴有高血压的患者。发病通常在情绪激动、精神紧张、剧烈活动、用力过度、咳嗽、排便等诱因下,使血压升高而发病,但也可在安静无活动状态下发病。大多数患者起病急骤,常在数分钟或数小时内病情发展到高峰,也可在数分钟内即陷入昏迷,仅少部分患者发展比较缓慢,经数天才发展至高峰,类似缺血性脑梗死。较典型的脑出血首先表现为头痛、恶心、呕吐,经过数分至数小时后,出现意识障碍及局灶神经障碍体征,脉搏缓慢有力、面色潮红,大汗淋漓,大小便失禁,血压升高,甚至出现抽搐、昏迷程度加深,呈现鼾性呼吸,重者呈潮式呼吸,进而呼吸不规则或间停等。由于出血部位及范围不同,可产生一些特殊定位性临床症状。

(1)壳核-内囊出血:占脑出血的 50%～60%。系豆纹动脉尤其是其外侧支破裂所致。一般将壳核-内囊出血分为壳核外侧型(即外囊出血)和壳核内侧型(即内囊出血)。壳核-内囊出血除具有脑出血的一般症状外,病灶对侧常出现偏瘫、偏身感觉障碍与偏盲等"三偏综合征"。临床上由于出血所累及的范围不同,"三偏"可不完全,最常见的是偏瘫、偏身感觉障碍。外侧型多无意识障碍,轻度偏瘫,预后较好;内侧型依血肿的量和发展的方向,临床上可出现不同程度的病变对侧中枢性面瘫及肢体瘫痪,感觉障碍和同向性偏盲。双眼向病灶侧凝视,呈"凝视病灶"。优势半球病变可有失语。如血肿破入脑室,或影响脑脊液循环时昏迷加深、偏瘫完全、头痛、呕吐、瞳孔不等大、中枢性高热、消化道出血,死亡率高。

(2)丘脑出血:占脑出血的 10%～15%。系丘脑膝状体动脉和丘脑穿通动脉破裂所致。

丘脑出血几乎都有眼球运动障碍,如下视麻痹、瞳孔缩小等。小量出血在临床上以偏身感觉障碍为主,无意识障碍或有轻微意识障碍,可有轻偏瘫、不自主运动,预后良好。丘脑出血破入脑室临床表现有明显的意识障碍,甚至昏迷,对侧肢体完全性瘫痪,颈项强直等脑膜刺激征。丘脑内侧或下部出血,出现双眼内收下视鼻尖,上视障碍,这是丘脑出血的典型体征。如出血少量破入脑室者,临床症状可出现缓解,大量出血破入脑室或造成梗阻性脑室扩张者病情加重,如抢救不及时,可引起中枢性高热、四肢强直性抽搐以及脑-内脏综合征,甚至脑疝的表现。优势半球病变可出现各种类型的语言障碍,可为运动性或感觉性失语。有的病例缄默不语,语言错乱,句法错误,重复语言或阅读错误等;偏身感觉障碍常较运动障碍为重,深感觉障碍比浅感觉障碍为重。出血后很快出现昏迷者提示出血严重,所以丘脑出血的临床表现常呈多样性。

(3)脑叶出血:占脑出血的 5%～10%,常由脑动静脉畸形、血管淀粉样病变、血液病等所致。出血以顶叶最常见,其次为颞叶、枕叶、额叶,也有多发脑叶出血的病例。绝大多数呈急性起病,多先有头痛、呕吐或抽搐,甚至尿失禁等临床表现;意识障碍少而轻;有昏迷者多为大量出血压迫脑干所致。受累脑叶可出现相应的神经缺损症状,如额叶出血可有偏瘫、二便障碍、Broca 失语、摸索和强握反射等;颞叶出血可有 Wernicke 失语、精神症状、对侧上象限盲、癫痫;顶叶出血可有偏身感觉障碍、轻偏瘫、对侧下象限盲;枕叶出血则可有一过性黑矇等。

(4)小脑出血:约占 10%。多由小脑上动脉分支破裂所致。常有头痛、呕吐,眩晕和共济失调明显,急骤发病,伴有枕部疼痛。出血量少者,主要表现为小脑受损症状,如共济失调、眼震和小脑语言等,多无瘫痪;出血量较多者,尤其是小脑蚓部出血,病情进展迅速,发病时或病后 12～24h 内出现昏迷和脑干受压征象,双侧瞳孔缩小至针尖样,呼吸不规则等。暴发型则常常突然昏迷,在数小时内迅速死亡。

(5)原发性脑干出血:约占脑出血的 10%。90%以上的高血压所致原发性脑干出血发生在脑桥,少数发生在中脑。①脑桥出血:多由基底动脉脑桥支破裂所致,出血灶多位于脑桥基底部与被盖部之间。大量出血(血肿＞5mL)累及双侧被盖部和基底部,常破入第四脑室,患者迅即出现昏迷、双侧针尖样瞳孔、呕吐咖啡样胃内容物、中枢性高热、中枢性呼吸障碍、眼球浮动、四肢瘫痪和去大脑强直发作等,病情进行性恶化,多在短时间内死亡。出血量小者,可无意识障碍,表现为交叉性瘫痪和共济失调性偏瘫,两眼向病灶侧凝视麻痹或核间性眼肌麻痹等。②中脑出血:常有头痛、呕吐和意识障碍,轻症表现为一侧或双侧动眼神经不全麻痹、眼球不同轴、同侧肢体共济失调,伴对侧肢体瘫痪(Weber 综合征);重症表现为深昏迷,四肢弛缓性瘫痪,可迅速死亡。③延髓出血:更为少见,临床表现为突然意识障碍,影响生命指征,如呼吸、心率、血压改变,迅速死亡。轻症患者可表现为不典型的 Wallenberg 综合征。

(6)脑室出血:占脑出血的 3%～5%,分为原发性和继发性脑室出血。原发性脑室出血是指出血来源于脑室脉络丛、脑室内和脑室壁的血管,以及室管膜下 1.5cm 以内的脑室旁区的出血。临床表现主要是血液成分刺激引起的脑膜刺激征和脑脊液循环梗阻引起的颅内压增高症状。临床上见到的脑室出血绝大多数是继发性脑室出血,即脑实质出血破入脑室,常同时伴有原发性出血灶导致的神经功能障碍症状。因此,轻者仅有头痛、恶心、呕吐、颈项强直等脑膜刺激征,无局灶性神经损害症状;重者表现为意识障碍、抽搐、肢体瘫痪、肌张力增高、瞳孔缩小或大小不定,双侧病理反射阳性等。血凝块堵塞室间孔、中脑导水管及第四脑室侧孔者,可因急性脑积水而致颅内压急剧增高,迅速发生脑疝而死亡。

2.辅助检查

(1)颅脑 CT 扫描:是诊断 ICH 的首选方法,动态 CT 检查还可评价出血的进展情况。

(2)MRI 和 MRA 检查:对发现结构异常,明确 ICH 的病因很有帮助。MR 对检出脑干和小脑的出血灶和监测 ICH 的演进过程优于 CT 检查,对急性 ICH 诊断不如 CT。MRA 可发现脑血管畸形、血管瘤等病变。

(3)脑血管造影(DSA):脑出血患者一般不需要进行 DSA 检查,除非临床上怀疑有血管畸形、血管炎或烟雾病又需外科手术或血管介入治疗时才考虑进行。DSA 可清楚显示异常血管和造影剂外漏的破裂血管及部位。

(4)腰椎穿刺:在 CT 广泛应用后,已无须采用腰椎穿刺诊断脑出血,以免诱发脑疝形成,如需排除颅内感染和蛛网膜下腔出血,可谨慎进行。

3.诊断注意事项

中老年患者在活动中或情绪激动时突然发病,迅速出现局灶性神经功能缺损症状以及头痛、呕吐等颅内高压症状应考虑 ICH 的可能,结合头颅 CT/MRI 检查,可以迅速明确诊断。

鉴别诊断方面:①首先应与急性脑梗死、蛛网膜下腔出血、CVT 等鉴别。②与颅内肿瘤出血鉴别。颅内肿瘤,特别是原发性肿瘤,多因生长速度快而致肿瘤中心部位的缺血、坏死,易与脑出血相混。但肿瘤患者病程较长,多在原有症状的基础上突然加重,也可为首发症状。增强的头颅 CT 和 MRI 对肿瘤出血具有诊断价值。③对发病突然、迅速昏迷且局灶体征不明显者,应注意与引起昏迷的全身性疾病如中毒(酒精中毒、镇静催眠药物中毒等)及代谢性疾病(低血糖、肝性脑病、肺性脑病等)鉴别。④对有头部外伤史者应与外伤性颅内血肿相鉴别。

二、治疗要点

1.内科治疗

急性期内科治疗原则是制止继续出血和防止再出血,减轻和控制脑水肿,预防和治疗各种并发症,维持生命体征。

(1)一般治疗:①绝对卧床休息,一经确诊尽量避免搬动。起病 24h 内原则上以就地抢救为宜,尤其对昏迷较重、有脑疝形成者更要注意。②保持呼吸道通畅,给氧,防止并发症。对意识不清的患者应及时清除口腔和鼻腔的分泌物或呕吐物,头偏向一侧,或侧卧位。必要时气管插管或行气管切开术。③保持水、电解质平衡及营养支持,急性期最初 24～48h 应予禁食,并适当静脉输液,每日控制在 1500～2000mL。48h 后,如果意识好转,且吞咽无障碍者可试进流质,少量多餐,否则应下胃管鼻饲维持营养。④保持功能体位,防止肢体畸形。

(2)控制血压:脑出血急性期血压高,可首先脱水降颅压,血压仍过高,应给予降血压治疗。当 SBP>200mmHg 或 MAP>150mmHg 时,要用持续静脉降压药物积极降低血压;当 SBP>180mmHg 或 MAP>130mmHg 时,如果同时有疑似颅内压增高的证据,要考虑监测颅内压,可用间断或持续静脉降压药物来降低血压,但要保证脑灌注压>60～80mmHg。若无颅内压增高的证据,降压目标为 160/90mmHg 或 MAP 110mmHg。药物选择乌拉地尔、非诺多泮、尼卡地平、拉贝洛尔等。

对低血压的处理,要首先分析原因,区别情况加以处理。引起低血压的原因如下:①脱水过量,补液不足。②大量呕吐失水或伴有应激性溃疡导致失血。③并发严重的感染。④心力衰竭,心律失常。⑤降压药、镇静剂及血管扩张药使用过量。⑥呼吸不畅并发酸中毒。⑦脑疝晚期等。在针对病因处理的同时,可静脉滴注多巴胺、间羟胺等,将血压提升并维持在150/90mmHg左右为宜。

脑出血恢复期应积极控制血压,尽量将血压控制在正常范围内。

(3)控制脑水肿、降低颅内压:脑出血后脑水肿约在48h达高峰,维持3～5d后逐渐消退,可持续2～3周或更长。脑水肿可使颅内压(intracranial pressure,ICP)增高,并致脑疝形成,是影响ICH死亡率及功能恢复的主要因素。积极控制脑水肿、降低ICP是ICH急性期治疗的重要环节。不建议用激素治疗减轻脑水肿。

(4)止血治疗:止血药物如6-氨基己酸、氨甲苯酸、血凝酶(立止血)等对高血压性脑出血的作用不大。如有凝血功能障碍,可针对性给予止血药物治疗,例如肝素治疗并发的脑出血可用鱼精蛋白中和,华法林治疗并发的脑出血用维生素K拮抗。

(5)防治并发症:①感染:发病早期病情较轻又无感染证据者,一般不建议常规使用抗生素;合并意识障碍的老年患者易并发肺部感染,或因导尿等易合并尿路感染,可给予预防性抗生素治疗;若已经出现系统感染,则根据经验或药敏结果选用抗生素。②应激性溃疡:对重症或高龄患者应预防性应用H_2RB。一旦出血按消化道出血的治疗常规进行。③抗利尿激素分泌异常综合征:即稀释性低钠血症,可发生于10%ICH患者。应限制水摄入量在800～1000mL/d,补钠9～12g/d。④脑耗盐综合征:是因心钠素分泌过高所致的低钠血症,治疗时应输液补钠。低钠血症宜缓慢纠正,否则可导致脑桥中央髓鞘溶解症。⑤痫性发作:有癫痫频繁发作者,可静脉注射地西泮10～20mg,或苯妥英钠15～20mg/kg缓慢静脉注射以控制发作。⑥中枢性高热:多采用物理降温,可试用溴隐亭治疗。⑦下肢深静脉血栓形成或肺栓塞:一旦发生,应给予普通肝素100mg/d静脉滴注,或低分子肝素4000U皮下注射,每日2次。对高危患者可预防性治疗。

2.手术治疗

下列情况需考虑手术治疗:①壳核出血≥30mL,丘脑出血≥15mL。②小脑出血≥10mL或直径≥3cm,或合并明显脑积水。③重症脑室出血(脑室铸型)。④合并脑血管畸形、动脉瘤等病变。

第五节　蛛网膜下腔出血

颅内血管破裂后,血液流入蛛网膜下腔称为蛛网膜下腔出血(subarachnoid hemorrhage,SAH)。临床上通常分为自发性与外伤性两类,自发性又可分为原发性和继发性两类。凡出血是由于脑底或脑表面血管病变破裂,血液直接流入蛛网膜下腔者,称为原发性SAH,其病因以先天性颅内动脉瘤最为常见,动静脉血管畸形(AVM)及动脉硬化性动脉瘤次之。如是脑实质内出血,血液穿破脑组织而流入脑室及蛛网膜下腔者,则属继发性SAH,其病因以高血压脑动脉粥样硬化、血管炎、血液病等多见。

一、诊断要点

1.先兆和诱发因素

SAH有1/3在发病前出现先兆征象或警告信号。常见者为全头痛、局限性头痛、嗜睡、眼球运动障碍、三叉神经分布区疼痛及项背部疼痛等。颈内动脉及大脑中动脉的动脉瘤在破裂之前可因血管痉挛、局部梗死、小量出血及刺激压迫而引起对侧轻偏瘫、感觉异常及或失语;大脑前动脉瘤可引起同侧动眼神经麻痹及皮质性一过性黑矇等,多数患者有诱因如突然用力、兴奋、激动、屏气、大便、饮酒等。

2.临床表现特点

(1)头痛:动脉瘤性 SAH 的典型表现是突发异常剧烈头痛,患者常描述为"一生中经历的最严重头痛"。常伴颈项与背痛,面色苍白与全身冷汗。头痛持续时间一般在起病 1~2 周后,才逐渐减轻或消失。如头痛再次加重,常提示动脉瘤再次出血。局部头痛常可提示破裂动脉瘤的部位。AVM 破裂所致 SAH 头痛常不严重。

(2)恶心、呕吐:头痛常伴恶心与呕吐,多为喷射性、反复性。

(3)意识障碍:多数起病时立即发生,持续数分钟至数小时,甚至数日。

(4)精神障碍:常见于大脑前动脉或前交通动脉瘤破裂出血的患者。如定向障碍,谵妄,幻觉,妄想,或淡漠、嗜睡,畏光怕声,拒动,木僵,痴呆等。多数在 2~3 周内恢复。

(5)癫痫发作:可为 SAH 的首发症状。

(6)脑膜刺激征:通常于起病后数小时至 6d 内出现,持续 3~4 周。以颈项强直最常见,Kernig 征、Brudzinski 征均可阳性。而老年、衰弱患者或小量出血者,可无明显脑膜刺激征。

(7)眼底改变:视神经乳头水肿、视网膜下出血与玻璃体膜下出血。眼底出血有时可侵入房水而致视力严重减退或永久性视力障碍。

(8)局限性脑损害征:偏瘫、偏身感觉障碍的原因主要是脑水肿、血液流入脑实质、血块压迫、脑血管痉挛,若有显著的偏瘫及严重的偏身感觉缺失则提示出血来向外侧裂中的大脑中动脉的动脉瘤;而双侧肢体轻瘫则提示出血部位靠近大脑前动脉与前交通动脉的连接处,出血扩展至两侧额叶。早期出现的偏瘫、偏身感觉障碍则可能由于脑水肿或出血进入脑实质而引起;而以后出现的偏瘫,常是由于脑血管痉挛所引起。

3.动脉瘤的定位症状

(1)颈内动脉海绵窦段动脉瘤:患者有前额和眼部疼痛、血管杂音、突眼及第Ⅲ、第Ⅳ、第Ⅵ和第 V_1(三叉神经第 1 支,眼神经)脑神经损害所致的眼动障碍,其破裂可引起颈内动脉海绵窦瘘。

(2)颈内动脉-后交通动脉瘤:患者出现动眼神经受压的表现,常提示后交通动脉瘤。

(3)大脑中动脉瘤:患者出现偏瘫、失语和抽搐等症状,多提示动脉瘤位于大脑中动脉的第一分支处。

(4)大脑前动脉-前交通动脉瘤:患者出现精神症状、单侧或双侧下肢瘫痪和意识障碍等,提示动脉瘤位于大脑前动脉或前交通动脉。

(5)大脑后动脉瘤:患者出现同向偏盲、Weber 综合征和第Ⅲ对脑神经麻痹的表现。

(6)椎-基底动脉瘤:患者可出现枕部和面部疼痛、面肌痉挛、面瘫及脑干受压等症状。

4.血管畸形的定位症状

AVM 患者男性多见,多在 10~40 岁发病,常见的症状包括痫性发作、轻偏瘫、失语或视野缺损等。

5.常见并发症

(1)脑血管痉挛:脑血管痉挛(cerebrovascular spasm,CVS)多见于颅内动脉瘤所致 SAH 的患者,而且是 SAH 致残和死亡的重要原因。CVS 发生于蛛网膜下腔中血凝块环绕的血管,痉挛严重程度与出血量相关,可导致约 1/3 病例脑实质缺血。病后 3～5d 开始发生,5～14d 为迟发性血管痉挛高峰期,2～4 周逐渐消失。临床可根据以下几点来判断 CVS:①出现暂时性、波动性、局限性定位体征。②进行性意识障碍,患者由清醒转为嗜睡或昏迷,或由昏迷(早期 CVS,多在两天内恢复)→清醒→昏迷(再次 CVS)。③脑膜刺激征更明显。④病程中症状加重而腰椎穿刺无新鲜出血的迹象。⑤脑血管造影显示 CVS 变细。

(2)再出血:是 SAH 主要的急性并发症。常见于首次出血后 2 周内。用力排便、剧咳、精神紧张激动是再出血的常见诱因,而在再出血之前可多次出现头痛、躁动不安等先兆。临床特征为:在病情好转的情况下突然发生剧烈头痛、频繁呕吐、抽搐、意识障碍、瞳孔不等大,去大脑强直与神经定位体征,眼底出血,脑脊液有新鲜出血,CT 扫描出现新的高密度影像。20% 的动脉瘤患者病后 10～14d 可发生再出血,使死亡率约增加 1 倍;而 AVM 急性期再出血较少见。

(3)急性或亚急性脑积水:SAH 时,由于血液进入脑室系统和蛛网膜下腔形成血凝块阻碍脑脊液循环通路,15%～20% 的患者于起病 1 周内发生急性脑积水。轻者出现嗜睡、思维缓慢、短时记忆受损、上视受限、外展神经麻痹、下肢腱反射亢进等体征,严重者可造成颅内高压,甚至脑疝。亚急性脑积水发生于起病数周后,表现为隐匿出现的痴呆、步态异常和尿失禁。

6.辅助检查

(1)神经影像学检查:首选 CT 检查,可检出 90% 以上的 SAH,显示大脑外侧裂池、前纵裂池、鞍上池、脑桥小脑脚池、环池和后纵裂池高密度出血征象,并可确定脑内出血或脑室出血,伴脑积水或脑梗死,应对病情进行动态观察。CT 增强可发现大多数 AVM 和大的动脉瘤。当 SAH 发病后数天 CT 检查的敏感性降低时,MRI 可发挥较大作用。对确诊 SAH 而 DSA 阴性的患者,MRI 用来检查其他引起 SAH 的原因。当颅内未发现出血原因时,应行脊柱 MRI 检查排除脊髓海绵状血管瘤或 AVM 等。CT 血管成像(CTA)和 MR 血管成像(MRA)主要用于有动脉瘤家族史或破裂先兆者的筛查及动脉瘤患者的随访,是 DSA 不能进行及时检查时的替代方法。MRA 对直径 3～15mm 动脉瘤检出率达 84%～100%。国际高水准的卒中心 CTA 已逐步取代 DSA 成为诊断有无动脉瘤的首选方法。

(2)脑脊液(CSF)检查:腰椎穿刺 CSF 呈均匀血性是 SAH 的特征。头颅 CT 阳性者不必做腰椎穿刺,但 CT 阴性者尚需做腰穿协助诊断。需注意腰椎穿刺有诱发脑疝形成的风险,尤其是昏迷和伴有视神经乳头水肿患者,更应慎重。发病 8h 后做腰椎穿刺为最早时间。

(3)DSA:是检出动脉瘤或 AVM 的最好方法。一旦 SAH 诊断明确后需行全脑 DSA 检查,为 SAH 病因诊断提供可靠依据,也是制订合理外科治疗方案的先决条件。造影时机一般选择在 SAH 头 3d 内或 3 周后,以避开 CVS 和再出血高峰期。

7.诊断注意事项

突发剧烈头痛、呕吐,脑膜刺激征阳性,伴或不伴意识障碍,检查无局灶性神经系统体征,应高度怀疑 SAH,同时 CT 证实脑池和蛛网膜下腔高密度阴影或腰穿检查示压力增高和血性 CSF 等可临床确诊。临床上应注意与脑膜炎、偏头痛、硬膜外血肿与硬膜下血肿、脑肿瘤、脑内出血等疾病鉴别,此外,某些老年患者头痛、呕吐均不明显,而以突然出现的精神障碍为主要症状,应特别注意。

8.动脉瘤性 SAH 患者 Hunt 和 Hess 临床分级

0 级:未破裂动脉瘤。

Ⅰ级:无症状或轻微头痛。

Ⅱ级:中-重度头痛、脑膜刺激征、脑神经麻痹。

Ⅲ级:嗜睡、意识混沌、轻度局灶性神经体征。

Ⅳ级:昏迷、中或重度偏瘫、有早期去大脑强直或自主神经功能紊乱。

Ⅴ级:昏迷、去大脑强直、濒死状态。

二、治疗要点

急性期治疗目的是防治再出血,降低颅内压,防治继发性脑血管痉挛,减少并发症,寻找出血病因,治疗原发病和预防复发。

1.一般治疗

SAH 必须绝对卧床休息 4~6 周。要避免大便秘结和尿潴留,便秘者可用开塞露、液体石蜡或便塞通等药物,昏迷者应留置导尿管。应用足量的止痛、安定和镇静剂,以保持患者安静休息。适当限制入水量,维持水、电解质平衡,常规给予脱水剂(如 20% 甘露醇、呋塞米和白蛋白等)以降低颅内压。有抽搐发作者应及时给予抗痉挛药物。去除头痛病因后,对 SBP>180mmHg 或 MAP>125mmHg 患者,可在密切监测血压条件下使用短效降压药维持血压稳定在正常或发病前水平。常用尼卡地平、拉贝洛尔和艾司洛尔等降压药。颅内高压征象明显并有脑疝形成趋势者,可行脑室引流。

2.动脉瘤的介入和手术治疗

动脉瘤夹闭或血管内治疗是预防 SAH 再出血最有效的治疗方法,应尽可能完全闭塞动脉瘤。治疗方式的选择应根据患者的病情及动脉瘤的特点由多学科医生讨论决定。Hunt 和 Hess 临床分级≤Ⅲ级时,推荐发病 3d 内尽早进行;Ⅳ、Ⅴ级患者手术治疗或内科治疗的预后均差,是否需介入或手术治疗仍有较大争议,但经内科治疗病情好转后可行延迟性(10~14d)介入或手术治疗。

3.预防再出血的药物治疗

早期短程(<72h)应用抗纤溶药物结合早期治疗动脉瘤,随后停用抗纤溶药物,并预防低血容量和血管痉挛(包括同时使用尼莫地平),是较好的治疗策略。若患者的血管痉挛风险低和(或)推迟手术能产生有利影响,也可用抗纤溶药物预防再出血。抗纤溶药物可抑制纤溶酶形成,推迟血块溶解和防止再出血。常用的有:①6-氨基己酸(EACA):先用 4~6g 加入生理盐水 100mL 中静脉滴注,15~30min 内滴完,再以 1g/h 持续静脉滴注 12~24h。之后 24g/d 持续 3~7d,逐渐减至 8g/d,维持 2~3 周。肾功能障碍者慎用。②氨甲苯酸(PAMBA):0.1~0.2g 加入 5% 葡萄糖或生理盐水中静脉滴注,2~3 次/天。③血凝酶(立止血):每次 2kU 静脉注射,1~2 次/天。对高龄患者,脑动脉硬化明显,或既往有脑梗死、糖尿病或其他可致缺血性脑血管病危险因素者应慎用,或减半量使用。在用药过程中应密切观察,如有脑梗死征象应及时停药。

4.脑血管痉挛防治

早期使用尼莫地平能有效减少 SAH 引发的不良结局,改善患者预后。尼莫地平口服每次 40~60mg,4~6 次/天,连用 21d;或用尼莫地平(尼莫通),按 0.5~1.0mg/h 的速度持续静脉滴注(通常用微泵控制滴速),7~14d 为一疗程。应在破裂动脉瘤的早期管理阶段即开始防治 CVS,维持正常循环血容量,避免低血容量。在出现迟发性脑缺血时,推荐升高血压治疗。不建议容量扩张和球囊血管成形术来预防 CVS 的发生。症状性 CVS 的可行治疗方法是脑血管成形术和(或)选择性动脉内血管扩张器治疗。

5.脑积水的治疗

SAH 急性期合并症状性脑积水应进行脑脊液分流术治疗。对 SAH 合并慢性症状性脑积水患者,应行永久的脑脊液分流术。

6.癫痫的防治

可在 SAH 的早期,对患者预防性用抗惊厥药。不推荐对患者长期用抗惊厥药,但若患者有以下危险因素,如癫痫发作史、脑实质血肿、脑梗死或大脑中动脉瘤,可考虑应用。

7.放脑脊液疗法

用于 SAH 后脑室积血扩张或形成铸型出现急性脑积水、经内科保守治疗症状加剧、伴有意识障碍,或老年患者伴有严重心、肺、肾等器官功能障碍而不能耐受开颅手术者。每次释放脑脊液 10~20mL,每周 2 次,可以促进血液吸收,缓解头痛,减少 CVS。但应警惕脑疝、颅内感染和再出血的危险,应严格掌握适应证。

第六节　癫痫

一、定义

相对于综合 ICU 和其他专科 ICU,神经外科重症单元(NCCU)中癫痫发作更为常见。国际抗癫痫联盟(ILAE)2005 年对痫性发作和癫痫(epilepsy)的概念定义为:癫痫发作是由于异常的大脑神经元过度或者同步放电产生的一过性发生的体征和(或)症状。癫痫是一种大脑疾病,特点是容易持续产生癫痫发作,产生神经生物、认知、心理和社会后果。癫痫的定义需要至少一次癫痫发作。2014 年 ILAE 将该定义修订为癫痫是脑部疾病,符合以下任何一种情况都可定义:①至少两次自发性(或反射性)发作,间隔>24h。②一次自发性(或反射)痫性发作,以及两次自发性痫性发作后 10 年内具有再次出现类似痫性发作的可能性(至少 60%)。③诊断为癫痫综合征。修改的定义指出具有导致发作阈值降低因素的患者,具有高复发风险,因此在一次自发性痫性发作后应考虑存在有癫痫。2017 年 ILAE 推出了新的癫痫发作和癫痫分类:癫痫发作的定义是由于脑部异常过度或同步的神经元活动造成的短暂发生的体征和(或)症状。癫痫发作形式分为局灶性、全面性和未知起源。

此外,Panayiotopoulos 曾提出自主神经发作(autonomic seizure, AS)及自主神经发作持续状态(autonomic status epilepticus, AutSE)。AS:发作起始为任何形式的自主神经症状或是发作性事件的唯一表现。AutSE:一种 AS 持续 30min 以上,或一系列自主神经发作超过30min,发作间未完全恢复。

NCCU 中发生的癫痫大部分为继发性,可见于颅脑外伤、脑出血、脑肿瘤、各种颅内感染以及脑手术后等患者。

二、临床表现

不同的癫痫发作类型,对应不同的临床表现及脑电图(EEG)特点。

1. 强直-阵挛性发作(generalized tonic-clonic seizure,GTCS)

最常见且容易识别的临床发作形式,主要的临床特点为发作性意识丧失、肢体双侧强直后持续性阵挛的活动。可由部分性癫痫演变而来,也可见一起病即为强直-阵挛发作。发作一般分为 3 期。

(1)强直期:表现为全身骨骼肌强烈持续性收缩。眼肌收缩出现双眼上翻或凝视;咀嚼肌收缩出现张口及咬合强直,可发生舌咬伤;喉肌强直性收缩致大声喊叫;躯干肌强直性收缩导致躯干屈后反张;持续数十秒后进入阵挛期。

(2)阵挛期:肌肉转为阵发性收缩,每次收缩后有短暂性间歇,间歇期逐渐延长并停止,进入发作后期。以上两期均可伴随心率快、血压升高、瞳孔散大、气道分泌物增多。

(3)发作后期:生命体征逐渐恢复。肌张力下降,意识逐渐恢复。醒后患者常意识模糊、感头痛、全身酸痛。

2. 部分性发作

根据发作时有无意识障碍分为简单部分性发作和复杂部分性发作。EEG 提示癫痫样放电起源于一侧大脑半球的局部区域。

(1)简单部分性发作(simple partial seizure,SPS):发作时无意识障碍。根据放电起源和临床表现不同,简单部分性发作可分为运动性、感觉性、自主神经性和精神性发作 4 类。

1)运动性发作:表现为仅累及身体的某一部位的运动症状;运动症状一般较局限,不对称或不典型(如表现为颤抖样等)。

2)感觉性发作:一般为躯体感觉性发作,也可为特殊感觉性发作,癫痫放电的部位为相应的感觉区。

3)自主神经性发作:常表现为口角流涎、上腹部不适感或"胃气上升"感、呕吐、皮肤苍白或潮红、出汗、竖毛等。放电常起源于岛叶、间脑及其周围。

4)精神性发作:主要表现为大脑认知功能障碍,常继发复杂部分性发作。

(2)复杂部分性发作(complex partial seizure,CPS):发作时伴有不同程度的意识障碍。EEC 表现为单侧或双侧不同步的异常放电。主要表现为以下一些类型。

1)意识障碍:突然动作停止,呼之不应,可重复发作前的活动,较少跌倒。其放电常起源于颞叶。

2)自动症:在意识障碍的基础上,合并一些不自主、无意识的动作,可以是发作中出现的新动作,持续数分钟。常见的自动症包括:口咽自动症(最常见)、姿势自动症、手部自动症、行走自动症及言语自动症等。

3)部分性发作后,可能有受累中枢部位支配的局灶性瘫痪,称为 Todd 瘫痪,可持续数分钟至数小时。

(3)继发全面性发作(secondarily generalized tonic-clonic seizure,SGTC):简单及复杂部分性发作均可继发全面性发作,最常见类型为全面性强直-阵挛发作。发作期 EEG 表现为局灶性癫痫放电传导至双侧半球。发作间期 EEG 常为局灶性放电。

3. 自主神经发作(AS)及自主神经发作持续状态(AutSE)

在 NCCU 可能为癫痫不明原因猝死(sudden unexpected death in epilepsy,SUDEP)的重要因素。常见的临床表现如下。

(1)心功能异常:表现为窦性心动过速、心动过缓、心律失常及血压变化。心律失常常见于颞叶癫痫发作。癫痫患者交感神经功能亢进而迷走神经活动低下,临床上心率变异性(heart rate variability,HRV)是反映自主神经调控心功能能力的指标。

(2)呼吸功能异常:可表现为喘鸣样呼吸、呼吸节律变化(增快或减慢)、过度换气、窒息及神经性肺水肿。由于呼吸反射的变化,以及合并心律失常,故常导致 SUDEP。神经性肺水肿是癫痫的严重并发症,由于交感神经功能亢进导致肺血管收缩、肺动脉压增高明显,在 SUDEP 机制中起重要作用。

(3)其他:如发作性低氧血症、皮肤症状、瞳孔散大及尿失禁等。

三、诊断

诊断上首先要鉴别是否为癫痫,至少要有两次间隔>24h 的非诱发性发作才能诊断为癫痫(24h 内的多次发作一般视为一次丛集性发作)。一次发作后,如果有证据(如 EEG、MRI 等)高度提示具有反复发作的倾向,也可诊断癫痫。癫痫发作不等于癫痫,诊断为癫痫的癫痫发作必须是非诱发性的。NCCU 中很多疾病急性期出现的癫痫发作应被看作该疾病的一种症状表现,如同脑卒中急性期的意识障碍或发热一样,不能诊断为癫痫。为明确诊断,需要进行以下几方面综合评估。

1. 病史

完整而详细的发作史对区分是否为癫痫发作、癫痫发作的类型及癫痫综合征的诊断都有很大的帮助,是准确诊断癫痫的关键。主要内容包括:①首次发作的时间。②发作前的先兆症状。③发作时的具体表现。④发作的频率。⑤发作的诱因。⑥抗癫痫药物疗效。⑦出生史及生长发育史。⑧其他疾病史,是否有头颅外伤史、中枢系统感染史或者中枢神经系统肿瘤等明确的脑部损伤或者病变的病史,能够提示癫痫的病因。

2. 体格检查

包括一般内科系统查体和神经系统查体。重点应放在神经系统方面,要注意患者的精神状态和智能,注意患者的言语是否正常。体格检查对癫痫的病因诊断有一定帮助。

3. 脑电图(EEG)检查

EEG 是诊断癫痫发作和癫痫的最重要手段,并且有助于癫痫发作和癫痫的分类,应成为癫痫诊断的常规检查。在各种检查中,只有 EEG 有助于癫痫本身而不是癫痫病因的诊断。长程或视频 EEG 检出的阳性率可达到 90% 左右。在 EEG 基础上同步记录心电图,可观察到发作过程中心率或心律变化,有助于鉴别心源性和脑源性发作。持续意识障碍或阵发性出现主神经异常表现的患者可行长程 EEG。

4. 影像学检查

目前应用于癫痫领域的影像学检查越来越多。对于 NCCU,应用最多的为 CT 和 MRI,可以清晰、快速地成像,发现可能导致癫痫的病因。对于病因诊断(如出血、骨折、肿瘤、脑炎、皮质发育不良、血管病变等)具有很大的价值。癫痫的术前评估尚可行 SPECT、PET、MRS、fMRI 等特殊检查,以辅助明确致痫灶。

四、鉴别诊断

1. 晕厥

通常由精神紧张、过度疲劳、体位改变、环境因素刺激等诱发,发作前后常伴有四肢阙冷、冷汗、面色苍白、乏力等症状。

2. 短暂性脑缺血发作

表现为一过性神经功能的缺失症状,能逐渐缓解。

3. 癔症性发作

发作无明显刻板性、重复性,主诉较多,发作形式多样,意识常无明显障碍。发作时瞳孔无散大、EEG 正常且能通过暗示终止发作有助于诊断。

4. 器质性疾病引起的发作性症状

心脏病引起的晕厥发作,心脏的检查异常等有助于鉴别。大脑皮质弥漫性受损时,表现为去大脑或去皮质强直的姿势。在临床分析的基础上,EEG 能够提供鉴别的价值。

5. 其他

如多发性抽动症、发作性运动障碍等。EEG 特别是视频 EEG 监测对于鉴别癫痫性发作与非癫痫性发作有非常重要的价值。

五、治疗

癫痫的治疗和其分类诊断关系密切,是否需要治疗、何时开始治疗、疗程的选择以及疗效的判断都需要具体分析。在 NCCU 中,有些即使暂时不能诊断为癫痫的发作,因考虑到再次发作可能导致的严重后果(如颅内动脉瘤破裂后发作、伴有颈椎骨折等),也应该早期开始抗癫痫药物治疗以及病因治疗。

(一)药物治疗

(1)抗癫痫药物(AEDs)应该在癫痫的诊断明确之后开始使用,一般在出现第二次无诱因发作之后开始 AEDs 治疗。

(2)如果有明确的发作诱因,如酒精戒断、代谢紊乱、剥夺睡眠或者有特定促发因素的反射性癫痫等,应首先考虑去除诱发因素,不需要马上开始 AEDs 治疗。

(3)大多数癫痫患者可以通过单一AEDs 控制。根据发作类型和综合征分类选择药物是癫痫治疗的基本原则。同时还需要考虑可能的不良反应、恰当的剂型、不同人群(如育龄妇女、儿童等)的需要、药物之间的相互作用等。根据发作类型和综合征的选药原则如下。

1)部分性发作的单药治疗:卡马西平、丙戊酸钠、拉莫三嗪、托吡酯、苯巴比妥、左乙拉西坦、唑尼沙胺、加巴喷丁、奥卡西平。

2)全面性发作的单药治疗:丙戊酸钠、托吡酯、拉莫三嗪、左乙拉西坦。

3)分类不确定的药物治疗:丙戊酸钠、拉莫三嗪、托吡酯、左乙拉西坦等广谱的 AEDs。

4)所有的新型 AEDs 药物都可以作为部分性癫痫的添加治疗。

(二)外科治疗

1. 外科手术的适应证

(1)药物难治性癫痫:指用目前的抗癫痫药物,在有效治疗期间,合理用药仍不能终止发作或已经被临床证实是难治的癫痫及癫痫综合征。药物难治性癫痫的特征在于临床发作用药物难以控制,同时可能伴有一定的精神心理、认知和行为等异常,从而影响到患者的日常工作和生活。

(2)症状性癫痫:应用影像学技术和脑电图技术,能发现引起癫痫发作的病灶。病变可能是先天或后天获得的,可能为多发病灶或多重病理。

(3)特殊类型的癫痫综合征:是否进行手术治疗须结合癫痫综合征的类型具体考虑。流行病学提示药物治疗预后不良的癫痫综合征,可以早期通过手术获得较好的效果。

2.外科手术方式

包括:切除性手术(病灶切除术、脑叶切除术、脑皮质切除术等),功能性手术(软膜下横切、低功率电凝热灼、脑叶离断术等)和放射治疗。近年来,随着神经网络研究的进展,癫痫的传导网络过程也得以深入研究,神经调控技术(经颅磁刺激、迷走神经刺激术、脑深部刺激术等)逐渐成为切除手术之外难治性癫痫的重要治疗方法。

第七节　癫痫持续状态

一、定义

癫痫持续状态(status epilepticus,SE)是指 5min 或更长的连续临床和(或)脑电记录到的癫痫活动或之间没有恢复期的反复抽搐。癫痫持续状态分为惊厥性癫痫持续状态(convulsive status epilepticus,CSE)和非惊厥性癫痫持续状态(non-convulsive status epilepticus,NCSE)。难治性癫痫持续状态(refractory status epilepticus,RSE)目前还没有统一定义,大多数观点认为联合应用 2 种静脉抗癫痫药物治疗,SE 持续发作超过 60min 即为 RSE,占 SE 的 9%~40%。引起癫痫持续状态的原因包括高热惊厥、脑血管意外、感染、原发性癫痫、抗癫痫药物不足、电解质紊乱、药物中毒、颅脑损伤、缺氧和中枢神经系统肿瘤等。

二、临床表现

1.惊厥性癫痫持续状态

CSE 发作的特点是持续存在的强直-阵挛性发作、意识障碍、尿失禁及舌咬伤等。按临床表现,可分为 3 期。

(1)强直期:全身骨骼肌强直收缩。眼球上翻或双眼凝视;口强张后猛烈闭合,时常导致舌咬伤;咽喉肌肉收缩导致大声喊叫;躯干先屈曲后反张;四肢屈曲后伸直紧绷。可伴有呼吸停止、血压心率升高、瞳孔散大、口咽部分泌物明显增多。一般持续 10~30s 进入阵挛期。

(2)阵挛期:每次肌肉强直-阵挛后有短时间间隔,间隔时间逐渐延长,直至发作停止。

(3)发作后期:发作停止后首先恢复呼吸,继而生命体征逐渐平稳,意识逐渐恢复,感疲倦、肌肉酸痛,偶有肢体偏瘫或失语,可出现小便失禁。与四肢节奏性抽搐相关的惊厥可逐渐演变为无明显的运动症状,但脑电图监测仍显示癫痫样放电,可进入 NCSE 期。

2.非惊厥性癫痫持续状态

脑电图上可显示癫痫活动但是没有惊厥性癫痫持续状态的临床表现。NCSE 可以有各种各样的临床表现,包括昏迷、蒙眬、嗜睡、失语,性格改变;也有表现为少见的症状如妄想和幻觉等。这些表现可以进一步划分为全身性、局灶性和其他。有研究表明,高达 8% 的昏迷患者病因可能是 NCSE。

三、诊断与鉴别诊断

(一)明确病史

1. 发作症状

尽可能明确详细的发作时表现,如意识状态、精神状态、肢体活动、头眼转向、是否尿失禁、是否伴有叫喊及自主感觉等。

2. 发作持续时间

将患者最后的正常表现作为发作起始,尽可能明确 CSE 及 NCSE 的持续时间。

3. 癫痫发作相关高危因素

如高热惊厥、脑血管意外、感染、电解质紊乱、药物中毒、颅脑损伤、缺氧和中枢神经系统肿瘤等。如患者为癫痫患者,需明确药物治疗史,以及是否存在药物浓度不足的情况。

(二)体格检查

1. 一般情况

包括生命体征监测,观察脑神经、肢体活动及生理、病理反射。

2. 意识状态

全面惊厥持续状态下意识丧失,若运动症状停止后 20min 以上仍未恢复到发作前水平或精神状态异常超过 30min,应考虑 NCSE。

3. 神经功能缺失

Todd 麻痹如肢体瘫、感觉异常、失语等。

(三)辅助检查

1. EEG 监测

有条件的医疗单位可以对 SE 患者使用脑电图监测。SE 发病后 1h 内开始连续脑电监测。连续 EEG 监测可发现 95％无意识障碍患者和 80％意识障碍患者的发作。昏迷患者,脑电图监测持续时间至少 48h,以明确是否存在 NCSE(持续监测 EEG 可作为 NCSE 诊断的金标准)。建议重症监护室的人员应进行脑电图监测特殊培训,具备分析原始脑电图和定性脑电图的基本能力。

2. 影像学检查

(1)CT 或 MRI:能够发现颅内可能存在的病灶,明确 SE 可能的病因,如颅内占位、出血、脑炎、梗死等。

(2)PET 或 SPECT:了解发作期或发作间期的脑血流、脑代谢情况。

(四)鉴别诊断

(1)CSE 或 NCSE。

(2)脑疝、去大脑强直或去皮质强直状态。

(3)精神疾病,如癔症发作、急性精神症、木僵状态等。

(4)NCSE 需鉴别其他导致意识水平下降的情况,如广泛皮质损伤、弥漫性轴索损伤、颅内感染、低血糖、缺血缺氧性脑病等。

(5)其他运动功能性疾病,如肌张力障碍、舞蹈症、抽动-秽语综合征、帕金森震颤、肌阵挛等。

四、治疗

(一)一般原则

保持生命体征平稳,进行心肺功能支持;迅速终止呈持续状态的癫痫发作,减少发作对脑部神经元的损害;寻找并尽可能根除病因及诱因;积极处理并发症。

(二)CSE 的治疗

1. 保持生命体征平稳(ABC 原则)

保持呼吸道通畅,吸氧,必要时行气管插管或切开;进行心电监护,监测心率、血压、呼吸、脉搏、血氧饱和度情况;并监测血电解质、肝肾功能、动脉血气分析等,积极纠正内环境紊乱。

2. 终止发作

尽可能早期停止发作是治疗的关键,根据患者的一般情况(年龄、发作类型、基础疾病等)个体化选择治疗方案(表 1-1)。

表 1-1 惊厥性癫痫持续状态的处理

时间	终止发作		对症处理	检查
0～20min	成人 安定 10～20mg 静脉注射(2～5mg/min) 无效 10～20min 可再次重复	儿童 安定 0.3～0.5mg/kg 静脉注射 无效 10～20min 可再次重复	①保证生命体征平稳 ②呼吸道通畅 ③吸氧 ④心电图监测 ⑤血压监测 ⑥血氧饱和度监测 ⑦建立静脉通道 ⑧儿童用药 ⑨纠正酸中毒	血糖 电解质 抗癫痫血药浓度 血气分析 肝功能 肾功能
20～60min	成人 苯巴比妥针剂 10mg/kg 负荷量静脉注,速度 50～100mg/min,然后以 0.5～5mg/(kg·h)静脉维持或丙戊酸钠 25mg/kg 负荷量静脉滴注,速度 3～6mg/(kg·min),然后以 1～2mg/(kg·h)维持	儿童 苯巴比妥针剂 15～20mg/kg,最大速度 100mg/min	①呼吸道通畅 ②吸氧 ③心电图监测 ④血压监测 ⑤血氧饱和度监测 ⑥检查确定和治疗可能的并发症	CT 扫描 脑脊液检查排除感染 脑电图监测
>60min	①咪达唑仑:缓慢静脉推注 0.15～0.2mg/kg 负荷量,然后,以 0.06～1.1mg/(kg·h)静脉滴注 ②丙泊酚*:1～2mg/kg 负荷量,之后以 2～10mg/(kg·h)静脉滴注。 ③硫喷妥钠*:3～5mg/kg 缓慢静脉滴注,之后以 50mg/2～3min,直至发作停止,然后 3～5mg/(kg·h)静脉滴注		①重症监护 ②机械通气 ③血流动力学治疗 ④颅内压监测 ⑤降颅压治疗 ⑥持续用药至发作或脑电发作停止后 24～48h ⑦优化抗癫痫药物	持续脑电图监测 血糖 电解质 抗癫痫血药浓度 血气分析

注:*在麻醉科医师指导下应用。

3. 维持治疗

SE 得以控制后,静脉应用药物应维持 12～24h 甚至以上,亦可考虑苯巴比妥 0.1～0.2g

肌内注射,每 8～12h1 次。同时根据发作类型选用合适的抗癫痫药物,并监测血药浓度(卡马西平、丙戊酸钠、左乙拉西坦、苯妥英钠等),当血药浓度达到有效浓度后逐渐减停静脉及肌内注射药物。静脉及口服抗癫痫药物应有 24h 的重叠过渡期。若减停药物过程中出现癫痫再发,应恢复静脉用药并增加口服药物剂量,延长减药时间。

4.病因治疗

明确病因并且对因治疗。

(三)NCSE 的治疗

NCSE 的治疗目前没有明确的指南或共识。苯二氮草类药物静脉早期使用仍为首选。应根据发作类型选用有效的抗癫痫药物,新型的抗癫痫药物如左乙拉西坦、拉莫三嗪及托吡酯也报道有效。发作期脑电图监测应作为诊断及用药的标准,如果高度怀疑 NCSE,需早期持续脑电图监测验证。

(四)特别注意

(1)SE 是神经外科 ICU 的急危重症之一,与其他 ICU 相比较,具有更高的发病率和死亡率。

(2)SE 也是神经外科 ICU 患者持续昏迷的原因之一。

(3)儿童患者 SE 大多继发于脑炎;而成年人 SE 病因复杂多样,可能继发于颅内器质性病变。

(4)SE 尤其是 CSE 需要迅速评估并处理以预防持续缺血缺氧造成的原发性和继发性脑损伤。治疗首先应遵循 ABC 的程序保证生命体征稳定,尽可能早期停止发作是治疗的关键,紧随其后是查明病因并积极对因治疗。

(5)与 CSE 比较,NCSE 并不需要紧急干预,如果高度怀疑 NCSE,需早期持续脑电图监测验证。

第八节　重症肺结核

重症肺结核目前尚无统一的定义。一般认为,肺部结核病变广泛分布,累及 3 个肺野以上,中毒症状重,或伴有严重并发症或合并症者为重症肺结核。若每个肺野仅有少许病变,尽管 3 个以上肺野均有病变,仍不属于重症肺结核。重症肺结核的主要临床特点为:①呼吸道症状重,全身症状明显。②病灶范围广,合并空洞多。③合并症多,主要有糖尿病、营养不良、肺部感染、肺硅沉着病等。④痰菌阳性率高。⑤症状控制时间长,病灶吸收缓慢。重症肺结核常需加强抗结核治疗,并积极治疗其并发症和合并症,否则,病情恶化可发生多器官功能损害及严重消耗体质,直至危及生命。大咯血、张力性气胸及呼吸衰竭等并发症,若处理不及时,也可直接危及生命。

一、病因

免疫功能低下或缺陷是发生重症肺结核的主要原因。机体感染结核菌并发生肺结核后,若免疫功能正常,即使未进行抗结核药物治疗,部分肺结核也能自愈,不能自愈者病变进展也较慢。若因劳累或合并其他慢性基础疾病使免疫功能下降,则结核可迅速加重。AIDS 患者因免疫功能缺陷,其感染结核后易发生重症肺结核。其次,肺结核未得到及时有效的治疗也是重症肺结核发生的重要原因。在 20 世纪 30 年代抗结核药物问世之前,肺结核患者即使采取了休息及加强营养等措施,病死率仍远高于抗结核化学治疗药物问世后。当今肺结核患者未及时就诊以及肺结核的误诊是导致肺结核不能得到及时治疗的主要原因。不正规的抗结核治疗,常使肺结核治疗失败,并易发生结核菌耐药。近年来,天然耐多药的结核菌增多,结核菌耐药也易发生重症肺结核。

肺结核合并肺硅沉着病或糖尿病时,由于支气管肺泡局部防御能力及全身免疫功能减退,肺部结核病变不易控制。肺硅沉着病本身还可导致肺功能减退,并可继发肺部细菌及真菌感染。糖尿病患者还易合并肾损害及冠状动脉粥样硬化性心脏病等。因此,在肺硅沉着病和糖尿病基础上发生肺结核,病情容易恶化。

活动期肺结核并发明显咯血,提示肺部结核病变较重,肺部可出现干酪样坏死或空洞形成;咯血也可造成结核在肺内播散,加重病情。若结核病变得到控制,由其破坏支气管形成的继发性支气管扩张并发咯血,或由净化的肺结核空洞并发咯血,不应归为重症肺结核。肺结核并发气胸可由于脏层胸膜下结核病灶向胸膜腔溃破而发生,可发生结核性脓胸,病情也常较重。肺结核病灶广泛或合并肺部其他病原体感染,可发生呼吸衰竭,严重者可发生多器官功能衰竭。

二、诊断

重症肺结核尚无统一的诊断标准,临床上诊断重症肺结核的依据与下列条件大同小异。

(1)两肺广泛浸润或纤维干酪样病变,伴有多发或厚壁空洞,痰菌阳性,咳、痰、喘症状明显。

(2)急性血行播散型肺结核或病灶虽局限,但中毒症状重,治疗 2 周仍高热不退者。

(3)活动期肺结核合并感染、气胸、肺不张,出现急性呼吸衰竭或因咯血引起病灶播散出现呼吸衰竭,治疗 1 周无效者。

(4)合并糖尿病、贫血、营养不良、肝肾功能损害或长期应用激素的初治肺结核,常规治疗 2 个月,症状持续加重,病灶不断增多的急剧进展型肺结核。

(5)肺结核造成的毁损肺。

(6)活动期肺结核合并多器官功能衰竭。

符合上述条件之一即为重症肺结核。

在重症肺结核的基础上同时或序贯发生任何 2 个或 2 个以上器官功能衰竭者可诊断为多器官功能衰竭(MOF)。

以下为重症肺结核继发下呼吸道感染的诊断参考条件:①有明确易感因素。②在原发病基础上出现下列 2 条及 2 条以上者:a. 咳嗽、咳痰加重;b. 中度以上发热或低热转变为中度以上发热;c. 肺部湿啰音增多;d. 胸片示原发病灶恶化或出现新的病灶。③在正规抗结核治疗下出现用原发病不能解释的器官功能障碍综合征(MODS)。④痰细菌学检查阳性。对于怀疑继发肺部感染者,应积极进行痰细菌培养及药物敏感试验。若一般抗感染及抗结核治疗无效,或口腔及痰中带有甜酒样气味,口腔黏膜出现白斑、溃疡,舌苔污秽,应考虑继发真菌感染。

三、治疗

重症肺结核发生大咯血、气胸、呼吸衰竭等严重并发症时,按相应并发症处理方法进行积极治疗。肺结核合并肺硅沉着病、糖尿病、肝炎等疾病时,应同时治疗合并症。结核病变广泛、进展迅速者,应加强抗结核治疗。对于耐药结核,应尽可能选用未用过的抗结核药物,最好选择抗结核新药,有条件者,应根据药物敏感试验选择药物。

(一)抗结核治疗

重症肺结核的主要问题是严重的结核菌感染和严重的肺功能损害,关键性治疗是杀灭结核杆菌,改善肺功能。可选用4～5种抗结核药联合,尽量选择杀菌药,剂量应偏大,急性期最好静脉给药。重症肺结核易发生肝、肾功能障碍,选择抗结核药物时应考虑尽量减少加重损害的机会。环丙沙星(ceprofloxacin,CPFX)、氧氟沙星(ofloxacin,OFLX)、左氧氟沙星(levo-floxacin,LVFX)、司帕沙星(sparfloxacin,SPFX)、莫西沙星(moxifloxacin,MXFX)等氟喹诺酮类药是结核杆菌的杀菌药,可积极选用。利福霉素钠为静脉用利福霉素,与氟喹诺酮类药联合静脉滴注既有很强的抗结核作用,又能治疗肺部其他细菌感染。

重症肺结核可参考以下化学治疗方案抗结核治疗:①2HRZE/6HRE*。②2HRZEL/6HRE。③2HREL/6HRE。④2SHRZ/7HR。

＊即2个月强化阶段服用 HRZE,6个月巩固阶段服用 HRE。

H 为异烟肼,R 为利福平,Z 为吡嗪酰胺,E 为乙胺丁醇,L 为左氧氟沙星,利福平可用利福霉素钠针剂代替,左氧氟沙星可用环丙沙星或氧氟沙星代替,经济条件较好者,可用莫西沙星代替。在治疗的前半个月左右,异烟肼、利福霉素及左氧氟沙星可静脉滴注,以后改为口服。化学治疗总疗程一般为9～12个月,必要时延长至18～24个月。PAS虽为抑菌药,但可以静脉滴注,除有抗结核作用外,尚能退热,并且经济实惠,可酌情选用。耐药的重症肺结核,可选用氟喹诺酮类药、对氨基水杨酸、异烟肼、利福喷汀、丁胺卡那霉素及其他二线药物联合。抗结核治疗期间,注意观察肝功能、尿常规变化,并注意有无听力障碍、皮肤损害、视力障碍、过敏等不良反应。对于肝功能差的重症肺结核患者,可选用链霉素、乙胺丁醇、左氧氟沙星等无明显肝损害或肝损害较轻的药物,也可联合应用抗结核中成药(如抗痨胶囊)治疗。

有厚壁空洞者,药物不易渗入病灶是化学治疗的难点,也是化学治疗失败的主要原因。肺组织的干酪样坏死、纤维增生以及病变组织缺氧,局部酸性环境,都可使药物通过支气管肺屏障的能力降低,使病灶局部难以达到有效的药物浓度。耐药结核病灶局部常规浓度的抗结核药物对结核杆菌无作用,提高局部药物浓度仍可能达到抑菌或杀菌作用。因此,经纤维支气管镜于肺部病灶内注入氧氟沙星、丁胺卡那霉素、利福霉素钠等,使病变局部的药物浓度明显提高,可提高抗结核效果。注入药量不超过20mL,以避免低氧血症加重及其他严重不良反应、并发症的发生。

(二)肺结核合并症治疗

1.肺结核合并肺硅沉着病

抗结核治疗方案应较同等范围病灶的单纯肺结核治疗要强,并应酌情选择克矽平、磷酸喹哌、磷酸羟基喹哌等进行抗肺硅沉着病治疗。在充分抗结核治疗的基础上,可酌情进行全肺灌洗。可使用增强细胞免疫功能的药物及中药治疗。

2.肺结核合并糖尿病

以抗结核为主,过分限制饮食对结核病不利,如糖尿病不能控制,可加用胰岛素。抗结核药物对胰岛功能有影响,可使血糖升高难以控制,而肺结核患者有时食欲缺乏,进食少,又易发生低血糖,甚至导致死亡,应予注意。PAS、1314th、1321th、TB 易增加肝毒性,又不是杀菌药,一般不用。INH,0.3g/d 口服一般不加重糖尿病引起的周围神经炎。EMB 可能增加对糖尿病患者的视神经毒性,应予注意。2 型糖尿病患者(非胰岛素依赖者)可用口服降糖药,如磺脲类、双胍类及新药阿卡波糖等。对活动性肺结核或手术时需用胰岛素。应根据血糖水平,及时调整口服降糖药及胰岛素剂量。

3.肺结核合并肝炎

因大多数抗结核药有肝毒性,抗结核治疗相对较难。抗结核药引起的肝损害大多数为过敏反应,少数为中毒,常见且较严重的是利福平,如过敏性休克、急性肝坏死。因此,应询问药物过敏史、肝炎史、酗酒史,特别是老年体弱者,过敏时间多数发生在半个月以内,90%以上发生在 2 个月以内。对于抗结核药过敏反应导致的肝损害,可进行脱敏治疗,异烟肼过敏反应较少见(0.5%以下),但与利福平合用过敏反应较多,快速脱敏可加用激素,第 1 天用泼尼松 20mg、异烟肼 25mg,每日 3 次。第 2 天为泼尼松 15mg、异烟肼 50mg,每日 3 次。第 3 天泼尼松 10mg、异烟肼 75mg,每日 3 次。第 4 天泼尼松 5mg、异烟肼 100mg,每日 3 次。每次服药时先服激素,1.5h 后服异烟肼。但利福平脱敏治疗后,仍有肝过敏性损害,禁止重复使用,以防止严重不良反应。

链霉素为重要的一线抗结核药物,导致肝过敏性损害约为 5%,过敏反应尚可表现为药热、皮疹,甚至休克,单纯嗜酸性粒细胞增多不需停药,发生过敏性休克、药热及药疹者应停用链霉素,肝过敏性损害者可采用以下脱敏方法。

第 1 天　泼尼松　20mg　每日 3 次
　　　　链霉素　0.025g
第 2 天　泼尼松　15mg　每日 3 次
　　　　链霉素　0.05g
第 3 天　泼尼松　10mg　每日 3 次
　　　　链霉素　0.1g
第 4 天　泼尼松　5mg　每日 3 次
　　　　链霉素　0.2g
第 5 天　泼尼松　5mg　每日 3 次
　　　　链霉素　0.5g

激素在注射链霉素 1.5h 前服用。链霉素、卡那霉素、卷曲霉素均为氨基糖苷类,肝毒性小,但对听神经、肾有损害,不能合并使用,可与氟喹诺酮类、EMB 等合用,注意观察肝功能。

对于肝炎的治疗,应注意卧床休息,特别是饭后 1~2h 平卧,增加肝血流量,保护肝营养宜高蛋白、糖类、维生素,少脂肪,注意饮食配伍,营养平衡。对 HBsAg 阴性者,可用泼尼松每日 30mg,3~4 周后,逐步减药,直至 6 周减量至停药。应注意的是泼尼松必须在对肝无或很小影响的抗结核药物治疗下使用,必须每月检查肝功能(血清转氨酶、胆红素等)。

(三)免疫疗法

肺结核患者免疫功能低下,重症肺结核免疫功能低下更明显。有资料报道,经敏感药治疗 6 个月以上无效,PPD 5U 阴性,加免疫治疗,PPD 转阳,结核病灶吸收好转。说明确有肺结核免疫功能低下者单药敏感的联合化学治疗还不能取得良好的效果。因此,对合理化学治疗,敏感药物治疗无效的难治性肺结核,结核菌素(OT)和(或)PPD 迟发性过敏反应阴性者,有 2 种以上细胞免疫功能低下或缺陷者,可以用化学治疗加免疫疗法。

1. 转移因子(TF)

用结核菌素阳性患者的白细胞制备的转移因子能增强肺结核患者免疫功能,但必须与合理化学治疗同时应用。第 1 个月每周上臂前内侧皮下注射 1U,第 2~第 3 个月可改为每周 2U,结核菌素反应阳性即可停用 TF。常见不良反应是注射部位局部疼痛,少数有发热反应。

2. 白细胞介素 2(IL-2)

IL-2 可促使 T 细胞、NK 细胞活性上升,有助于肺结核患者免疫功能恢复正常。可使用小剂量,每天 1 次,每次 1000~3000U,肌内注射,间歇使用,每周停 2d。每月复查细胞免疫功能,细胞免疫指标上升可以停用 IL-2。小剂量一般无明显不良反应。1 万 U 或 1 万 U 以上,部分患者有恶寒、微热、乏力。其他免疫调节药有干扰素、胸腺肽、左旋咪唑、黄芪注射液等,亦可用结核病的免疫疗法。

(四)重症肺结核并发多器官功能衰竭(MOF)的防治

重症肺结核并发 MOF 时,肺是最先受累器官,约占 60%。发生呼吸衰竭后,其他器官功能更易受到损害。因此,处理呼吸衰竭是防治 MOF 的关键,机械通气、抗感染、纠正低氧血症尤为重要。对意识障碍严重或气道分泌物多且不易排出者,应加强吸痰及药物雾化治疗,血氧饱和度<90%者予以呼吸机同步辅助呼吸。肝、肾功能障碍,消化道出血,心功能不全,按相关章节处理方法进行积极治疗。并发症是诱发 MOF 的主要因素,及时有效地处理并发症能预防和阻断 MOF 的恶性循环。抗感染及抗结核治疗时,合理进行药物选择可防止加重肝、肾损害。复治肺结核造成重症肺结核者较多,故加强肺结核的合理、规律、全程治疗,防止和减少复治和耐药患者的发生,可减少重症肺结核并发 MOF 的发生。

第九节　肺水肿

肺水肿是指由于各种原因引起肺内血管与组织之间液体交换功能紊乱或肺内淋巴引流不畅所导致的液体在肺间质或肺泡腔内过量蓄积的病理状态,可在多种系统疾病的基础上发生。临床表现为突发性呼吸困难、发绀、咳嗽、咳白泡状或血性泡沫痰,两肺有弥漫性湿啰音或哮鸣音,X 线检查见两肺呈蝴蝶形的片状模糊影。肺水肿可以危及生命,但如果能发现并纠正造成肺液体平衡紊乱的原因,则可减少对患者的危害。

一、病因及发病机制

(一)心源性肺水肿

是心脏解剖或功能异常引起的肺水肿,充血性心力衰竭是最常见的病因。可有冠状动脉粥样硬化性心脏病、高血压心脏病、心肌梗死、风湿性心脏病、主动脉瓣病变、先天性心血管畸形、左心房黏液瘤、左心房血栓、心脏压塞、左心房转移性肿瘤、非肥厚型非扩张型心肌病及心动过速等。由于左心室排出绝对或相对不足,或左心房排血受阻,使左心每搏输出量低于右心,左心房压增高,肺循环淤血,肺毛细血管静水压增高使得液体滤过量超过了淋巴系统的清除能力。

(二)非心源性肺水肿

是除严重心血管疾病以外的其他多种病因引起的以呼吸困难、咳嗽、严重低氧血症为临床表现的急症,由于肺血管内皮屏障对液体和蛋白质的通透性增加所致的肺水肿。其导致的临床综合征通常称为急性肺损伤或急性呼吸窘迫综合征。表1-2是与急性肺损伤发生的相关因素,其中最常见的原因为肺炎、败血症、吸入胃内容物和重大创伤。肺损伤可经气道和血流发生,其确切的发病机制目前尚不明确。肺损伤后所致的炎症反应也很复杂,其特点是急性反应性细胞因子与其天然抑制剂、氧化剂、蛋白酶、抗蛋白酶、脂质介质、生长因子以及与修复过程有关的胶原前体等物质共同参与。表现为肺毛细血管通透性增加,血浆胶体渗透压降低,组织间隙负压增加。

表1-2　急性肺损伤发生的相关因素

(1)感染	美沙酮
革兰阴性或革兰阳性败血症	丙氧芬
细菌性肺炎	纳洛酮
病毒性肺炎	可卡因
支原体肺炎	巴比妥酸盐
真菌性肺炎	秋水仙碱
寄生虫感染	水杨酸盐
分枝杆菌病	乙氯维诺
(2)吸入	白介素2
胃酸	鱼精蛋白
食物和其他微粒物质	氢氯噻嗪
淡水或海水(近乎溺死)	(6)血液性疾病
碳氢化合物液体	弥散性血管内凝血
(3)创伤	血型不符型输血
肺挫伤	Rh不符型输血
脂肪栓塞	抗白细胞抗体
非胸部损伤	白细胞凝集反应
热损伤(烧伤)	心肺旁路,氧合气泵
爆裂伤(爆炸,闪电)	(7)代谢性疾病
肺过度扩张(机械通气)	胰腺炎
吸入气体(光学,氨气)	糖尿病酮症酸中毒
(4)血流动力学异常	(8)神经系统疾病
任何病因所致的休克	头部创伤
过敏性反应	癫痫大发作
高原肺水肿	任何原因引起的颅内压增高
再灌注	蛛网膜下腔出血或脑出血
空气栓塞	(9)其他疾病
羊水栓塞	肺复张
(5)药物	上呼吸道阻塞
二醋吗啡	

1.高原肺水肿

是指在高海拔地区发生的肺水肿,一般发生在海拔>3000m的地区。其机制可能是由于随着海拔的升高,吸入氧分压下降,易患个体发生了缺氧性血管收缩。而缺氧引起的肺动脉收缩强度不均一，局部区域小动脉严重痉挛，血流量减少并流向其他区域，使其他部位肺血流量增加，表现为超灌注，毛细血管内压增加，出现非炎性漏出。

2.神经源性肺水肿

是指在无原发性心、肺和肾等疾病的情况下，由颅脑损伤或中枢神经系统其他疾病引起的急性肺水肿，是一种进行性脑血管意外引起的肺部应激性损伤，多见于严重的脑出血患者。其发生机制现认为是位于丘脑下部的水肿中枢因创伤、颅内高压、炎症或缺氧而受损害，中枢的抑制作用被解除，导致肾上腺交感神经放电的增加，肺毛细血管压力升高和通透性增加，发生肺水肿。

3.复张性肺水肿

是指由于胸腔穿刺排气或抽液速度过快、量过多时，胸腔内负压骤然增加所致的肺水肿。其机制一方面由于骤然加大的胸腔负压使得微血管周围的静水压迅速下降，导致滤过压力增加。另一方面，肺长期受压后缺氧，内皮细胞受损，肺泡毛细血管通透性增高；加之肺泡表面活性物质减少，肺表面张力增加，肺毛细血管周围形成负压，液体易从毛细血管漏出，导致肺水肿的形成。

4.与误吸相关的肺水肿

吸入胃酸、淡水或海水所致的肺水肿。

（1）胃内容物误吸：胃酸可引起气道上皮化学性烧伤，气道水肿，支气管收缩，气道闭合伴肺不张。吸入量大时炎症反应严重，累及远端气道及肺泡。

（2）淡水淹溺：低渗性液体迅速通过肺泡毛细血管进入血液循环，造成血容量突然增加，血浆胶体渗透压降低；若心脏功能不全，左心室不能负担血容量增加所造成的后负荷，可诱发肺水肿。

（3）海水淹溺：大量高渗性的液体进入肺部后，可使大量水分从血循环进入肺泡，引起肺水肿。液体中的 Na^+、Ca^+、Mg^{2+} 离子进入血流，可致心室颤动而死亡。

5.药物性肺水肿

包括药物变应性肺水肿和药物过量肺水肿。

（1）药物变应性肺水肿：多由青霉素、链霉素、磺胺类、鱼精蛋白、抗肿瘤药物、胺碘酮、噻嗪类等引起。

（2）药物过量肺水肿：多由解热镇痛药、镇静催眠药、麻醉药、平喘药、链激酶、二醋吗啡、美沙酮、碘类造影剂等引起。

二醋吗啡肺水肿：近年来，由于吸食毒品的人数不断增加，二醋吗啡肺水肿逐渐受到急救医师的重视。二醋吗啡中毒起病急促，病情凶险，机制复杂多样，常损害多个器官系统。一般以肺部损害常见，常引起肺水肿及脑干呼吸中枢的抑制损害，一般在使用麻醉品后 48h 内发生，病情凶猛迅速。二醋吗啡中毒致肺水肿的机制可能与以下因素有关：①二醋吗啡的衍生物吗啡可促进组胺释放，致血管痉挛、淤血，损害肺泡上皮和毛细血管内皮，破坏肺呼吸膜的结构，使血管通透性增加而致水肿。②脑缺氧时，视丘下部功能紊乱，对视前核水平和下丘脑的中枢抑制被解除。③二醋吗啡中毒所致的机体应激状态使交感神经兴奋，肾上腺素能递质及内源性阿片样物质（尤其是 β_2 内啡肽）分泌增加，肾上腺素能递质可引起弥漫性、暂时性血管强烈收缩，致使血液从高阻力的体循环进入低阻力的肺循环，肺毛细血管静水压升高，内源性阿片样物质可抑制呼吸中枢和心血管功能而加重肺水肿。④毒品中的杂质如淀粉、奶粉、滑石粉、喹啉、甘油等对肺血管内皮的直接损伤致其通透性增加。⑤急性过敏反应等。

6. 中毒性肺水肿

刺激性气体、尿毒症毒素、有机磷杀虫药、毒蛇咬伤、百草枯等中毒均可引起肺水肿,临床以有机磷中毒最为常见。其中毒发生机制为抑制体内乙酰胆碱酯酶的活性,导致乙酰胆碱蓄积,致使胆碱能神经开始过度兴奋,后转为抑制和衰竭,从而临床上出现相应的中毒症状。表现为毒蕈碱样症状,主要为副交感神经兴奋所致的平滑肌痉挛和腺体分泌增加,呼吸道分泌物增多,严重者出现肺水肿。

二、诊断

(一)临床表现

除有各种基础疾病的症状及体征外,典型的肺水肿临床表现可分为 5 期。

1. 肺充血期

胸闷、心悸、失眠、烦躁不安、血压升高、劳力性呼吸困难等。

2. 间质性肺水肿期

夜间阵发性呼吸困难、端坐呼吸、咳嗽、呼吸急促、心动过速(心率加快),肺部听诊可闻及哮鸣音,可有轻度发绀或动脉血氧分压下降。

3. 肺泡水肿期

症状加重,迅速出现严重呼吸困难,咳嗽剧烈,咳大量粉红色泡沫痰,皮肤苍白,全身出汗,发绀明显,两下肺甚至全肺湿啰音。血气分析有明显的低氧血症、低碳酸血症和(或)代谢性酸中毒。

4. 休克期

由于严重缺氧、大量液体外渗引起血容量减少及心收缩力减弱而发生心源性休克,表现为神志改变、血压下降、皮肤湿冷等,血气分析示严重低氧,代谢性酸中毒。

5. 终末期

病情进一步恶化,出现循环衰竭及多脏器功能衰竭,患者死亡。

(二)辅助检查

1. 胸部 X 线检查

价廉、无创、易得、可重复,对急性肺水肿的临床诊断十分重要,为临床上最常用的评价肺水肿的方法。可以观察中度以上肺水肿及范围,且可监控病理的进展,并随基础疾病的不同及病理分期不一表现多样。其缺点为敏感性差,故在疾病早期可正常,且读片带有一定程度的主观性,加之如肺充气程度不同,可致诊断困难或误诊。

(1)间质性肺水肿。

1)肺血重新分布:上肺野显示血管阴影增粗、增多,下肺野血管阴影变细,与正常比呈上下逆转现象。

2)支气管周围袖口症:由于间质性肺水肿时,支气管周围结缔组织内有液体存积,致支气管壁形成的环形阴影增厚,边缘模糊,且多位于外周部,管腔无狭窄。

3)肺纹理及肺门血管增粗、模糊:由于肺血管周围结缔组织内液体积存所致。

4)肺野透光度降低:因肺间质内液广泛分布于支气管、血管周围、小叶间隔及小叶内支气管血管周围和肺泡间隔而致。

5)间隔线:肺水肿时,小叶间隔的结缔组织及淋巴管内有较多的液体,使其增厚,故而在 X 线上可见边缘清楚、锐利的细线形阴影,厚 1～2mm,长约 2cm,与胸膜垂直。Kerley B 线是间质性肺水肿最重要的 X 线征象。在正位片上多在肋膈角处胸膜下显示最清楚,而侧位片上则表现为与胸骨下及膈胸膜垂直的线形阴影。有时也可见自肺上野弧形斜向肺门的 Kerley A 线。

6)胸膜反应:少量胸腔积液或胸膜增厚。

(2)肺泡型水肿:为间质性肺水肿继续发展的结果,胸片上往往两者同时并存。肺泡性肺水肿肺野实变影最典型的改变是阴影密度由肺门向外逐渐变淡,呈"蝶翼征",而且动态摄片检查肺部阴影变化快,形成"此消彼长"的景观,但肺部阴影均出现在近肺门的中心肺野内。表现为肺泡实变阴影,包括腺泡结节、斑片状及大片融合边缘模糊的阴影,弥漫分布或局限于一侧或一叶。

2. 胸部 CT

早期即能显现异常征象,甚至可区分肺充血和肺间质水肿。

(1)间质性肺水肿:小叶间隔增厚、边缘光滑,支气管血管未增粗、光滑;肺内有磨玻璃样密度影,可两肺弥漫分布或为小叶中心性分布。

(2)肺泡性肺水肿:肺透光度下降,CT 值普遍增高,两肺有斑片状或弥漫性磨玻璃样密度病变,若病情进展则形成肺实变影,小叶间隔增厚少见。

3. 动脉血气分析

PaO_2、$PaCO_2$ 和 pH 等是反映肺水肿患者整体肺功能的指标,但其对诊断早期肺水肿并不敏感。因血管内压力的增加可使得血液更多地被分配到通气功能较好的肺组织中去,所以,PaO_2 早期可不降低。甚至在部分高压性肺水肿患者中,早期可出现 PaO_2 增高的情况。

4. B 型钠尿肽(B-type natriuretic peptide, BNP)

放射性指示剂稀释法:通过静脉注射两种不同的指示剂,一种可透到血管外液(如氚水、^{113m}In 标记的运铁蛋白),可用以计算含水量;另一种是不能透到血管外的指示剂(如 ^{99m}Tc 标记的红细胞),可用来计算血管内液量,但其计算出的含水量仅为直接称重的 2/3,不能用于间质性肺水肿的早期诊断。

5. 热传导稀释法(又称双指示剂法)

把 Swan-Ganz 导管插到肺动脉,注射热或冷却盐水和靛氰绿指示剂,经肺动脉达主动脉根部,然后经主动脉导管采取血样,以心排血量乘以染料和热传导时间的平均差,可计算血管外肺含水量,该法准确性高、变异率小,但因创伤较大,一般只限于重症监护室用。可将血管外肺水低估 39%,为灌注依赖性,多用于研究领域,尤用于比较相似病因造成的肺损伤的血管外肺水肿。

6. 血浆胶体渗透压-肺毛细管楔压差值测定

正常情况下,两者差值约为 10mmHg(1.53kPa)。当差值<4mmHg(0.53kPa)时多提示有肺水肿。有助于肺水肿的早期诊断。

7. 肺扫描

以 ^{99m}Tc-人血球蛋白微囊或 ^{113m}In 运铁蛋白静脉注射进行灌注肺扫描,由于肺血管通透性增高,使标记蛋白向血管外扩散而进入肺间质,故在胸壁外测定 γ 射线强度,就可有效测定跨血管蛋白通过量。

8. 正电子发射层描记术(PET)

是一种影像学技术,通过给患者用放射药理活性药之后,摄取一系列二维影像,再对其进行处理,获取某一特定生命活动的三维图像分析,从而对不同的器官进行生理分析。它可测量整体及局部的肺水积聚量。需先将两种同位素序贯给人,一般是用 O_2-15 标记的 H_2O 静脉注射,几分钟后当与体液达到平衡之后,摄胸片可反映整体肺水的量。第二步静脉注射一种能留置于血管内的同位素示踪剂,如标记的血浆蛋白,再重复摄片,可反映血管内容积。将第二步的影像密度从第一步的影像密度中减影,即可确定肺水肿的严重程度及其分布。其结果会低估 10%～15%,但已与重力计法所测结果非常吻合,能探测到 1mL 肺水的增加,故其有很高的敏感性。但其价格昂贵,且需将患者移至检查室。

9. 磁共振(MRI)

是利用不同组织质子密度的不同构建极其精确的解剖影像,优点为非侵袭性,非灌注依赖性,且患者无须暴露于放射线中,但肺磁共振的最大缺点是肺实质信号强度过低,加之呼吸运动会产生伪影。

10. 肺血管通透性的评价

对肺血管通透性的研究能提供更多的信息,并帮助了解肺水肿的病因,若连续监测,则可为肺损伤的演进提供一个衡量尺度。临床上可将通过纤维支气管镜或盲插吸引导管取得的小气道水肿液的蛋白浓度与血浆的蛋白浓度相比较,如果水肿液蛋白浓度与血浆蛋白浓度之比>0.75,水肿即由血管通透性增加引起,若<0.65 则由毛细血管内静水压增加引起,若介于两者之间则为混合性或结果为假象,可作为判断疾病严重程度和预后的指标。

(三)临床评价

肺损伤评分(LIS)是由 Murray 及其同事设计的评价肺疾病严重程度的评分系统,已得到广泛应用,它根据低氧血症的程度、放射影像学的改变程度、肺顺应性的改变以及所需的 PEEP 水平 4 个参数的综合评价得出结果(表 1-3)。据报道 LIS 与毛细血管通透性改变有较好的相关性,且在 ARDS 患者中,LIS 与 CT 扫描所发现的异常的严重程度亦相关。

表 1-3 肺损伤评分量表

项目	评分
(1)胸片评分	
无肺泡浸润	0
肺泡浸润限于 1 个象限	1
肺泡浸润限于 2 个象限	2
肺泡浸润限于 3 个象限	3
肺泡浸润限于 4 个象限	4
(2)低氧血症评分	
$PaO_2/FiO_2 \geq 300$	0
225～299	1
175～224	2
100～174	3
<100	4

（续表）

项目	评分
(3)PEEP 评分(机械通气时)	
≤5cmH$_2$O	0
6～8cmH$_2$O	1
9～11cmH$_2$O	2
12～14cmH$_2$O	3
≥15cmH$_2$O	4
(4)呼吸系统顺应性评分	
≥80mL/cmH$_2$O	0
60～79mL/cmH$_2$O	1
40～59mL/cmH$_2$O	2
20～39mL/cmH$_2$O	3
≤19mL/cmH$_2$O	4

最终评分为总分除以参与评分项目数

	评分
无肺损伤	0
轻度至中度肺损伤	0.1～2.5
重度肺损伤(ARDS)	＞2.5

三、鉴别诊断

（一）两种肺水肿的鉴别诊断（表 1-4）

表 1-4　心源性与非心源性肺水肿鉴别

项目	心源性肺水肿	非心源性肺水肿
病史	有心脏病史(慢性心脏病、急性心肌梗死等)	一般无心脏病史,但有其他基础疾病史
心脏病体征	有	无
发热和白细胞增多	较少	相对较多
X线表现	正常或增大的心影,蝶翼征,肺上野血管影增粗	肺门影不浓,两肺周围弥漫小斑片影
水肿液性质	蛋白含量低,＜60%,漏出液为主	蛋白含量较高,＞75%,渗出液为主
水肿液胶体渗透压/血浆胶体渗透压	低	高
肺毛细血管楔压	＞18mmHg	＜18mmHg
血脑钠肽(BNP)	＞100ng/L	＜100ng/L
利尿药治疗效果	心影迅速缩小	心影无变化,且肺部阴影不能在 1～2d 消散

（二）各种病因致非心源性肺水肿的鉴别

根据各种基础病的特点进行诊断。

四、治疗

根据发病机制及基础疾病给予相应的治疗。

(一)症状治疗

1.纠正缺氧

肺水肿时由于换气功能障碍,多有严重缺氧,且缺氧又可加重肺水肿,故氧疗是治疗的关键,对重症患者尤为重要,应使 PaO_2 提高到 6.7kPa(50mmHg)以上。可以鼻导管、鼻塞或面罩给氧,氧浓度<50%,若一般给氧后动脉血气仍提示低氧者,应立即间歇正压通气(IPPV),若缺氧仍无改善,则需加用呼气末正压(PEEP)以防止小气道及肺泡萎陷或使肺泡重建,减少肺内分流量;有利于肺泡内的液体回流,促进水肿液的吸收;有利于肺泡表面活性物质的合成;可使功能残气量增大,肺顺应性增加,肺泡通气改善。PEEP 可从 3～5cmH2O(0.3～0.5kPa)开始,从小至大逐步增加,每次调整 2～5cmH2O(0.2～0.5kPa),同时随访血气变化,并据此行相应调节,一般不超过 18cmH2O(1.8kPa),待病情好转后,渐减 PEEP,每小时不超过 3～5cmH2O(0.3～0.5kPa),保持动脉血氧分压在 8～9.9kPa,应注意过高的 PEEP 可使心室舒张受阻、静脉回心血量减少、血压下降、促发循环衰竭,故应行血压及生命体征监测。

2.消除肺内水肿液

重症肺水肿患者支气管肺泡内有大量液体,受气流冲击可形成大量泡沫而影响气体交换,使缺氧更为严重,故消除肺内水肿液十分重要。

(1)消泡剂:鼻导管或鼻塞给氧时可在湿化瓶内加入 75%～95%乙醇(毒性气体吸入性肺水肿禁用),面罩给氧时以 20%～30%乙醇雾化吸入。近来有用消泡净(二甲基硅油)或硅酮雾化吸入,15～30min 明显起效,有效率达 90%以上。

(2)利尿药:可迅速减少血流量,降低肺动静脉压和左心室充盈压,从而缓解肺水肿。对已有血容量不足者,因利尿药的应用会使血容量进一步下降并影响心排血量,故不宜使用,而因毛细血管通透性增加所致的非心源性肺水肿,大剂量利尿药可致毛细血管损伤加重,故也不宜应用,常用快速强利尿药;呋塞米 40～80mg 或依他尼酸钠 50～100mg,静脉注射。

(3)血管扩张药:治疗肺水肿的血管扩张药多为 α 受体阻滞药,可阻断儿茶酚胺、组胺、5-羟色胺等血管活性物质对血管的收缩作用,解除肺部及外周小动静脉痉挛,降低周围循环阻力,减轻心脏前后负荷,同时增加冠状动脉灌注量,降低心肌耗氧量,改善左心室功能,增加心排血量,使肺循环内血液转向体循环,降低肺毛细血管压,减轻肺水肿。

1)硝酸甘油:0.3～0.6mg,舌下含化;或以 10μg/min 开始泵入,渐增至 50μg/min。

2)酚妥拉明:先 10～20mg 生理盐水稀释后静脉推注,后再以 0.1～0.3μg/min 速度泵入。

3)硝普钠:对小动静脉均有同等强度的平衡扩张作用,作用快而强,用后立即发挥作用,且毒性小,以 50mg 加入 500mL 液体,由 15μg/min 开始,据疗效与血压变化情况,每隔 3～5min 增加速率一次,最后以 20～60μg/min 平均 40μg/min 的速度滴入。

4)硝苯地平:是一种钙通道阻滞药,可使平滑肌兴奋收缩脱偶联,对肺血管和支气管平滑肌有直接的松弛作用。以 10mg 舌下含化,每日 2 次。其治疗肺水肿,尤其是高原性肺水肿见效快、疗效好、不良反应轻。

3.降低毛细血管通透性

(1)糖皮质激素:可提高细胞对缺氧的耐受性,稳定溶酶体膜,降低毛细血管通透性,减轻支气管痉挛,增加肺泡表面活性物质的合成等。主张早期、短程、大剂量应用。常用氢化可的松 200～400mg/d,地塞米松 20～40mg/d 或甲泼尼龙 20mg/(kg·d),连续 2～3d。

(2)非甾体抗炎药(如布洛芬、吲哚美辛)、超氧化物歧化酶(SOD)及细胞因子调节剂(如己酮可可碱)可望有一定效果。

(3)莨菪类药物:能对抗儿茶酚胺引起的血管痉挛,对抗乙酰胆碱分泌亢进造成的血管扩张,可解除支气管痉挛及减少呼吸道分泌物的生成。改善微循环,降低毛细血管通透性等。东莨菪碱每次 0.3～0.9mg 或山莨菪碱每次 10～40mg 静脉注射,据病情可每隔 5～30min 重复 1 次,肺水肿早期用疗效较好。

(4)乌司他丁:是从人尿提取精制的糖蛋白,属蛋白酶抑制药。因其具有稳定溶酶体膜、抑制溶酶体酶释放等作用,故而可用于包括肺水肿所致的肺循环或体循环衰竭的患者。近来有研究证实其能有效地降低 IL-8 与 TNF-α 的释放,减轻肺水肿,对肺组织的急性损伤起一定的保护作用。但其具体临床疗效尚需进一步验证。

4.增强心肌收缩力

适用于各种急性肺水肿,但对心源性肺水肿(非心肌梗死所致)最适宜,尤其是室上性心动过速(快速心房颤动或心房扑动)诱发的肺水肿。一般选用速效洋地黄制剂。

(1)毒毛花苷 K:0.25mg 溶于葡萄糖注射液内缓慢静脉注射。

(2)毛花苷 C:0.4～0.8mg 以葡萄糖注射液稀释后静脉缓注。

(3)多巴胺:以 2～5μg/(kg·min)泵入。

(4)多巴酚丁胺:20～40μg 加入 100～200mL 液体缓慢静脉滴注。

后两者均为非强心苷类正性肌力药物。

5.吗啡制剂

有镇静、镇痛作用。可减少人体耗氧;降低周围血管张力,扩张血管,减轻心脏的前、后负荷;降低呼吸频率和深度,降低呼吸肌的氧耗;直接松弛支气管平滑肌,改善通气;间接增加心肌收缩力和心排血量。故吗啡被认为是治疗急性肺水肿,尤其是心源性肺水肿最有效的药物之一。但因其有呼吸抑制的不良反应,故对昏迷、休克、呼吸有抑制及肺部感染患者,尤其是有慢性阻塞性肺疾病的肺水肿患者应禁用;对神经源性肺水肿亦应慎用。一般从小剂量开始,5～20mg,皮下注射、肌内注射或静脉缓慢注射。

6.减少肺循环血量

患者可采用坐位,也可使用加压止血带减少四肢血液回流,减少肺血容量,进而降低肺动脉灌注压力。但使用时需注意,膨胀袖带的压力应小于收缩压,每次绑 3 个肢体,每 15min 轮换 1 次,且任何一个肢体血流阻断的时间不得超过 45min。

7.其他治疗

(1)限制输入液量:亦应注意输液速度,若量太大、速度快又可诱发或使原有肺水肿加重。

(2)纠正酸碱失衡:随访血气分析及电解质,如有紊乱则及时纠正。

(3)防治 DIC。

(二)治疗原发病或病因治疗

是肺水肿的根本治疗,如对感染者使用强有力的抗菌药物;尿毒症者应行透析治疗;颅脑损伤所致神经源性肺水肿则应在处理颅脑损伤、降低颅压的基础上,保持气道通畅,建立人工气道,勤吸痰并积极处理肺水肿;对妊娠合并肺水肿则要积极治疗妊高症,应用扩血管药物,待病情改善,胎儿能够存活,则应尽早终止妊娠;中毒性肺水肿则应脱离中毒环境,清除毒物,并用相应的解毒药等处理。

（三）非心源性肺水肿的治疗

包括积极对症治疗，迅速纠正缺氧及尽快控制原发病。其关键在于降低肺毛细血管的通透性，减少渗出。毛花苷 C 及利尿药常常无效，多数情况需要呼吸支持治疗。氧疗是治疗肺水肿的基础，若经鼻导管和面罩给氧效果不满意，要不失时机地使用呼吸机给予间歇正压通气或呼气末正压通气。二醋吗啡肺水肿的治疗，应早期、足量使用纳洛酮，拮抗 β-内啡肽的影响，从而迅速逆转二醋吗啡中毒所致的呼吸中枢抑制作用，促进苏醒，使血压回升。同时使用大剂量东莨菪碱能明显抑制肾上腺素及组胺所致的肺小血管收缩，解除肺血管痉挛，改善肺微循环；降低血黏度，改善微循环，减少微血管渗漏，保护细胞，从而减轻肺微血管内皮细胞及肺泡上皮细胞的损害，防止急性肺损伤的发生和发展。

第十节　肺栓塞

肺栓塞（pulmonary embolism，PE）又称肺动脉栓塞，是由血栓等内源性栓子或空气等外源性栓子阻塞肺动脉系统引发的一组疾病和临床综合征的总称。由于栓塞肺动脉或其分支引起肺循环障碍的临床和病理长期被视为少见疾病，肺栓塞在我国漏诊、误诊现象严重，病死率高。近 10 余年来，随着诊断意识和诊断技术的不断进步，研究表明，肺栓塞不仅在西方国家，在我国也是一种比较常见的疾病，是重要的医疗保健问题。肺栓塞诊断正确率通常仅30％左右，不治疗病死率可达 40％，而治疗后可降至 8％以下，说明充分认识、正确诊断与鉴别诊断、及时治疗对提高肺栓塞患者生存率至关重要。

一、相关术语与定义

肺血栓栓塞症（pulmonary thromboembolism，PTE）是指来自静脉系统或右心的血栓阻塞肺动脉或其分支所致疾病，以肺循环（含右心）和呼吸功能障碍为主要临床表现和病理生理特征，是最常见的肺栓塞类型，通常所称的肺栓塞即指 PTE。

深静脉血栓（deep venous thrombosis，DVT）是引起 PTE 的主要血栓来源。DVT 多发于下肢或者骨盆腔深静脉，也可发生于上肢，血栓脱落后随血液循环进入肺动脉及其分支，PTE常为 DVT 的合并症。

静脉血栓栓塞症（venous thromboembolism，VTE）：由于 PTE 与 DVT 在发病机制上存在相互关联，是同一种疾病病程中两个不同的阶段，因此，统称为 VTE。

二、病因及发病机制

肺栓塞栓子包括血栓、癌栓、菌栓、脂肪栓、羊水栓、空气栓及寄生虫卵栓子等。以血栓栓塞最为常见，占绝大多数，栓子主要来源于从腘静脉上端到髂静脉段下肢近端深静脉血栓形成，部分来源于盆腔静脉丛、上腔静脉径路或右心附壁血栓。血栓形成的原因包括原发性和继发性，原发性因素由凝血、抗凝因子遗传变异引起；继发性因素与导致静脉血液淤滞、静脉系统内皮损伤和血液高凝状态的因素有关，包括长期卧床、长途乘车、长期制动，慢性心肺疾病，血栓性静脉炎，手术、创伤、骨折、静脉内操作与置管术后，恶性肿瘤、妊娠、服用避孕药、高龄等，均为肺栓塞的高危因素。

下肢血栓栓子脱落后随静脉血回流至右心，进入肺动脉，依栓子大小、多少引起不同大小及面积的肺动脉血管栓塞。栓塞部位多发生于肺下野，尤其是右下肺野。肺栓塞后对循环的影响：机械阻塞加之神经、介质、体液等因素参与致肺动脉痉挛，引起肺动脉高压，严重者发生右心衰竭。左心回血量减少，左心室输出量下降，可出现低血压和休克。呼吸功能方面，栓塞区肺循环血流量减少或中断，V/Q 比例失调，肺梗死，血管炎性渗出增加，弥散障碍，肺泡表面活性物质合成减少，肺塌陷、肺不张、肺顺应性下降。诸多因素引起不同程度低氧血症和代偿性低碳酸血症（过度通气所致）。

三、诊断

（一）临床表现

1. 症状

肺栓塞的临床表现缺少特异性，是引起漏诊、误诊的重要原因。表现主要取决于栓子大小、数量、栓塞速度以及患者原有心肺功能储备状况。轻者可无任何症状，重者可突然发生休克，甚或猝死。常见的症状包括：①呼吸困难，最为常见。见于 90% 以上患者，呈劳力性，活动或运动后更为明显。②胸痛，多数表现为胸膜炎样胸痛，吸气或咳嗽时加重，见于 40%～70% 的患者。主要因周围性肺栓塞、肺梗死累及胸膜引起。少数（4%～12%）表现为心绞痛样胸痛，可能与冠状动脉灌注不足、心肌缺血有关。③咯血，发生率 11%～30%，提示肺梗死，小量居多。④晕厥，可以是肺栓塞的首发或唯一症状，尤其是慢性肺栓塞患者。常因脑灌注不足引起。⑤烦躁不安，惊恐甚至出现濒死感。见于 50% 左右的患者。⑥心悸。⑦咳嗽。

肺栓塞多种多样的临床表现可归属于 4 个症候群。①急性肺源性心脏病型：患者突发呼吸困难、发绀，右心功能不全，低血压或休克。见于大块或大面积高危栓塞。②肺梗死型：以突发呼吸困难、胸痛、咯血三联征为主要表现。可伴胸腔积液。③"不能解释的呼吸困难"型：栓塞面积较小，仅或主要表现为不明原因的呼吸困难。④慢性反复性肺血栓栓塞型：起病隐匿，呈慢性经过，发现通常较晚。主要表现为重度肺动脉高压和右心功能不全。

应当注意既往临床上诊断肺栓塞强调的三联征（呼吸困难、胸痛、咯血）仅见于 30% 左右的患者。

2. 体征

肺栓塞体征亦无特异性。可有呼吸急促，唇舌发绀，颈静脉充盈，梗死区叩诊浊音。肺部闻及干、湿啰音，肺动脉瓣区第二心音亢进。胸腔积液时可查见相应体征。体温呈低度至中度升高。血压下降常提示大块或大面积栓塞。

若伴有下肢深静脉血栓形成，患者常诉患肢疼痛、肿胀、易疲劳，活动后加重。检查发现患者一侧下肢周径较对侧增加超过 1cm，或有下肢静脉曲张，应高度怀疑 VTE。

（二）实验室与辅助检查

1. 初筛检查

（1）血浆 D-二聚体测定：血浆 D-二聚体是交联纤维蛋白特异降解产物。在血栓栓塞时，因血栓纤维蛋白溶解使其血中浓度升高。对急性肺栓塞（APTE）的敏感度达 92%～100%，但其特异度较低，仅为 40%～43%。手术、外伤、感染和急性心肌梗死时 D-二聚体也可增高，因此血浆 D-二聚体测定的主要价值在于能排除 APTE，当其数值＜$500\mu g/L$ 基本可以除外 APTE。

（2）动脉血气分析：是诊断 APTE 的筛选性指标。主要表现为低氧血症、低碳酸血症，$P_{(A-a)}O_2$ 增大。不伴慢性阻塞性肺疾病，动脉血二氧化碳增高是诊断肺栓塞的反指征。值得注意的是，约 20% 确诊为 APTE 的患者血气分析结果正常。

（3）心电图：多有非特异性异常，如窦性心动过速，T 波倒置和 ST 段下降。典型心电图改变为 $S_I Q_{III} T_{III}$ 型表现，即 I 导联 S 波加深（＞1.5mm），III 导联出现深的 Q 波和 T 波倒置。但若应用不当，易导致误诊，如误诊为冠状动脉粥样硬化性心脏病，需观察心电图的动态变化。

（4）胸部 X 线平片：多有异常。有肺梗死者，常于肺下野，尤其是右下肺野见到圆形或楔形浸润阴影，尖端指向肺门，底端向外与胸膜相连。另可见肺动脉高压征和肺血分布不均，表现为肺门影增粗，肺动脉干增宽而远端区域性肺血管纹理变细、稀疏甚或消失，或呈"剪枝"现象。这些表现对肺栓塞虽非特异，但有提示意义。胸片在除外其他胸肺疾病方面也有重要价值。但仅有 X 线胸片不能确诊亦不能除外肺栓塞。

（5）超声心动图：在提示诊断、预后评估及除外其他心血管疾病方面有重要价值。超声心动图可提供 APTE 的直接征象和间接征象。直接征象可看到肺动脉近端或右心腔血栓，但阳性率低，如当时患者临床表现符合 PTE，可明确诊断。间接征象多是右心负荷过重的表现，如右心室壁局部运动幅度下降，右心室和（或）右心房扩大，三尖瓣反流速度增快以及室间隔左移运动异常，肺动脉干增宽等。心室功能异常是肺栓塞危险度分层的一项主要依据。

2. 确诊检查

（1）CT 肺动脉造影（CTPA）：能够显示肺栓塞的直接证据，发现段以上肺动脉内的栓子，呈半月形、环形或完全性造影剂充盈缺损。因无创、便捷、准确率高，目前已被推荐为一线确诊手段。但对亚段以下肺栓塞，CT 诊断敏感性尚不够。通常认为亚段以下肺栓塞，不治疗也是安全的。

（2）放射性核素肺通气/灌注扫描：是检查肺栓塞简单而安全的无创性方法。单纯肺灌注扫描对诊断肺栓塞具有高度的敏感性，若结果正常，可基本排除肺栓塞诊断，除非临床高度疑诊。若灌注扫描显示 1 个叶段以上肺灌注缺损而该部位通气扫描正常，同时伴有相应症状、体征及深静脉血栓形成，即可开始按肺栓塞治疗。若通气、灌注扫描均异常，则属非诊断性异常，需做进一步检查，如 CT 血管造影或肺动脉造影明确诊断。

（3）磁共振肺血管成像（MRPA）：对肺栓塞诊断敏感度约 85％，特异度 96％。约 20％段级、60％亚段级肺栓塞可能漏诊。MRPA 检查阴性，放弃治疗并不安全，因此，一般不做为一线确诊手段，但可做为二线确诊手段，用于对碘造影剂过敏的患者。

（4）肺动脉造影：是诊断肺栓塞的"金标准"。但操作复杂、有创，费用昂贵，有约 1％致残率，0.01％～0.5％死亡率。随着核素扫描、CT 肺动脉造影等无创诊断技术的日益成熟，已渐少用。

3. 深静脉血栓形成的辅助检查

PTE 和 DVT 为 VTE 的不同临床表现形式，90％的 PTE 栓子来自于下肢深静脉血栓形成。确诊深静脉血栓形成对诊断肺栓塞有重要参考价值。常用的检查包括血管超声多普勒技术、磁共振成像、肢体阻抗容积图、间接性 CT 静脉造影术（注入造影剂做肺血管扫描后等待 150～180s 或以后做下肢静脉横断面扫描）、间接性核素静脉扫描，以及下肢静脉造影术。

以上简要介绍了肺栓塞的临床表现和常用诊断技术。肺栓塞的诊断最重要的在于意识，不能视肺栓塞为"少见"病而忽略了对它的诊断。临床上凡高危人群出现下列情况：①原因不明的呼吸困难或呼吸困难突然加重不能用原来疾病解释。②不能解释的休克、晕厥，肺动脉高压或顽固性右心功能不全。③不明原因的肺野尤其是下肺野浸润性圆形或楔形阴影。④呼吸困难伴胸痛、咯血、胸腔积液。⑤下肢非对称性水肿、疼痛、疲劳等，均应考虑肺栓塞可能并迅速安排相关检查。对于高度怀疑肺栓塞者，可参考附图所示流程对肺栓塞做出诊断（图 1-1、图 1-2）。

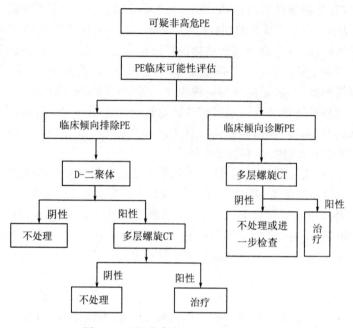

图 1-1　可疑非高危肺栓塞的诊断流程

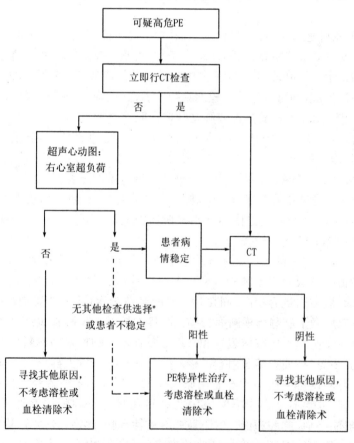

图 1-2　可疑高危肺栓塞的诊断流程

* 如果患者病情危重,只能进行床旁检查,不考虑行急诊 CT。床旁血管超声检出 DVT 有助于决策

四、鉴别诊断

肺栓塞的临床表现多样,缺少特异性,容易误诊。以肺部表现为主者常被误诊为其他肺部疾病;以肺动脉高压和心脏病表现为主者,易被误诊为其他心脏病。临床易被误诊的疾病有急性心肌梗死、心绞痛、心肌病、原发性肺动脉高压、肺炎、胸膜炎、支气管哮喘、气胸、高通气综合征、主动脉夹层动脉瘤等。

1. 急性心肌梗死

急性肺栓塞起病突然,可出现剧烈胸痛,重者出现休克、心功能不全、心律失常,心电图改变酷似心肌梗死,极易误诊。但心肌梗死多有冠状动脉粥样硬化性心脏病基础史,胸痛部位多在胸骨后、心前区,呈压榨样或窒息样,性质与呼吸无关。心电图呈特征性改变及演变,Q波异常,不易消失。血清磷酸肌酸激酶增高,肌钙蛋白阳性,超声心动图显示心脏以左心室扩大、左心室节段性运动功能下降为主。除非发生肺水肿,一般无呼吸困难、咯血、肺部浸润性阴影等可与急性肺栓塞鉴别。

2. 冠状动脉供血不足

年龄较大的急性肺栓塞患者心电图可出现Ⅱ、Ⅲ、aVF导联ST段、T波改变,甚至$V_1 \sim V_4$导联出现"冠状T",同时存在胸痛、气短、易被误诊为冠状动脉供血不足。但肺栓塞的心电图通常还出现电轴明显右偏,或出现$S_I Q_{\rm III} T_{\rm III}$型及"肺型P"波,心电图改变常在1~2周明显好转或消失,与冠状动脉粥样硬化性心脏病不同。此外,肺栓塞患者主要表现为劳力性呼吸困难,而冠状动脉粥样硬化性心脏病为劳力性心绞痛。放射性核素心肌显像,肺梗死缺少冠状动脉粥样硬化性心脏病典型的心肌灌注缺损或"再灌注"表现。

3. 原发性肺动脉高压

可出现劳力性呼吸困难、胸痛、咯血、晕厥、肺动脉高压及右侧心力衰竭表现,与肺栓塞相似。但原发性肺动脉高压患者较年轻(20~40岁居多,肺栓塞50岁以上者居多),病情进行性恶化,无间歇稳定期,肺动脉收缩压常>60mmHg(栓塞性肺动脉高压多<60mmHg,随栓塞解除可恢复正常),肺灌注扫描无肺段分布的灌注缺损,CT血管造影、肺动脉造影无充盈缺损及"剪枝"样改变等与肺栓塞不同。

4. 主动脉夹层动脉瘤

急性肺栓塞患者剧烈胸痛、上纵隔阴影增宽(上腔静脉扩张引起)伴休克者需与主动脉夹层动脉瘤鉴别。后者多有高血压病史,胸痛与呼吸无关,无发绀,心电图呈左心室肥大而非右心室负荷过重。超声心动图或磁共振血管成像检查易于诊断和鉴别诊断。

5. 肺炎

肺栓塞患者有发热、胸痛、白细胞增多及肺部浸润性阴影,易被误诊为肺炎。如能注意到用肺炎难于解释的明显呼吸困难、下肢非对称性水肿、血栓性静脉炎、肺血分布不均及肺动脉高压、右心负荷过重等征象,应能想到肺栓塞可能。进一步做核素肺通气/灌注扫描、螺旋CT血管造影等检查易于做出鉴别。

6. 胸膜炎

约1/3的肺栓塞患者可出现胸腔积液,加之发热、胸痛等症状,易被误诊为病毒性或结核性胸膜炎。但肺栓塞患者年龄较大,无结核中毒症状,胸腔积液呈血性,量少,吸收快,肺部浸润性阴影多在下肺,与结核性胸膜炎并胸腔积液不同。如能发现下肢血栓性静脉炎、非对称性水肿及难于用少量胸腔积液解释的明显呼吸困难,则更有利于想到肺栓塞诊断。

7.高通气综合征(焦虑症)

呈发作性呼吸困难、憋闷、垂死感,血气分析示低碳酸血症,心电图可伴 T 波低平与倒置,需与急性肺栓塞鉴别。高通气综合征心肺检查无器质性疾病改变,常有精神、心理障碍,症状可自行缓解、消失,与肺栓塞不同。

五、治疗

经过早期积极治疗的肺栓塞患者病死率可明显下降。肺栓塞治疗的目的是帮助患者度过危急期,缓解栓塞引起的心肺功能紊乱和防止复发,尽可能恢复和维持足够的循环血量和组织供氧。治疗的方法包括呼吸循环支持、溶栓、抗凝血、手术治疗及预防再栓塞等。

(一)急性肺栓塞的治疗

急性肺栓塞治疗策略:需根据病情严重程度制订相应的治疗方案,应迅速准确地对患者进行危险度分层(表1-5)。危险度分层主要根据 3 个方面临床资料进行评价:血流动力学是否稳定;右心室功能不全征象是否存在;心肌有无损伤(表1-6)。

表1-5　2008 年急性肺栓塞危险分层

早期死亡风险		危险分层指标			推荐治疗
		临床表现休克或低血压	右心室功能不全	心肌损伤	
高危	(>15%)	+	a	a	栓溶或栓子切除术
非高危	中危 (3%～15%)	−	+	+	住院治疗
		−	+	−	住院治疗
		−	−	+	住院治疗
	低危(<1%)	−	−	−	早期出院或院外治疗

a.当出现低血压后休克时就不需要评估右心室功能和心肌损伤情况。

表1-6　2008 年急性肺栓塞危险分层的主要指标

血流动力学	休克低血压[a]
	超声心动图示右心扩大
	运动减弱或压力负荷过重表现
右心室功能不全	螺旋 CT 示右心扩大
	BNP 或 NT-proBNP 升高
	右心导管术示右心室压力增大
心肌损伤标志物	心脏肌钙蛋白 T 或 I 阳性

a,低血压定义:收缩压<90mmHg 或血压降低>40mmHg 达 15min 以上,除外新出现的心律失常、低血容量或败血症所致低血压。

1.一般处理

对高度疑诊或者确诊的急性肺栓塞,应密切监测生命体征,包括呼吸、心率、血压、中心静脉压、血氧饱和度、血气分析、心电图等,密切观察病情变化,及时做出相应处理。为防止栓子再次脱落,要求患者绝对卧床休息,保持大小便通畅,防止用力。对于有焦虑和惊恐症状的患者,应予安慰,适度使用吗啡、哌替啶、罂粟碱等镇静药,兼有镇痛作用。对合并下肢 DVT 的患者应绝对卧床至抗凝血治疗达到一定的强度(保持 INR 在 2.0～3.0)方可。适量给予抗生素控制下肢血栓性深静脉炎和预防肺内感染。

2.呼吸循环支持

对有低氧血症的患者,给予鼻导管或面罩吸氧。面罩吸氧可同时纠正低碳酸血症。当合并呼吸衰竭时,可通过鼻罩或鼻面罩行无创机械通气或行气管插管进行机械通气。注意控制气道平均压及呼气末正压水平,以免心排血量进一步下降。流量采用方波对维持循环稳定有利。尽可能避免其他有创检查手段,以免在抗凝血或溶栓过程中局部大量出血。

对于右心功能不全、心排血量下降但血压尚稳定的患者,可给予具有一定肺血管扩张作用和正性肌力作用的药物,如多巴胺或多巴酚丁胺;若血压下降,可增大剂量或使用其他血管加压药物,如去甲肾上腺素等,使平均动脉压维持在80mmHg以上。

血管活性药物在静脉注射负荷量后(多巴胺3～5mg,去甲肾上腺素1mg),需持续静脉滴注维持。不主张积极补液,因为过多的液体负荷可能会加重右心室扩张而影响心排血量。

3.抗凝血治疗

抗凝血治疗是肺栓塞的基本治疗方法,可有效防止血栓再形成和复发。中高危肺栓塞患者溶栓后必须续以抗凝血治疗,以巩固溶栓效果并避免栓塞复发。低危肺栓塞患者通过抗凝血治疗防止血栓再形成,同时借机体自身纤溶机制溶解已经形成的血栓而达到治疗目的。

适应证:所有肺栓塞患者,只要临床高度疑诊,即可进行抗凝血治疗。高危肺栓塞通常在溶栓后序贯给予抗凝血治疗。

禁忌证:活动性出血,有出血性倾向的器质性病变(如活动性消化性溃疡),出血体质;凝血功能障碍,血小板减少症;未有效控制的严重高血压(可能发生脑血管意外);创伤;术后、急性感染性心内膜炎、严重肝病等。对于确诊的肺栓塞患者,大部分禁忌证属相对禁忌证。

抗凝血治疗的药物及用法如下。

(1)普通肝素:为高硫酸酯黏多糖,提取自猪肠黏膜或牛肝。与抗凝血酶Ⅲ结合后,使抗凝血酶Ⅲ构型发生变化,提高其抑制凝血因子(Ⅱa、Ⅹa、Ⅺa和Ⅻa)活性100～1000倍,而起到显著的预防血栓再形成作用。用法:首先给予负荷剂量2000～5000U或按80U/kg静脉注射,继之以18U/(kg·h)持续静脉滴注。开始治疗24h内每4～6h测定APTT,根据APTT调整剂量(表1-7),使APTT尽可能在最初24h内达到并维持于正常值的1.5～2.5(中间值2.0)倍的治疗水平。稳定后改为每日测定APTT1次。

表1-7　根据APTT监测结果调整静脉肝素用量的方法

APTT	初始剂量及调整剂量	下次APTT测定的间隔时间(h)
治疗前测基础APTT	初始剂量:80U/kg静脉注射,然后按18U/(kg·h)静脉滴注	4～6
APTT<35s(<1.2倍正常值)	予80U/kg静脉注射,然后增加静脉滴注剂量4U/(kg·h)	3
APTT 35～45s(1.2～1.5倍正常值)	予40U/kg静脉注射,然后增加静脉滴注剂量2U/(kg·h)	3
APTT 46～70s(1.5～2.3倍正常值)	无须调整剂量	3
APTT 71～90s(2.3～3.0倍正常值)	减少静脉滴注剂量2U/(kg·h)	3
APTT>90s(>3倍正常值)	停药1h,然后减少剂量3U/(kg·h)后恢复静脉滴注	3

溶栓后序贯抗凝血治疗,直接给予肝素18U/(kg·h)静脉滴注,不需给予负荷剂量。以

后同样根据 APTT 水平调整剂量。

(2)低分子量肝素:是普通肝素通过解聚得到的一种断片成分。与普通肝素相比,与血浆蛋白和内皮细胞结合较少,生物利用度更高,有更强的抗凝血酶活性,起效更快,作用时间更长,而不良反应更小。因出血发生率低,一般不需监测 APTT 和调整剂量,尤其适用于院外治疗。用法:根据体重给药,每日 1～2 次,皮下注射(脐周最佳)。应注意不同品种、不同厂家低分子肝素其剂量单位及用法不同,使用时应参照其说明书给药。以下是几种低分子肝素的使用方法。

Dalteparin 钠:200anti-ⅩaU/kg 皮下注射,每日 1 次。单次剂量不超过 18 000U。

Enoxaparin 钠:1mg/kg 皮下注射,每日 2 次;或 1.5mg/kg 皮下注射,每日 1 次,单次总量不超过 180mg。

Nadroparin 钙:86anti-ⅩaU/kg 皮下注射,每日 2 次;或 171anti-ⅩaU/kg 皮下注射,每日 1 次。单次总量不超过 17 100U。

Tinzaparin 钠:175anti-ⅩaU/kg 皮下注射,每日 1 次。

(3)其他新型抗凝血药物:选择性Ⅹa 因子抑制剂,目前在我国上市的有磺达肝癸钠和利伐沙班等药物,其适应证均为预防骨科术后 VTE 等。目前国内还没有这些药物治疗 PTE 的经验。

(4)华法林:长期抗凝应首选华法林。华法林是维生素 K 的拮抗药,可阻止凝血因子Ⅱ、Ⅶ、Ⅸ和Ⅹ的 γ 羧酸酯激活而发挥抗凝血作用。为口服抗凝药。因对已活化的凝血因子无效及起效慢,不适用于肺栓塞急性期。用法:在肝素或低分子肝素用后第 1～第 3d 加用华法林,初始剂量 2.5～3.0mg/d,维持量 1.5～3.0mg/d,与肝素至少重叠应用 4～5d(华法林需数天才能发挥明显作用,且在最初 3～5d 有促凝血可能)。当连续 2d 测定的国际标准化比率(INR)达到 2.0～3.0 的治疗水平,或 PT 延长至 1.5～2.5 倍正常值时,即可停用肝素/低分子肝素,单独口服华法林治疗。根据 INR 调节华法林剂量,在 INR 达到治疗水平前,应每日测定。达到治疗水平后改为每周监测 2～3 次,连续 2 周,至 INR 稳定后改为每周或数周监测 1 次。若行长期治疗,约每 4 周测定 INR 并调整华法林剂量 1 次,使 INR 维持在 2.0～3.0 的治疗水平。

疗程:普通肝素或低分子肝素须至少应用 5d,直到临床情况平稳,血栓明显溶解为止。对高危肺栓塞、复发性肺栓塞肝素约需用至 10d 或更长。华法林维持治疗时间因人而异,至少 3 个月。如高危因素可在短期内消除,如服用雌激素或临时制动,疗程 3 个月即可。对于栓子来源不明的首发病例,需至少给予 6 个月的抗凝血治疗。对复发、合并肺源性心脏病或高危因素长期不能解除的患者,疗程应在 12 个月以上甚至终身抗凝血治疗。疗程不足或剂量不够,将严重影响疗效并导致血栓复发率增高。

抗凝血治疗注意事项:①抗凝血治疗前应测基础 APTT、PT 及血常规(包括血小板计数、血红蛋白)。②对于每日需要大剂量肝素治疗的患者,最好监测血浆肝素水平,使之维持在 0.2～0.4U/mL(鱼精蛋白硫酸盐测定法)或 0.3～0.6U/mL(酰胺分解测定法)。③肝素可能引起血小板减少症,发生率约 5%。可能是肝素直接或由肝素依赖性抗血小板抗体引起血小板集聚所致。因此在使用普通肝素的第 3～第 5d 必须复查血小板计数。若长时间使用,还应在第 7～第 10d 和第 14d 复查。14d 以后,血小板减少一般不再发生。低分子肝素引起血小板减少的发生率低,在应用的前 5～7d 无须监测血小板数量。当疗程＞7d 时,也须每隔 2～

3d复查血小板计数1次。若血小板迅速或持续降低达30％以上，或绝对计数<$50×10^9$/L，应停用肝素。停用肝素后栓塞可能进展或复发。如果预计复发的风险很大，可考虑放置下腔静脉滤器，阻止脱落的血栓再次进入肺循环。有条件者可替代使用重组水蛭素、硫酸皮素、蝮蛇蛋白和其他小分子血栓抑制药抗凝血，直至血小板计数升至$100×10^9$/L后再给予华法林治疗。④使用低分子肝素时一般根据体重给药，但对于过度肥胖者或孕妇，低分子肝素可能过量。有条件者最好监测血浆抗Ⅹa因子活性并调整剂量。对有严重肾功能不全的患者在初始抗凝血时使用普通肝素是更好的选择（肌酐清除率<30mL/min），因为普通肝素不经肾排泄。对于有严重出血倾向的患者，如须抗凝血治疗，应选择普通肝素进行初始抗凝血，一旦出血可用鱼精蛋白迅速纠正。⑤妊娠前3个月和后6周禁用华法林。育龄妇女服用华法林期间应注意避孕。华法林可能引起胎儿鼻、骨骼、肢体发育不良，中枢神经和眼异常，并可能引起胎儿出血死亡及胎盘剥离。因肝素不能通过胎盘，可给予普通肝素或低分子量肝素治疗，直至分娩前24h或规则宫缩开始时。但临近足月时，肝素已需减量。产后一旦出血停止，即可重新给予肝素抗凝血。产后、哺乳期华法林使用不受限制。⑥围术期抗凝血治疗：肝素抗凝可在大手术后12～24h开始，但不给予首剂负荷量。静脉滴注剂量宜略小于常规剂量；手术部位若有出血，抗凝血治疗应推迟。⑦抗凝血治疗期间手术或介入治疗。对一般性仅涉及皮下组织的手术和介入治疗，可继续抗凝血治疗。若出血危险性较大，可暂将INR调至1.5左右。对于深部手术，可暂停抗凝12～24h。对急诊手术，应尽快使用鱼精蛋白或维生素K中和抗凝剂，使INR<1.5。输入凝血酶原复合物500～1500U，可即刻重建正常止血效果。⑧停用抗凝血药物时应逐渐减量，以避免血凝反跳。

抗凝血治疗的不良反应及处理：抗凝血治疗的主要不良反应是出血。出血的危险性与药物剂量、基础血小板计数、年龄、肝功能、酒精中毒、药物相互作用、创伤、恶性肿瘤等多种因素有关。一般APTT高于2.5或INR高于3.0，疗效无明显增加，出血的机会明显增加。INR在治疗范围内发生出血，应排除恶性肿瘤存在可能。肝素治疗期间出血，如仅为淤斑、鼻出血和牙龈少量出血，可不予处理。若为中等量出血，停用肝素即可，APTT通常在6h内恢复正常。大量出血或有颅内出血，停用肝素同时，还应给予鱼精蛋白对抗肝素。用量为约100U肝素用0.5mg鱼精蛋白，缓慢静脉滴注。如给予50mg鱼精蛋白加入溶液中于15～30min滴完。此外还可紧急输注血制品，包括冷沉淀物，新鲜冷干血浆和血小板等，迅速补充凝血成分，使APTT恢复正常，多数可在较短时间内止血。华法林出血的发生率约为6％，大出血为2％，致死性出血为0.8％，主要是颅内出血所致。伴INR延长的轻度出血只需中断华法林治疗，直至INR恢复到2.0～3.0的治疗范围。中等量出血可给予维生素K 10mg皮下或肌内注射，可在6～12h逆转华法林作用。华法林引起的大量出血或颅内出血，除用维生素K拮抗外，也应紧急输注冷沉淀或新鲜冷冻血浆，使INR迅速恢复正常。

因出血停用肝素或华法林后，若需重新使用，应从小剂量开始，根据APTT或INR监测值逐渐加量，直至APTT或INR恢复正常治疗水平。使用维生素K拮抗可在长时间内引起华法林耐受，若需继续抗凝血，应改用肝素。

肝素引起的血小板减少，在停用肝素10d内可逐渐恢复。若血小板计数过低或恢复不理想，可紧急输注血小板，并给予血小板刺激因子，如IL-11（巨和粒）治疗。

肝素还可引起骨质疏松和转氨酶升高。华法林则可引起血管性紫癜，导致皮肤坏死，多发生于治疗的前几周。极少病例发生恶心、呕吐、血压下降、体温升高、过敏等，可对症处理。

4.溶栓治疗

溶栓药物直接或间接将血浆蛋白纤溶酶原转化为纤溶酶,裂解纤维蛋白,迅速溶解部分或全部血栓,恢复肺组织再灌注,减少肺动脉阻力,降低肺动脉压,改善右心室功能,增加左心室回流量和左心排血量,改善心肌和全身灌注水平,可有效降低严重肺栓塞患者的病死率。美国胸科医师协会已制定 PTE 溶栓治疗专家共识,对于血流动力学不稳定的急性肺栓塞患者建议立即溶栓治疗。

(1)适应证:2 个肺叶以上的大块 PTE 者;不论肺动脉血栓栓塞部位和面积大小,只要血流动力学有改变者;并发休克和体循环低灌注[如低血压、乳酸酸中毒和(或)心排血量下降]者;原有心肺疾病的次大块 PTE 引起循环衰竭者;有呼吸窘迫症状(包括呼吸频率增加,动脉血氧饱和度下降等)的 PTE 患者;PTE 后出现窦性心动过速的患者。

(2)禁忌证

1)绝对禁忌证:活动性内出血;有自发性颅内出血或有出血性卒中病史。

2)相对禁忌证:2 周内的大手术、分娩、器官活检或不能压迫止血部位的血管穿刺;2 个月内的缺血性卒中;10d 内的胃肠道出血;15d 内的严重创伤;1 个月内的神经外科或眼科手术;难于控制的重度高血压(收缩压>180mmHg,舒张压>110mmHg);近期曾行心肺复苏;血小板计数低于 $100×10^9$/L;妊娠;细菌性心内膜炎;严重肝肾功能不全;糖尿病出血性视网膜病变;出血性疾病;动脉瘤;左心房血栓;年龄>75 岁。对于大面积肺栓塞,上述绝对禁忌证应视为相对禁忌证,在充分评估利益风险的前提下为抢救患者生命,必要时应果断溶栓治疗。

(3)溶栓治疗的药物及方案

1)尿激酶:分离自人尿或培养的人胚肾细胞,可直接将纤溶酶原转变成纤溶酶而发挥溶栓作用。无抗原性,不引起过敏反应。用法:负荷量 4400U/kg,静脉注射 10min,随后以 2200U/kg 持续静脉滴注 12h,或者可考虑 2h 溶栓方案:20 000U/kg 持续静脉滴注 2h。

2)链激酶:分离自 β-溶血性链球菌,可与纤溶酶结合形成激活型复合物,使其他纤溶酶原转变成纤溶酶。用法:负荷量 250 000U,静脉滴注 30min,以 100 000U/h 持续静脉滴注 24h。应注意链激酶具有抗原性,可引起严重的过敏反应,用药前需肌内注射苯海拉明或地塞米松。6 个月内不宜重复使用。

3)组织型纤溶酶原激活剂(recombinant tissue-type plasminogen activator rt-PA):为基因工程药物。与链激酶、尿激酶无选择性地同时激活血栓中及循环中的纤溶酶原不同,rt-PA 只有与血栓中纤维蛋白结合后才能被激活,使血栓局部纤溶酶原转变成纤溶酶,在血栓局部发挥作用,因而溶栓效率更高而全身不良反应微小,无抗原性。用法:50～100mg 持续静脉滴注 2h。

3 种药物都有确切的溶栓效果,由于链激酶有抗原性,rt-PA 价格较昂贵,目前国内应用最多的是尿激酶。但研究发现 rt-PA 虽同尿激酶的溶栓疗效相当,但能够更快地发挥作用,降低早期病死率,以及减少血栓在肺动脉内停留时间而造成的肺动脉内皮损伤,以及减少血栓附着在静脉瓣上的时间,即可以降低远期慢性血栓栓塞性肺动脉高压及下肢深静脉瓣功能不全后遗症的发生危险,故推荐首选 rt-PA 方案。

溶栓时间窗:对有溶栓指征的病例,越早溶栓效果越好。因肺组织有肺动静脉、支气管动脉、肺泡三重机制供氧,不易发生缺氧梗死。溶栓治疗主要目的是尽早溶解血栓疏通血管,降低早期死亡的风险,降低慢性血栓栓塞性肺动脉高压的发生危险。因此,在 APTE 起病 48h

内即开始行溶栓治疗能够取得最大的疗效,但对于那些有症状的 APTE 患者在 6～14d 行溶栓治疗仍有一定作用。

溶栓治疗的注意事项:①溶栓应尽可能在肺栓塞确诊的前提下进行。但对高度疑诊肺栓塞却因不具备检查条件或因病情危重暂不能进行相关确诊检查的病例,在能较充分地排除其他可能的诊断,并且无显著出血风险的前提下,可在密切观察下行溶栓治疗,以免延误病情。②溶栓前应常规检查血常规、血型、APTT、肝肾功能、动脉血气、超声心动图、X 线胸片及心电图等作为基线资料。③配血,做好输血准备,以应对可能发生的大出血。④向家属交代病情,签署知情同意书。⑤溶栓前宜留置外周静脉套管针,以便溶栓中取血监测,避免反复穿刺血管。⑥使用尿激酶溶栓期间勿同时使用肝素,rt-PA 溶栓时是否停用肝素无特殊要求,一般也不使用。⑦溶栓治疗结束后,应每 2～4h 测定一次血浆凝血活酶时间(PT)或活化部分凝血活酶时间(APTT)。当 APTT 水平低于正常值 2 倍(或<80s),即应开始肝素治疗。常规使用肝素或低分子量肝素治疗。使用低分子量肝素时,剂量一般按体重给予,皮下注射,每日 2 次,且不需监测 APTT。普通肝素多主张静脉滴注,有起效快、停药后作用消失也快的优点,这对拟行溶栓或手术治疗的患者十分重要。普通肝素治疗先予 2000～5000U 或按 80U/kg 静脉注射,继以 18U/(kg・h)维持。根据 APTT 调整肝素剂量,APTT 的目标范围为基线对照值的 1.5～2.5 倍。⑧溶栓结束后 24h 除观察生命体征外,通常需行核素肺灌注扫描或肺动脉造影或 CT 肺动脉造影等复查,以观察溶栓的疗效。⑨使用普通肝素或低分子量肝素后,可给予口服抗凝血药,最常用的是华法林。华法林与肝素并用直到 INR 达 2.0～3.0 即可停用肝素。

溶栓治疗的不良反应及处理:最重要的不良反应是出血,平均发生率为 5%～7%,致死性出血约 1%。最严重的是颅内出血,发生率 1.2%,约 50% 死亡。腹膜后出血较隐匿,主要表现为原因不明的休克,应特别注意检查发现。血管穿刺部位容易形成血肿,穿刺后应充分按压止血。一般小量出血可不予处理,严重出血须立即停药,输冷沉淀(含纤维蛋白原)和(或)新鲜冷冻血浆,并给予氨基己酸、氨甲苯酸、巴曲酶等止血治疗。颅内出血应紧急手术清除积血。除出血外,溶栓药物还可引起发热、过敏反应、低血压、恶心呕吐、肌痛、头痛等不良反应,可分别对症处理。

溶栓疗效观察指标:①症状减轻,特别是呼吸困难好转。②呼吸频率和心率减慢,血压升高,脉压增宽。③动脉血气分析示 PaO_2 上升,$PaCO_2$ 回升,pH 下降,合并代谢性酸中毒者 pH 上升。④心电图提示急性右心室扩张表现(如不完全性右束支传导阻滞或完全性右束支传导阻滞、V_1S 波挫折,V_1～V_3S 波挫折粗顿消失等)好转,胸前导联 T 波倒置加深,也可直立或不变。⑤胸部 X 线平片显示的肺纹理减少或稀疏区变多、肺血流分布小均改善。⑥超声心动图表现如室间隔左移减轻、右心房右心室内径缩小、右心室运动功能改善、肺动脉收缩压下降、三尖瓣反流减轻等。⑦CT 肺动脉造影或导管肺动脉造影显示肺动脉内充盈缺损减少或消失。

5.手术治疗

(1)肺动脉血栓摘除术:在体外循环下进行,死亡率较高,达 20%～50%,应严格掌握其适应证,包括:①高危肺栓塞,肺动脉主干或主要分支次全栓塞,病情危重,预计短期内死亡风险极大,非手术治疗难于逆转而急需手术解除者。②有溶栓禁忌证者。③经溶栓和其他积极的内科治疗无效者。

（2）介入治疗：包括真空吸引去栓术，导管碎栓术，导管碎栓加局部溶栓治疗，机械消栓术等。适用于肺动脉主干或主要分支大面积肺栓塞而有溶栓或抗凝血治疗禁忌，或经积极的内科治疗无效而因各种原因不能手术取栓者。需注意，当血流动力学改善后就应终止治疗，而不是以造影结果作为参照标准。有效率约 60%，死亡率为 20%。

（3）腔静脉滤器置入术：适用于已证实栓子来源于下肢或盆腔静脉者，可有效防止自该部位脱落的大块血栓再次进入肺动脉。手术简单易行，将滤器经股静脉穿刺口用导管送入下腔静脉肾静脉开口下方位置弹开即可。适应证为下肢近端血栓伴有下列情况之一者：①抗凝血治疗禁忌或有明显出血并发症。②拟行导管介入治疗或外科手术取栓（栓子可能脱落并进入肺动脉）。③大块血栓溶栓治疗前（溶栓产生的血栓碎块可能进入并栓塞肺动脉）。④经充分抗凝血仍反复发生肺栓塞者。⑤伴有严重肺动脉高压或肺源性心脏病（一旦发生肺栓塞可能致命）。

对于上腔静脉径路来源的栓子，也可经颈静脉或锁骨下静脉穿刺安置上腔静脉滤器。

因滤器只能预防 PTE 复发，并不能治疗 DVT，因此需严格掌握适应证，置入滤器后仍需长期抗凝血治疗，防止血栓形成。

6. DVT 的治疗

70%～90% 急性肺栓塞的栓子来源于深静脉尤其是下肢深静脉血栓脱落。为防止深静脉血栓脱落再次栓塞肺动脉，除安置滤器滤过外，应积极发现并治疗深静脉血栓，以达到治本目的。深静脉血栓形成的治疗原则是卧床、抬高患肢、抗凝血、活血化瘀、消炎及使用抗血小板集聚药等。内科治疗无效可行导管介入治疗或行手术取栓。关于深静脉血栓形成的溶栓治疗，因为完全堵塞的静脉血栓较难溶开，到目前为止，疗效并不满意，方法也有待探索和改进。

（二）慢性肺栓塞性肺动脉高压的治疗

慢性栓塞性肺动脉高压多因慢性反复肺栓塞所致，也有部分是由于急性肺栓塞未诊断治疗或治疗疗效不佳引起。起病多缓慢或隐匿，临床表现类似于原发性肺动脉高压，可出现进行性呼吸困难，双下肢水肿，反复晕厥、胸痛、发绀和低氧血症。右心导管检查静息肺动脉平均压 $>20mmHg$，活动后肺动脉平均压 $>30mmHg$。放射性核素肺通气/灌注扫描、CT 血管造影、磁共振血管成像或肺动脉造影等影像学检查发现有肺动脉阻塞，并呈慢性栓塞征象，如肺动脉内呈现偏心分布、有钙化倾向的团块状物，贴近血管壁，肺动脉管径不规则等。心电图及超声心动图显示有右心室肥厚。

慢性栓塞性肺动脉高压预后不佳，容易死于肺栓塞复发所致的严重肺动脉高压，故应予重视并给予积极处理。治疗措施包括：

1. 肺动脉血栓内膜剥脱术

严重的慢性栓塞性肺动脉高压患者，因陈旧血栓牢固附着难于溶解和清除，如果栓塞部位位于手术可及的肺动脉近端，如主肺、肺叶和肺段动脉处，可考虑行肺动脉血栓内膜剥脱术。注意剥脱术前数日需常规安置下腔静脉滤器。

2. 抗凝血

可以防止肺动脉血栓再形成，促使已形成的部分血栓溶解、再通，抑制肺动脉高压进一步发展。常用华法林，3.0～5.0mg/d，根据 INR 调整剂量，保持 INR 处于 2.0～3.0 的治疗水平。疗程 6 个月以上，可至数年。

3.安置下腔静脉滤器

存在反复下肢深静脉血栓脱落者,可安置腔静脉滤器,对脱落血栓进行滤过。

4.使用血管扩张药

栓塞性肺动脉高压形成除机械堵塞因素外,神经、介质、体液因素也起了部分作用,因而具有部分可逆性。硝苯地平、酚妥拉明、前列腺素 E_1、一氧化氮(吸入)等血管扩张药具有一定的降压效果。

5.治疗心力衰竭

有右侧心力衰竭患者可给予适度利尿、扩血管、强心治疗。

6.溶栓和血管成形术

慢性栓塞性肺动脉高压原则上不适宜溶栓和血管成形术。但有报道采用球囊扩张肺动脉成形术和肺动脉支架置入术取得一定效果,值得进一步探索。

(三)其他栓子引起的肺栓塞的治疗

1.羊水栓塞

常见于分娩过程中,子宫强烈收缩撕破羊膜和胎盘膜,将羊水挤入静脉系统进入肺循环引起。除肺栓塞外,尚易引起过敏性休克和DIC。病死率70%~80%。宜尽早使用大剂量速效糖皮质激素。可选用琥珀酸氢化可的松 200~300mg 或甲泼尼龙 80~120mg 静脉注射并静脉滴注维持,每 6~8h/次。对DIC给予肝素、成分输血及抗纤溶治疗。对肺栓塞无特效治疗,主要在于支持治疗,氧疗,补充血容量,维持血压和缓解肺动脉高压。

2.脂肪栓塞

长骨、骨盆骨折或创伤后大量脂肪球、脂肪微粒进入静脉引起,病死率高。脂肪栓塞后引起血小板活化,释放活性介质,引起休克、支气管痉挛和消耗性凝血性疾病。典型的临床表现为脂肪栓塞三联征,即呼吸困难、精神错乱和皮肤淤点。治疗不同于一般的肺栓塞,糖皮质激素具有重要作用,应早用,可给予甲泼尼龙 80~120mg 静脉注射或静脉滴注,每 6~8h/次。使用后症状有望在 12~72h 获得改善。禁用肝素,因肝素会激活脂蛋白酯酶,溶解脂肪而增加游离脂肪酸浓度。游离脂肪酸可诱发严重炎症反应,损伤肺泡上皮细胞和血管内皮细胞,累及肺、脑和皮肤黏膜,导致肺水肿、呼吸衰竭和脑功能障碍。

六、预防

血栓形成的主要机制是静脉血液淤滞、静脉系统内皮损伤和血液高凝状态,因此预防的要点是减轻血液淤滞,促进血液循环;防治血管炎症和损伤,改善高凝状态。具体的预防措施包括:手术、创伤后应减少卧床时间,鼓励早日下床活动。如需长期卧床者,应定时做肢体主动和被动活动。腹带和绷带不宜过紧,局部压迫时间不宜过长,以免阻碍静脉回流。慢性心肺疾病患者除积极治疗心肺基础疾病外,亦应减少卧床时间,适度活动和翻身,有血栓形成或栓塞证据时可行预防性抗凝血治疗。长途乘车、乘机者应适时活动下肢或适度走动。预计较长时间制动者,可穿戴或使用加压弹力袜、间歇序贯充气泵等促进肢体血液循环。积极医治脚部感染(包括脚癣)和防治静脉曲张。一旦发生急性血栓性静脉炎,要尽快安排相关检查,及早诊断并及时给予抗生素和抗凝血治疗。尽量缩短静脉内操作和置管时间,定期更换导管,预防发生静脉炎。对于原发性(遗传性)高凝状态或有深静脉血栓形成及肺栓塞家族史者,及早做相关遗传学检查,发现凝血机制的缺陷。发病后应给予小剂量普通肝素或低分子量肝素皮下注射和华法林口服,终身抗凝血,并安置下腔静脉滤器。

空气栓塞的预防在于外科手术或肾周空气造影、人工气腹及静脉穿刺输液等操作中提高警惕,防止空气误入静脉或右心腔。空气一旦入血,应立即左侧卧位,使空气局限于右心房上侧壁,偏离右室出口处。骨折后应尽量少搬动,尽快固定伤肢,预防脂肪栓塞。生产时使用缩宫素或用力应适度,避免胎膜撕破羊水被挤入血液循环。

第十一节　睡眠呼吸暂停低通气综合征

睡眠呼吸暂停低通气综合征(sleep apnea hypopnea syndrome,SAHS)是一组发生于睡眠期间、反复发作的呼吸变浅或停止,导致反复发作的低氧血症、高碳酸血症,甚至可引起心、肺、脑等多器官功能障碍的临床综合征,是一种具有潜在危险的常见疾病。其人群发病率可达 2%～4%,65 岁以上患者发病率高达 20%～40%,男:女发病比约为 2:1。因其夜间反复出现低氧血症和睡眠结构紊乱,导致心脑血管疾病并发症增加,现认为是高血压、冠状动脉粥样硬化性心脏病、心肌梗死和卒中等发病独立危险因素。及早诊断和治疗,对提高患者的生命质量、预防并发症有积极作用。

一、常见病因及发病机制

睡眠呼吸暂停低通气综合征的病因复杂多样,它与呼吸、心血管、神经系统及耳鼻咽喉科关系密切,既可以是许多疾病的病因,也可以由其他疾病引起,在诊断时应积极查找病因,以利于进行针对性治疗。睡眠呼吸暂停低通气综合征的发病机制目前尚不清楚,但多数认为与呼吸中枢控制功能的改变及各种原因所致的气道阻塞(尤其是上气道阻塞)有关。常见病因如下。

(1)遗传因素:如先天发育异常、家族性遗传、性别及种族差异等。

(2)上气道解剖狭窄:如鼻息肉、鼻中隔偏曲、变应性鼻炎、悬雍垂增粗增长、扁桃体肥大、舌体肥厚、舌根后坠、下颌退缩、小颌畸形、咽部肿瘤、颈粗短等。

(3)呼吸系统疾病:如伴有二氧化碳潴留的慢性支气管炎、肺气肿。

(4)内分泌系统疾病:如肥胖、甲状腺功能减退、肢端肥大症、肾上腺皮质增生、全垂体功能减退等。

(5)肌肉骨骼疾病:如脊髓灰质炎后遗症、肌肉萎缩、脊髓侧索硬化症、脊柱变形等。

(6)自主神经功能不全。

(7)中枢神经系统疾病:如脑梗死、脑外伤、脑干脑炎后遗症、脑干肿瘤等。

(8)心血管系统疾病:如冠状动脉粥样硬化性心脏病、心肌病、慢性高血压、肾衰竭所致的心功能不全等。

二、诊断

(一)主要临床表现

夜间打鼾,频繁发生的呼吸暂停、憋气,睡眠时动作异常,失眠、多梦、噩梦,多尿、遗尿等;晨起头痛、头晕、口干,白天易疲劳、嗜睡,记忆力减退,工作学习能力下降,性格异常;阳痿、性欲减退等。肥胖是其重要的高危因素。

（二）影像学检查

少部分的阻塞性睡眠呼吸暂停（OSA）通过上气道的 X 线、CT、MRI 及鼻咽镜检查可发现存在上气道的解剖结构异常所导致的上气道狭窄、阻塞。而大多数的 OSA 并无明确的上气道异常。

（三）多导睡眠图（PSG）检查

多导睡眠图（PSG）是目前诊断阻塞性睡眠呼吸暂停低通气综合征的"金标准"。PSG 是应用多导生理仪，采取机体的电信号（使用电极监测，包括脑电图 EEG、眼动图 EOG、肌电或运动图 EMG、心电 ECG）及机械信号（用传感器监测，包括口鼻气流、胸腹呼吸运动、腿动和体位）监测血氧饱和度（SO_2）、鼾声。随着计算机技术的发展，PSG 的数据采集、储存及分析系统已完全计算机化并在不断完善。通过 PSG 监测可分析被测试者的睡眠结构，评估睡眠呼吸障碍的发生率及其他形式的夜间活动如周期性肢体运动等。进行 PSG 监测需要经专门训练的技术人员操作，可在医院或在家中进行。利用多导睡眠图能观察睡眠结构和睡眠周期的变化，准确反映呼吸暂停的严重程度及每一暂停发生的时刻和延续时间，观察整夜血氧饱和度的变化，确诊有无呼吸异常并对呼吸暂停分型、指导治疗和判断疗效。

睡眠呼吸暂停是指睡眠中口鼻气流均停止 10s 以上，睡眠低通气则是指呼吸气流降低超过正常气流强度的 50% 以上并伴有 4% 血氧饱和度下降。在成年人，睡眠呼吸暂停低通气综合征是指每夜睡眠中呼吸暂停或低通气反复发作在 30 次以上，或睡眠呼吸暂停/低通气指数（index of apnea/hypopnea，AHI）≥5。而儿童只要出现呼吸暂停不管时间多长，就可做出诊断。AHI 指平均每小时睡眠中的呼吸暂停＋低通气次数。睡眠呼吸暂停又可分为 3 型。

（1）阻塞性睡眠呼吸暂停低通气（OSAH）：是指口鼻气流消失＞10s，但胸腹呼吸运动仍存在，是最为常见的一种类型。其发生常常与上气道解剖结构异常、神经肌肉调节异常、机体内分泌功能异常及遗传因素等密切相关。

（2）中枢性睡眠呼吸暂停低通气（CSAH）：指口鼻气流及胸腹呼吸运动均消失＞10s，是最为少见的一种类型（＜10%）。其发生常常与呼吸中枢控制功能改变有关，如睡眠时呼吸中枢对低氧、高二氧化碳刺激的反应明显下降等。

（3）混合性睡眠呼吸暂停低通气（MSAH）：指一次呼吸暂停中，一般开始先出现中枢性呼吸暂停，以后才出现阻塞性睡眠呼吸暂停。

根据 AHI 和夜间血氧饱和度将 SAHS 分为轻、中、重度，见表 1-8。其中以 AHI 作为主要判断标准，夜间最低 SaO_2 作为参考。

表 1-8　SAHS 的病情分度

病情分度	AHI（次/小时）	夜间最低 SaO_2（%）
轻度	5～15	85～90
中度	16～30	65～84
重度	＞30	＜65

三、鉴别诊断

1. 单纯鼾症

单纯鼾症几乎没有呼吸气流阻塞发作，没有睡眠破裂或日间功能受损。

2. 发作性睡病

为一种原因不明的睡眠障碍,多发生在青少年,主要临床表现为白天嗜睡、猝倒、睡眠瘫痪和睡眠幻觉,可在任何时候突然入睡,有不可抗拒性,发作时难以唤醒。主要诊断依据为多次睡眠潜伏期试验(multiple sleep latency test,MSLT)时异常的 REM 睡眠。PSG 监测结果没有呼吸暂停、低血氧及唤醒。

3. 下肢不宁综合征和睡眠中周期性腿动综合征(periodic legmovement,PLMs)

患者主诉多为失眠或白天嗜睡,多伴有醒觉时的下肢感觉异常,表现为睡眠期间双腿胫骨前肌发生规律的周期性肌电活动。每次持续 $0.5\sim5s$,每 $20\sim40s$ 出现 1 次,每次发作持续数分钟到数小时。PSG 监测结果没有呼吸暂停,胫骨前肌肌电图有规律的肌电活动及频繁唤醒。

4. 上气道阻力综合征(upper airway resistance syndrome,UARS)

患者主要表现为白天有疲劳、嗜睡、睡觉打鼾等症状,但多导睡眠图(PSG)监测可见反复而短暂的 α 脑电觉醒波,通常不伴有呼吸暂停/低通气以及动脉血氧饱和度下降(AHI<5),食管压力(esophageal pressure,Pes)监测显示有上气道阻力的不正常增加(Pes<-10cmH_2O),有人认为 UARS 属于睡眠呼吸暂停低通气综合征病理变化的早期阶段。

四、治疗

睡眠呼吸暂停低通气综合征的治疗,主要是围绕消除症状、降低发病率、降低病死率 3 个方面进行。具体则应根据睡眠呼吸暂停的类型、病因、病情轻重而采用相应的治疗方法。

(一)内科治疗

1. 减少危险因素的治疗

对患有高血压,心、脑血管疾病者,应积极对症治疗,降低血压,消除心律失常,控制血糖。

2. 戒酒

乙醇可以通过舌下神经,选择性降低上气道扩张肌的活性,降低上气道扩张肌对低氧血症和高碳酸血症的反应性,从而使上气道发生闭合和塌陷;乙醇还能抑制醒觉反应,提高醒觉反应阈值,延长呼吸暂停低通气时间。临床观察也表明,酗酒使单纯打鼾者发生呼吸暂停低通气,使呼吸暂停低通气患者病情加重,甚至能使非打鼾者及无呼吸暂停低通气者发生呼吸暂停低通气。所以,阻塞性睡眠呼吸暂停低通气患者应采取积极的措施戒酒,对嗜酒成性者,最起码要限制饮酒量,或只饮少量的低度啤酒,同时,保证在睡前 3h 内不饮酒。

3. 体位训练

在仰卧位时可以发生舌体后坠,阻塞咽部,使上气道阻力增加,同时也可使上气道松弛的肌肉向口咽部移位,导致上气道塌陷。经多导睡眠图资料证实,OSAH 患者睡眠时,仰卧位打鼾的程度比侧卧位或俯卧位重,呼吸暂停的程度也比侧卧位严重,血压亦较侧卧位高。在 OSAH 患者中有部分患者呼吸异常均发生在仰卧位,被称为体位性 OSAH。对于体位性 OSAH,以及持续气道正压(CPAP)不耐受者和外科手术疗效不佳者,均应行体位训练治疗。与水平位成 30°角睡姿具有重要的治疗意义,通过测定上气道闭合压的结果表明,与水平位成 30°角睡姿上气道闭合压最低,同时又能降低 CPAP 的工作压力,提高 CPAP 的依从性。也有报道,与水平位成 60°角对某些患者有效。为保证患者处于侧卧位,避免仰卧位常采用睡眠球和睡眠袜技术,就是在睡衣的背部缝上装有网球或高尔夫球的口袋或袜子,强迫患者保持侧卧位,但这也常常使患者感到不舒服而损害睡眠,加重睡眠片断化,降低治疗的依从性及效果。因此,最理想的体位训练治疗是抬高患者的头部和胸部,采用与水平位成 30°～45°的睡姿,或者采用活动躺椅,或者采用特殊的枕头固定头姿,再则使用只能侧卧的高背沙发能取得较好的效果。但体位的变化与呼吸暂停的时间长短无关。

4. 氧疗

除了睡眠片断化,阻塞性睡眠呼吸暂停低通气的另一病理生理表现是夜间低氧,夜间低氧会导致心律失常、肺动脉高压和认知功能障碍等,因此,预防和纠正夜间低氧是治疗的一个重要环节。氧疗的方法有许多,如经鼻导管吸氧、经机械通气氧疗(持续气道正压通气,双水平气道正压通气)、经环甲膜穿刺置管给氧等。对于一部分非高碳酸血症 OSAH 患者,吸氧可使呼吸暂停低通气指数明显下降,尤其是在非快动眼期,其机制可能是:①解除了低氧对呼吸中枢的抑制。②高氧对呼吸中枢的刺激。③吸氧能维持较稳定血氧饱和度,从而稳定呼吸控制系统,使发展成呼吸暂停低通气的振动最小化。另一方面,也有研究表明,吸氧后呼吸暂停低通气发作时间明显延长,尤其是长时间吸入浓度较高的氧时,可造成高碳酸血症和呼吸性酸中毒。这是因为对于大多数的 OSAH 患者,缺氧的根本原因在于睡眠呼吸暂停低通气发生时,由于气道发生阻塞,空气不能进入肺内所致,而单纯的吸氧只能提高睡眠呼吸暂停低通气发生前血液中的氧气含量,睡眠呼吸暂停低通气发生时氧气同样不能进入肺内,呼吸暂停低通气引起的血氧波动依然存在,因此,理论上单纯鼻导管吸氧对睡眠呼吸暂停低通气综合征患者睡眠时缺氧的作用有限。持续较高浓度的吸氧,可以降低呼吸中枢对低氧的敏感性,使呼吸中枢功能受抑,从而延长呼吸睡眠暂停低通气的持续时间,加重患者血中二氧化碳的潴留。因此目前多不主张单纯给氧,而是配合气道持续正压通气治疗,以取得较好的疗效。

5. 减肥治疗

一方面,肥胖对 OSAH 的发生起着相当重要的作用,尤其是颈部肥胖和咽部脂肪过度沉积者;另一方面,严重的睡眠呼吸暂停低通气综合征患者由于机体内分泌代谢的紊乱及白天嗜睡、活动量减少又会加重肥胖。减肥能使 OSAH 得到改善,咽部脂肪沉积减少,增加咽腔的横截面积,降低咽部塌陷指数。减肥能明显降低呼吸暂停低通气指数,提高患者的功能残气量,提高血氧饱和度,减少睡眠的中断,改善 OSAH 患者的症状。有研究表明,OSAH 患者体重减轻 10%,呼吸暂停低通气次数减少接近 50%。具体的减肥措施有:选择合理的生活方式、药物减肥和外科手术减肥。

合理的生活方式主要是养成良好的生活饮食习惯,包括控制饮食、提倡低脂饮食和增加运动等,是需要患者长期甚至是终身要坚持的。

药物减肥主要有 5-羟色胺能药物和去甲肾上腺素/苯丙胺衍生物,都属于食欲抑制药。其中右芬氟拉明作用于 5-羟色胺能系统,是目前最有效的减肥药物,右芬氟拉明能减少人体脂肪、降低血压、提高高密度脂蛋白胆固醇,并且具有轻度的降血糖作用。右芬氟拉明的不良反应有口干、腹部不适、嗜睡、偶然的情绪改变。这些通常发生于用药第 1 周,大多数患者是一过性的。对于伴有抑郁的患者应慎用。氟西汀是作用于 5-羟色胺能系统的另一种药物,具有抗抑郁作用。芬特明是苯丙胺衍生物的代表,用低剂量即有效。此外,还有马吲哚和安非拉酮等。目前尚在研究中的新药,有奥利司他,一种胰脂肪酶抑制药,作用机制是在肠道与脂肪酶相结合,阻止脂肪分解和吸收。

随着医学的发展,减肥外科手术也应运而生,手术方式分为两大类:第一类为局部减肥,第二类为减少食物的摄取和吸收,包括胃部分切除和胃或肠旁路分流术。许多研究表明胃部分切除术和旁路分流术治疗阻塞性睡眠呼吸暂停低通气具有相同的疗效。通过外科手术一般体重能减轻 30％左右,AHI 下降,心肺功能得到改善。术后有 2/3 的患者持久维持体重下降和改善症状 4～5 年。但采用手术减肥治疗时应考虑患者肺功能状况,因为合并慢性肺功能不全的患者手术死亡率比呼吸功能正常者要高。

6.药物治疗

随着对 OSAH 发病机制的认识不断加深,许多药物已应用来治疗 OSAH,但到目前为止,药物治疗的疗效尚难令人满意,仅作为一种辅助治疗手段,如果外科手术禁忌,CPAP 的依从性又不好,则可使用药物治疗。

药物通过下列机制来改善阻塞型睡眠呼吸暂停低通气,主要是改善睡眠结构和呼吸的神经控制系统。有些药能改变紊乱的睡眠结构,缩短呼吸暂停低通气发生率高的睡眠期时间。例如,抗抑郁药能减少或将近消除快动眼睡眠期,如果患者呼吸暂停低通气多数发生于快动眼期就可使用非镇静类抗抑郁药来减少快动眼睡眠期,达到改善睡眠呼吸暂停低通气的目的。相反,如果呼吸驱动性减弱,就会发生清醒期肺泡低通气,使用呼吸兴奋药可能会改善睡眠呼吸暂停低通气。阻塞性睡眠呼吸暂停低通气多发生于绝经期后的妇女,甲羟孕酮对这类患者有效。还有些药物能消除睡眠中的周期性呼吸。一些减肥药也能应用于阻塞性睡眠呼吸暂停低通气患者。各种缩血管减轻充血的药物不仅能减轻鼻黏膜水肿,而且对变应性或非变应性鼻炎有效。下面简述几种常用的药物。

(1)甲状腺素:甲状腺功能减退和肢端肥大症都是与成年人阻塞性睡眠呼吸暂停低通气有关的内分泌系统疾病。甲状腺功能减退患者出现 OSAH 的原因是上气道部分出现黏液性水肿,解剖结构发生改变。甲状腺素替代疗法能消除甲状腺功能低下合并 OSA 者甚或是甲状腺功能低下合并肥胖的症状。

(2)乙酰唑胺:乙酰唑胺抑制肾小管分泌碳酸氢根产生代谢性酸中毒,同时使脑血管扩张来提高呼吸驱动和增强呼吸中枢的稳定性。所以,乙酰唑胺具有刺激中枢性呼吸控制系统改善周期性呼吸和阻塞性睡眠呼吸暂停低通气的作用。此药对部分中枢性和混合性睡眠呼吸暂停低通气有较好的疗效,对阻塞性睡眠呼吸暂停低通气的效果不佳,甚至有加重的报道。常用剂量每天 250～500mg。乙酰唑胺的最大不良反应是感觉异常和急性肾衰竭以及电解质失衡,还可引起特异性反应(如过敏性休克)、中枢神经系统反应,从而限制了它的使用。在用药期间应密切观察病情变化,做到及时发现不良反应、及时停药、及时处理:①用乙酰唑胺前要查尿常规,用药时注意尿量,定期查尿常规。②应常规同服碱性药物如碳酸氢钠,停服乙酰唑胺后,应再服碳酸氢钠数天。③不宜长期使用,最好是在血药浓度监测下给药。

(3)甲羟孕酮:甲羟孕酮属雌性激素,具有兴奋呼吸中枢的作用,对某些睡眠呼吸异常者有效,能改善 OSAH 患者的低通气状况,降低呼吸暂停低通气时间,消除白天的低氧血症和高碳酸血症。口服 20～40mg,每日 3 次。同时由于其具有引起水肿、性欲减退、血栓形成、血压升高等不良反应,而且发现甲羟孕酮能使一些性腺功能减退的男性 OSAH 更加严重,因此,应注意选择适应证。常见的适应证有:绝经期后妇女;伴有肺泡低通气的肥胖 OSAH 女性;甲状腺功能减退患者。

(4)茶碱:呼吸兴奋药茶碱能提高通气的敏感性,减少潮式呼吸,理论上可应用于成年人睡眠呼吸暂停低通气。对 OSAH 患者静脉输注氨茶碱能改善中枢性睡眠呼吸暂停低通气,对于阻塞性无论是呼吸暂停低通气指数,还是呼吸暂停持续时间或是睡眠中血氧饱和度均无改善。甚至在很低的血药浓度时也会使睡眠质量变差。有报道表明,无论是短期还是长期应用氨茶碱治疗都不能改善 OSAH,即使呼吸暂停减少了,睡眠质量却变差了。所以,氨茶碱很少用于治疗 OSAH。

(5)阿片类受体阻滞药:如多沙普仑能刺激中枢神经系统和颈动脉体化学感受器,静脉输注多沙普仑能降低呼吸暂停低通气的长度,但不能改善夜间动脉平均血氧饱和度;纳洛酮有刺激呼吸的作用,可提高血氧饱和度,理论上对 OSAH 有好处,但目前仅有个别报道能改善氧合。

(6)烟碱(尼古丁):动物实验表明,烟碱能刺激上气道肌肉,降低上气道阻力。对 8 名 OSAH男性睡前接受 14mg 的烟碱口香糖,在睡眠开始的 2h 内不改变睡眠结构,而显著减少睡眠呼吸暂停低通气的次数和总的呼吸暂停低通气时间。另对 20 例不吸烟的 OSAH 患者经皮应用尼古丁,不仅不能改善呼吸暂停,反而使睡眠质量恶化。

(7)血管紧张素转化酶抑制药:血管紧张素转化酶抑制药主要应用于高血压 OSAH 者,通过改善夜间血压来降低呼吸暂停低通气指数。其机制是通过治疗高血压,使血压下降,心率降低,交感神经张力下降,而交感神经的张力降低,可降低呼吸的可变性,从而使 OSAH 得到改善。

(8)抗抑郁药物:抗抑郁药物通过阻止神经末梢摄入生物胺,如去甲肾上腺素、多巴胺、5-羟色胺等,从而增强这些生物胺的生物活性,减轻上气道阻塞;又能刺激上气道运动神经元,改善 OSAH 患者的睡眠结构,缩短快动眼睡眠期,消除快动眼期呼吸暂停低通气。普罗替林是其中的一种代表性药物。普罗替林是一种非成瘾的抗抑郁药,可改善部分 OSAH 患者的病情,减少白天嗜睡,改善夜间缺氧。Brownell 等报道,服用普罗替林可减轻白天嗜睡、改善夜间低氧、降低整夜的呼吸暂停低通气频率。有资料显示,每天 10~20mg,持续 7~15 个月能显著改善 OSAH 患者快动眼睡眠期呼吸暂停低通气和消除白天嗜睡和夜间低氧血症。普罗替林也有明显的不良反应,表现为抗胆碱能成分,包括口干、尿潴留、便秘、精神错乱、共济失调。选择性 5-羟色胺再摄取抑制药氟西汀与普罗替林疗效相近,不良反应小,患者耐受率高。

(9)镇静催眠药:在清醒状态下,常规剂量的催眠药对正常人的呼吸影响微乎其微,但对 COPD 患者出现呼吸衰竭后,则可能严重抑制呼吸功能,加重病情;在睡眠状态下,镇静催眠药可以降低上呼吸道肌肉的张力,抑制呼吸中枢的控制功能,从而使呼吸暂停低通气间期延长。因此,此类药对睡眠呼吸紊乱者,尤其是阻塞性睡眠呼吸暂停低通气患者应避免使用。苯二氮䓬类药物常用于治疗下肢不宁综合征,对下肢不宁综合征伴有 OSAH 者,能减少阻塞性呼吸暂停低通气的次数,其原理是干扰睡眠片断中腿部运动的周期。

7.经皮电刺激治疗

阻塞性睡眠呼吸暂停低通气患者上气道扩张肌活性在吸气相不增加,完全依靠补偿机制来平衡上气道的扩张,往往补偿的程度达不到克服气道萎陷的需要量,而发生阻塞性呼吸暂停低通气。经皮电刺激治疗的原理就是通过一定强度的颌下电刺激,提高颏舌肌或颏舌骨肌的肌电活动,从而提高其肌张力而降低上气道阻力和上气道塌陷,并使舌后咽气道扩大而达到治疗目的。其治疗效果与患者上气道狭窄或阻塞的部位,电刺激部位的选择,电压、脉冲、频率、强度的选择等因素有关。对混合性和中枢性呼吸暂停低通气无影响。

8.舌牵引装置

在睡眠时患者戴一装置,两侧附着于牙齿,一端贴于舌根,以阻止舌根向后贴近咽壁。此法患者不舒服,不愿接受。

9.口腔内矫治器

口腔内矫治器是近年来发展起来治疗 OSAH 的新技术,它是一种由人工合成的丙烯聚合物或热塑性塑料构成的口腔矫形装置,通过手术或戴舌形或下颌形牙假体使下颌前移,增加上气道口径,防止舌根及软腭向咽后壁塌陷,使下咽腔开放,阻塞程度减轻。应用口腔内矫治器可使呼吸暂停或低通气指数下降 50%,改善血氧饱和度和睡眠片断化。口腔内矫治器可用于对减轻体重或控制睡眠体位效果不佳的单纯鼾症和轻度 OSAH 患者,也可用于拒绝使用经鼻面罩持续气道正压通气治疗和外科手术治疗的中、重度 OSAH 患者。使用口腔内矫治器的主要不良反应是暂时性下颌关节疼痛,其他不良反应包括唾液分泌过多、牙痛、面部肌肉疼痛和口腔干燥等。中枢性睡眠呼吸暂停低通气、颞下颌关节炎、关节弹响、变应性鼻炎和鼻腔阻塞、牙周炎或牙齿条件不好的患者不适宜使用口腔内矫治器。

(二)外科治疗

外科治疗的基本原则:阻塞性睡眠呼吸暂停低通气综合征患者上气道阻塞常发生于多个部位,所以,对阻塞部位要逐个处理。对不同部位的阻塞,当采用个体化方法来解决。阻塞性睡眠呼吸暂停低通气综合征外科治疗的目标:彻底清除呼吸紊乱、缓解低氧血症、彻底改善睡眠质量。充分考虑手术的可行性和危险性,制订合理的治疗方案,选择符合逻辑的手术方法,分阶段实施手术,最后要对每一例手术治疗者进行追踪随访。手术的最大难题是精确定位阻塞发生的部位和范围。为达到预期目标,美国斯坦福大学睡眠研究中心推荐将手术分为两期进行。分期手术的目的是为了避免不必要的手术。

一期手术包括鼻重建术、悬雍垂软腭咽成形术、下颌骨下部矢状切开颏舌骨前移术。二期手术包括双颌前移术、下颌骨根尖下切开术和舌根部手术。

(三)持续气道正压通气治疗

经鼻持续正压通气治疗自 20 世纪 80 年代应用以来,已广泛应用于临床,积累了丰富的经验,获得了较明显的近期和远期疗效。对较严重的阻塞型睡眠呼吸暂停低通气患者,有逐步取代外科手术的趋势。其治疗呼吸暂停低通气的机制为:①持续的气道内正压缓解上气道内的负压,使软组织塌陷区被正压气流撑开,保持上气道开放。②正压气流刺激上气道周围软组织,使其张力增加。③纠正缺氧,改善呼吸中枢的调节功能。④缓解上气道软组织缺氧,消除局部水肿。阻塞性睡眠呼吸暂停低通气患者经使用经鼻持续气道正压治疗后,患者睡眠时鼾声消失,白天困倦、嗜睡等症状好转,睡眠结构改善,低氧血症消失,一些并发症(高血压、冠心病等)也能改善;使患者能耐受腭咽成形术,增加了手术的安全性,可使大部分重度阻塞性睡眠呼吸暂停低通气患者避免了术前气管切开。

1.正压通气治疗的适应证

连续气道正压通气对阻塞性、中枢性及混合性睡眠呼吸暂停低通气均有治疗作用,是一种无创性通气技术。1981 年澳大利亚悉尼大学的 Sullivan 报道了经鼻连续气道正压通气治疗阻塞性睡眠呼吸暂停低通气的结果,开创了经鼻连续气道正压通气治疗阻塞性睡眠呼吸暂停低通气的先河。目前,正压通气治疗已成为老年及有严重并发症的睡眠呼吸暂停低通气患者首选的治疗方法。

2.正压通气治疗的禁忌证

(1)严重有效循环血量不足伴休克。

(2)昏迷或伴意识障碍,不能配合或接受面罩治疗者。

(3)呼吸道分泌物多且咳嗽无力,自主呼吸较弱者。

(4)肺大疱患者。

3.正压通气治疗的不良反应和并发症

CPAP是一安全有效的治疗措施,与其相关的并发症很少见。常见的不良反应主要与治疗压力不当、气流不同步或鼻面罩不适有关。①鼻充血是CPAP治疗常见的不良反应,大多数具有自限性,其原因与多种因素有关:CPAP会激发压力敏感黏膜受体,导致血管扩张,黏液产生;变应性鼻炎;鼻息肉和鼻中隔偏曲会导致鼻固定阻塞。鼻阻塞和鼻充血都需要采取多种方法联合治疗,如睡前局部滴入血管收缩药,特异体质者睡前鼻内滴入激素会有好处;对于部分患者表现为白天流涕,夜间和白天都应用抗胆碱能药物至少1周;对鼻息肉、鼻黏膜肥厚、鼻中隔偏曲者,就需行外科手术;有鼻慢性阻塞的患者,由于CPAP使上气道干燥和鼻黏膜变凉,很难耐受CPAP,相应的对策是改善生活环境,CPAP时采取加温、湿化。②面罩不合适可引起漏气,个别可发生结膜炎;对面罩材料过敏可出现接触性皮炎;佩带压力过重可使皮肤破损,尤其在鼻梁处;漏气可使患者症状无缓解和觉醒增加而影响睡眠,此时需要更换面罩。③吞气造成胃胀和胸部肌肉不适。④治疗导致的肺气压伤和颅腔积气等严重合并症罕见。⑤有CPAP导致鼻腔大出血的个案报道。⑥对鼻部近期手术和鼻部创伤者,CPAP治疗有引起脑脊液鼻漏的危险。

4.正压通气呼吸机的种类

(1)连续气道正压通气(CPAP)呼吸机:CPAP呼吸机是单压力呼吸机,可使患者呼气相和吸气相有持续而稳定的相同压力,以保持呼吸道通畅。先进的CPAP呼吸机还具有延时升压功能,即压力在设定时间(一般为10～30min)内缓慢上升至治疗所需数值,患者在较舒适的低压力下入睡,更易被患者接受。

(2)双水平正压通气(BiPAP)呼吸机:双水平正压通气呼吸机可以分别调节呼气相气道正压和吸气相气道正压,在保证治疗所需的吸气压力的同时,提供较低的呼气压力。有些患者使用CPAP时,因呼气正压较高而不能耐受,入睡及维持睡眠较为困难。改用BiPAP后降低了呼气相正压,使患者感到舒适。先进的BiPAP呼吸机具有呼吸触发功能,治疗时压力气流能够与患者的自主呼吸同步,使治疗的舒适度提高。另外,由于降低了呼气相的机械阻力,可以避免出现低通气的危险。BiPAP呼吸机主要用于不能耐受CPAP呼吸机治疗的患者。

(3)自动调节连续气道正压通气(auto-CPAP)呼吸机:auto-CPAP呼吸机是智能型的可自动调节正压水平的呼吸机,该机除具有延时升压、压力气流与患者自主呼吸同步等功能外,最大的优点是随时根据患者气道阻力变化,自动调节治疗压力。患者觉醒时,可自动调节至所设置的最低压,而睡眠时根据不同体位、睡眠各期、颈和下颌骨所处的位置、鼻腔阻力等影响因素,自动调节压力输出水平,并且可记录患者一定时间的治疗情况,包括每晚治疗时间、治疗压力等,有助于医师随访和分析治疗成败的原因。

5.正压通气治疗的注意事项

(1)压力的调定:CPAP治疗压力调定与诊断有关,中枢性呼吸暂停低通气所需的压力比阻塞性呼吸暂停低通气要高,阻塞性呼吸暂停低通气比单纯打鼾者要高。Hoffstein等根据患者肥胖程度、呼吸异常的程度以及颈围的大小，拟定了一个最低 CPAP 压力预定公式，CPAP=0.13×BMI+0.16×颈围(cm)+0.04×AHI−5.12。虽不十分精确，但在选择最低压力时具有非常重要的参考价值。目前，在许多睡眠实验室，都结合多导睡眠图应用"夜间分段"技术来滴定 CPAP 压力。通常是上半夜进行多导睡眠图测定，下半夜行压力滴定，使 60%～80% 的患者获得较满意的 CPAP 压力。由于上气道的跨壁压随着不同的睡眠体位和不同的睡眠阶段而变化，在获得理想压力水平前监测睡眠姿势和睡眠阶段就非常必要。在实验室测定 CPAP 时，输出的气流讯号不仅能记录睡眠呼吸暂停低通气而且利用残余气量可获得较理想的 CPAP 压力。利用理想的 CPAP 压力治疗，患者呼吸暂停、低通气、脑电觉醒反应都能消除。但有可能低氧饱和度仍然存在，此时配合氧疗可取得更好的效果。需要注意的是，调定的压力不应是恒定的，当患者体重发生变化，治疗过程中出现不适或无效时，需要重新监测调整压力。

(2)保持鼻腔通气良好：如有鼻中隔偏曲、鼻息肉或下鼻甲肥大影响鼻通气，应优先给予治疗。

(3)正确选择和使用鼻面罩：要求面罩柔软、舒适、密封性好，与面型吻合良好。使用时仔细将面罩固定在面部，压力要适度，既不能太松引起漏气，又不能太紧致皮肤损伤。

(4)湿化器的使用：在干燥地区或寒冷的冬季，应使用恒温湿化器，以减少口干等不适。

(5)坚持使用：由于正压通气疗法不能根治呼吸暂停的病因，因此，必须坚持每夜使用，这就需要治疗师或医务人员积极鼓励和帮助患者接受和坚持治疗。

(6)CPAP 的监测：CPAP 在改善患者认识功能和白天嗜睡等症状方面有着良好的疗效，长期的治疗能改善心肺功能。治疗 1 个月即可调定 CPAP，3 个月则可判断患者的依从性。如果在此阶段患者仍有主诉，可考虑更改治疗方式，如果治疗 3 个月仍有主诉，白天嗜睡仍存在，心肺功能无改善，则有必要重新评价 CPAP 是否处于功能状态，或者患者同时合并存在其他睡眠性疾病如发作性睡病，下肢不宁综合征和特异性失眠症。对 CPAP 治疗者应不定期进行随访观察，最初 1 个月随访 1 次，持续 3～6 个月观察其治疗效应。加以辅助治疗如减肥、氧疗都能促进 CPAP 的疗效。对近期疗效不理想者应重新调整 CPAP 使其处于功能状态。

6.CPAP 的长期疗效

经鼻 CPAP 除了消除打鼾、呼吸暂停低通气、白天嗜睡等急性效应外，还具有许多长期效应。

(1)对精神的影响：睡眠呼吸暂停患者常具有性格的改变和精神失常，认知功能障碍，记忆力下降。经 CPAP 治疗后，上述各项都有明显改善，精神面貌也大为改观。

(2)对内分泌的影响：OSAH 患者有不同程度的内分泌紊乱，睾酮及体介质 C(胰岛素样生长因子 1)成比例受抑制。睾酮水平下降，使得 OSAH 患者性欲下降，性功能低下。体介质 C 的水平反映 24h 生长激素的分泌。经 CPAP 治疗，睾酮和体介质 C 水平迅速恢复正常。儿童患者的生长和发育得到保证。老年人的生长激素也提升到正常水平。睾酮分泌增加，OSAH 患者性功能恢复正常。

(3)对呼吸功能的影响：通过对接受 CPAP 治疗者的观察，长期的 CPAP 治疗对肺功能无明显的不良反应。没有严重的不良影响。对一氧化碳的弥散能力也无影响。

(4)对心血管功能的影响：长期的 CPAP 治疗，能很好地改善右心功能不全患者的症状和心功能，亦能改善严重高血压患者的血压。CPAP 有很好的利尿和消除外周水肿作用。在某些患者也能改善左心功能,同时降低血压。CPAP还能消除心律失常。

(5)对消化系统的影响:OSAH患者因其显著的胸内负压和食管内负压,导致下食管括约肌跨压差增大,而出现胃食管反流。连续气道正压通气能提高胸内压,降低下食管括约肌跨压差,从而阻止夜间胃食管反流的发生。有人认为连续气道正压还可能引起下食管括约肌的反射性收缩,从而达到抗反流作用。

7.CPAP治疗的预后

根据近20年治疗经验,CPAP能很大程度降低睡眠呼吸暂停低通气的严重度,但不能永久治愈睡眠呼吸暂停。经数周或数月的治疗,大多数患者都反映睡眠呼吸暂停低通气的程度降低。如严重的睡眠呼吸暂停低通气可能转变为单纯打鼾,或者呼吸暂停低通气时间缩短,血氧饱和度下降减轻等。长期治疗能恢复到疾病初发时的早期状况。一般情况下,CPAP治疗3~12个月,疗效就处于稳定状态,疗效不会随着时间的延长而持续改进。其原因可能为:CPAP改变了患者口咽部生理结构,消除了软腭部水肿及其他原因所致的肿胀,使其恢复到正常的位置,从而扩张了上气道,所以,软腭部的表现,也为临床判断CPAP的有效性提供了参考,如果软腭部持续肿胀、发红,则提示CPAP疗效不会很满意或者依从性不佳;CPAP消除了睡眠中片断化睡眠,改善了中枢对上气道肌的呼吸驱动;CPAP能改进神经肌肉的功能。CPAP治疗失败可能是由于面罩破损、体重增加、大量酗酒,或者是鼻部严重阻塞,以及机器故障。但单纯机器故障引起者极少见。

8.CPAP治疗的依从性

CPAP治疗重要的一环是依从性问题,CPAP治疗的依从性存在文化和传统的差异,依从性为50%~80%。提高患者的依从性,首先要从改善患者的症状,提高患者及家属对CPAP治疗的认识方面着手。另外,医务人员的督促和指导对提高CPAP的长期依从性是至关重要的因素。Fletcher及Lehrhaft等报道接受医务人员指导的患者,CPAP治疗的依从性明显增高。指导的形式包括电话督导和小组辅导教育。Lehrhaft报道,在正规的CPAP治疗师随时指导下,CPAP的依从性明显高于未经教育组。Hoy对一组患者进行强化督导CPAP治疗,发现强化督导组比标准治疗组依从性好,但强化督导烦琐,且耗费大,包括3个阶段压力测定和随时家庭随访。其次技术支持,以及CPAP机器和面罩的类型非常重要。使用重量轻、密封性好、皮肤舒适度高的面罩,有助于提高CPAP的依从性。目前人工通气机已小型化,可供选择的较多,如REM-star、BiPAP、SleepEasyPlus、life-care等机型,其造型美观、噪声低、性能稳定,其有效治疗压力水平一般为5~15cmH$_2$O,随着治疗的进展,所需压力水平呈下降趋势。因种种因素的影响,OSAH患者应用此种方法治疗的接受率约为70%。

9.儿童患者的CPAP治疗

儿童阻塞性睡眠呼吸暂停低通气综合征的病原学、临床表现及处理方法都与成年人不一样。

(1)定义:儿童呼吸疾病类型的定义与成年人有别,在儿童只要发生阻塞性呼吸暂停低通气,不管其时间长短都算作异常。儿童阻塞性睡眠呼吸暂停低通气综合征是阻塞性通气不足或者说是持续性呼吸低通气同时伴高碳酸血症,而不是间断的阻塞性呼吸暂停低通气。其特征是胸壁回缩和(或)胸壁矛盾运动增强,常常伴有高碳酸血症及阶段性的血氧饱和度降低。阻塞性通气不足可自动终止,也可因觉醒而终止,还可持续于整晚的睡眠期。

(2)CPAP的适应证:关于儿童阻塞性睡眠呼吸暂停低通气综合征的治疗措施虽然没有

统一的方案,但大多数儿科专家认为通过治疗,其显著的气体交换障碍、生长发育不良、肺动脉高压、行为异常都有改善。已经证实 CPAP 在消除从新生儿期末至青春期年龄阶段儿童的阻塞性呼吸暂停和低氧血症有非常好的疗效。通常,经腺样体扁桃体切除术未治愈的儿童阻塞性睡眠呼吸暂停低通气综合征是理想的 CPAP 适应证,特别是考虑选择气管切开或者手术需等待牙和面部发育完全时。颅面异常、基因综合征如 21-三体综合征、骨骼发育不良综合征、肥胖和特发性阻塞性睡眠呼吸暂停低通气综合征等儿童在手术前都是 CPAP 治疗的对象。

与成年人相反,绝大多数的阻塞性睡眠呼吸暂停低通气综合征患儿,有扁桃体肥大增生,最原始的办法是切除扁桃体。多数患儿能耐受此手术且无明显的并发症并获得永久性治愈。而 CPAP 的优点为避免麻醉和手术并发症,避免扁桃体切除而引起的免疫功能损害。CPAP 治疗的不足是治疗的依从性,因长期的治疗相当重要,CPAP 治疗并不特殊针对解剖上的阻塞。

(3)设备:通常选用适合于从婴幼儿到青春期儿童的面罩。气泵压力的流速经过调定后适用又安全。

(4)并发症:儿童使用 CPAP 的并发症与成年人相似,但很少发生,多数表现为面罩漏气。理论上讲儿童使用 CPAP 发生耳部并发症、胃肠胀气、误吸的危险性大。但很少有报道,也许是应用 CPAP 的患儿太少的缘故。

(5)治疗的依从性:关于儿童使用 CPAP 长期治疗和依从性的资料很少。初步的报道依从性为 6 个月到 5 年。有一项 20 例患儿治疗的报道表明成功率为 65%。良好的依从性有赖于良好的家庭环境和周到的护理。如果孩子很小,父母又不督促则依从性将很差,CPAP 治疗的成功率也就很差。

(6)治疗标准:治疗指南、病例选择、CPAP 的调定都与成年人类似。经验报道青春期前的孩子 CPAP 的压力水平要求相对偏低,进入青春期后其压力水平则要求与成年人相当。然而现在尚无这方面的客观资料,所以,有关儿童 CPAP 的理想压力水平有待于进一步的研究。有必要做一系列的临床随访工作,来预测面罩的大小,理想的 CPAP 压力水平会随着生长发育而变化,在儿童的生长发育过程中不需要稳定的 CPAP 压力。所以每 6~12 个月要重复检测 CPAP 的疗效直至取得更好的效果,从而使患儿能坚持长期的治疗。

(四)经鼻间歇正压通气治疗

经鼻间歇正压通气能很好地缓解神经肌肉性疾病(运动神经元疾病、肌萎缩、慢性多发性肌炎)、某些中枢性呼吸衰竭及脊柱后侧凸导致的呼吸衰竭。对终末期囊性纤维化伴呼吸衰竭者,间歇正压通气能起稳定病情作用。对 CPAP 不能控制的低氧血症和高碳酸血症者,应采用经鼻间歇正压通气来逆转呼吸衰竭。经鼻间歇正压通气能显著改善呼吸肌强度和白天动脉血气。以前人们普遍认为只有经有创性机械通气才能做到这一点。其次,间歇正压通气充分表露了睡眠在神经肌肉性疾病患者发生呼吸衰竭的过程中所起的重要作用。夜间呼吸衰竭得到控制,白天的呼吸衰竭也能缓解。睡眠中经鼻间歇正压通气能改善呼吸衰竭的预后,对某些肌萎缩患者,既往病情发展迅速,经正压通气后,其病情进展变得缓慢。经鼻间歇正压通气治疗还能改善患者生命质量,延长患者寿命。

随着医疗技术的发展,间歇正压通气机也变得更方便使用。患者还可携带便携式通气机回家治疗。成功的经鼻正压通气治疗,还有赖于操作者高超的技术,它要求操作者既熟悉患者病情,又熟悉机器性能,还能引导和督促患者接受治疗。

第十二节　急性胃肠炎

本病是常见的内科疾病,发病多与饮食不当、进食不洁食物有关,尤以后者为多见。起病前多有进食过多生冷、粗糙或刺激性食物(如烈酒、浓茶、辛辣食物),服用某些对胃肠黏膜有刺激的药物,食用被细菌或其毒素污染的食物(如沙门菌、嗜盐菌、金黄色葡萄球菌、肠道病毒等)等病史。

一、诊断

起病常急骤,多在进食后 24h 内发病。表现为上腹部不适或疼痛、恶心、呕吐及食欲不振。伴肠炎者则有腹泻,粪便为水样或烂便,每日数次至十余次不等。细菌感染者可伴恶寒及发热,但发热一般不高。严重患者可因呕吐及腹泻导致失水、酸中毒及休克。体检一般腹壁柔软,仅有上腹及脐周轻度压痛,无肌紧张或腹肌强直等腹膜刺激征,肠鸣音常亢进。

二、治疗

(一)一般治疗
卧床休息,去除病因,视病情可短期禁食或进流质饮食。纠正失水及电解质紊乱。
(二)对症治疗
腹痛者可局部热敷,应用阿托品、溴丙胺太林(普鲁本辛)、颠茄酊等解痉止痛药。亦可针刺足三里、内关等穴位。呕吐者可予多潘立酮(吗丁啉)10mg,每日 3 次,口服;或 10mg,每日 1 次,肌内注射。腹泻频繁可选用下列止泻药物:①次碳酸铋 1～2g 或碳酸钙 2～4g,每日 3～4 次。②洛哌丁胺(易蒙停),首剂 6mg(2 粒),以后视腹泻情况,适当调节剂量,通常每日 2～12mg。③地芬诺酯(苯乙哌啶),每次 2.5～5mg,每日 3～4 次。复方苯乙哌啶片(每片含苯乙哌啶 2.5mg、阿托品 0.025mg),1/2～2 片,每日 2～3 次,口服。由于苯乙哌啶可抑制呼吸,故不适用于儿童。

(三)抗菌药物治疗
对伴有寒战、发热、白细胞增多,大便镜检有多量白细胞,疑有细菌感染者,可酌情使用抗菌药物。一般可选用氯霉素、新霉素、磺胺类、黄连素、喹诺酮类(如诺氟沙星、环丙沙星)等。

第十三节　急性胃扩张

急性胃扩张是指在短期内胃和十二指肠上段的极度扩张,胃腔内大量气体、液体和食物潴留而致的一种综合征。通常为某些内外科疾病或麻醉手术的严重并发症。它可以造成腹胀、腹痛及呕吐,体内严重脱水和电解质丢失,酸碱失衡以及血容量缩减和周围循环衰竭。胃壁因过度伸张变薄或因炎性水肿而增厚,或因血运障碍致胃壁坏死穿孔引起腹膜炎,甚至休克。十二指肠横部受肠系膜上动脉的压迫,可能发生压迫性溃疡。任何年龄均可发病,但以 21～40 岁男性多见。病死率在 18%～20%。

一、病因与发病机制

器质性疾病和功能性因素均可引发急性胃扩张。常见有以下原因。

1. 外科手术

以腹部大手术和迷走神经切断术后常见。这类手术可直接刺激躯体或内脏神经,引起胃自主神经功能失调,胃动力神经反射被抑制,造成胃平滑肌功能失常,胃壁张力减弱而形成扩张。多因术后给氧、鼻饲物可使大量气体进入胃腔;或未能有效地胃肠减压和过早拔管;或过早、过量进食等因素而发生扩张。由于麻醉的因素造成食管上段括约肌松弛,大量气体进入胃内形成扩张。

2. 压迫、梗阻

各种原因引起的胃肠扭转、嵌顿性食管裂孔疝以及各种原因所致的十二指肠壅积症、十二指肠肿瘤及异物、小肠梗阻、股疝等均可引起急性胃扩张;幽门附近的病变,如脊柱畸形、环状胰腺、胰腺癌等偶可压迫胃的输出道而引起急性胃扩张;躯体部位上石膏套后 1~2d 引起的"石膏套综合征",可引起脊柱伸展过度,十二指肠受肠系膜上动脉压迫引起急性胃扩张。

3. 创伤

是因上腹部急性挫伤,致使腹腔神经丛受到强烈刺激所产生的一种应激状态。

4. 暴饮暴食

在进食大量压缩食品和过量饮食后立即劳动或剧烈运动时较常见。它可导致胃壁肌肉过度牵拉而引发反射性麻痹,产生扩张。

5. 其他因素

情绪紧张、精神抑郁、营养不良均可引起自主神经功能紊乱,使胃的张力减低和排空延迟;糖尿病神经病变、抗胆碱能药物的应用;水、电解质代谢失调,严重感染性与代谢性疾病如急性胰腺炎、急性梗阻性化脓性胆管炎、急性腹膜炎、糖尿病酮症酸中毒、尿毒症等,均可影响胃的张力和排空,导致急性胃扩张。某些急性中毒时,过量洗胃同样可导致急性胃扩张。

发病机制目前有两种学说:一种学说认为是由于肠系膜上动脉和小肠系膜将十二指肠横部压迫于脊柱和主动脉之间所致。另一种学说认为是由于胃、十二指肠壁原发性麻痹所致。麻痹原因为手术时牵拉、腹膜后引流物的刺激和血肿形成或胃迷走神经切断,或全身中毒,或大量食物过度撑张胃壁所引起的神经反射作用;重体力劳动后疲劳、腹腔内炎症和损伤、剧烈疼痛和情绪波动都可能是促使胃壁肌肉麻痹的因素。"压迫"和"麻痹"可能同时存在,互为因果,而"麻痹"可能起主导作用。胃扩张后将系膜及小肠挤向盆腔,导致肠系膜上动脉压迫十二指肠,造成幽门远端的梗阻,食物和咽下的空气,胃、十二指肠液,胆汁,胰液,肠液大量积存于胃内。这些液体的滞留又可以刺激胃、十二指肠黏膜,导致更多的液体分泌亢进,加重胃扩张,形成恶性循环。胃和十二指肠高度扩张,占据大部分腹腔,胃壁因过度扩张而变得极薄,胃黏膜也被拉平失去其皱襞。由于胃腔内压力不断增高,$>1.96kPa(20cmH_2O)$ 并超过胃静脉压力,进一步引起胃内血管灌注不足,严重影响胃黏膜的血液循环,胃黏膜可出现多数出血点及糜烂面,最后胃壁可发生坏死和穿孔,继而发生腹膜炎和中毒性休克,此为罕见,但是急性扩张最为严重的后果。扩张的胃还可机械压迫门静脉,使血液淤滞于腹腔内脏,亦可压迫下腔静脉,使回心血量减少,最后导致周围循环衰竭。多次呕吐和胃肠减压还造成脱水和电解质紊乱。

二、诊断

（一）临床表现特点

起病时间不一，一些手术患者常于术后 3～4d 或第 2 周开始进食流质后发病，而暴食者则多在餐后 1～2h 内起病。症状有上腹部饱胀，上腹或脐周隐痛，可呈阵发性加剧，超过 90% 的患者出现反复呕吐或持续性呕吐伴恶心。开始量小，次数频繁，表现为不自主及无力的呕吐，实际上为胃内容物自口中溢出，这对急性胃扩张具有诊断意义。随着病情发展，腹部胀痛加重，呕吐量逐渐增多并嗳出大量的气体。呕吐物初为胃液和食物，以后混有胆汁，逐渐变为棕绿色、黑棕色或咖啡样液体，有酸臭味。即使多次呕吐，但腹胀、腹痛并不减轻。因失水及电解质丢失，口渴多饮，随饮随吐。全身情况呈进行性恶化，烦躁不安，呼吸浅表急促，手足搐搦，表情痛苦，血压下降和休克，甚至昏迷。体检除有一般衰弱和脱水征外，突出体征为上腹部膨胀隆起，可见无蠕动的胃轮廓，局部有压痛，无反跳痛，叩诊为高度鼓音，有振水音，肠鸣音减弱甚至消失。在部分患者可出现典型的"巨胃窦"征，即在患者脐右偏上出现极度膨大的胃窦，它是急性胃扩张特有的重要体征，可作为临床诊断的有力佐证。如在病程中突然出现剧烈腹痛，全腹有压痛及反跳痛，腹部移动性浊音阳性，则表示胃壁坏死后发生急性胃穿孔和急性腹膜炎。

（二）辅助检查

1.实验室检查

可见血液浓缩，红细胞计数和血红蛋白显著增高，血钠、血钾、血氯均降低，出现氮质血症。白细胞总数和中性粒细胞比例升高。

2.X 线检查

立位腹部 X 线平片或 CT 显示左上腹巨大液平和充满腹腔的巨大胃影及左膈肌抬高。B 超可见胃高度扩张，胃壁变薄，可测量出胃内潴留液的量和在体表的投影，但气体则不易与肠胀气区分。

（三）诊断注意事项

对暴饮暴食后或手术后初期的患者，出现腹胀、恶心及呕吐，吐后腹胀不减轻，并有腹部高度膨隆，振水音阳性，插入胃管后，吸引出大量的液体，即可诊断为急性胃扩张。在诊断时，须注意与以下疾病相鉴别。

1.弥漫性腹膜炎

常有原发病灶可寻，全身感染中毒症状较重，体温常升高，腹膜刺激征明显，肠腔呈普遍性胀气，胃肠减压后并不消失，肠鸣音消失，腹部诊断性穿刺吸出脓液。

2.高位机械性肠梗阻

有阵发性绞痛，肠鸣音亢进，呕吐次数较多并为喷射状，含小肠内容物（有粪臭），胃肠减压抽出胃液量不多且抽出胃内容物后症状仍不缓解。腹部 X 线平片可见多个扩大的梯形液平面。

3.消化性溃疡合并幽门梗阻

有溃疡病典型病史，发病不如急性胃扩张迅速，可见胃型和逆蠕动波，胃扩张程度较轻，呕吐内容物为食物和胃液，不含胆汁或血液。X 线钡餐或胃镜检查可见溃疡所致的器质性狭窄。

4.急性胃肠炎

呕吐及腹泻,腹胀不明显,呕吐后腹胀减轻。

5.十二指肠慢性梗阻综合征

有长期反复发作呕吐病史,餐后发病,呈自限性。X 线检查见有十二指肠扩张和壅滞,进食后站立位与坐位易诱发,而卧位可缓解或减轻。

三、治疗

(一)非手术疗法

对于急性胃扩张,尤其是手术后或暴饮暴食所致的急性胃扩张,预防很重要。一旦发生,除并发胃壁坏死或穿孔者外,一般应采用非手术疗法。

(1)胃肠减压:放置胃肠减压管,吸出全部积液,用温等渗盐水洗胃,并持续胃肠减压,一般胃肠减压一次性就能引流出 3~4L 胃内容物,有时达 6L。可随意饮水,饮入后即刻吸出,吸出的液量逐一记录,当吸出的液量逐渐减少并清晰时,可在饮水后夹住 1~2h,如无不适或饱胀,可考虑拔出胃管,但一般应 36h 左右。对暴饮暴食所致的急性胃扩张,因胃内有大量的食物和黏稠的液体,用一般的胃肠减压管吸出,常需要用较粗的胃管洗胃,但应注意不要用水量过多或过猛,以防止胃穿孔的发生。手术后急性胃扩张内容物以液体为主,胃肠减压效果好,常能获得有效缓解,不需再次手术。

(2)体位:患者应经常改变卧位姿势,以解除十二指肠横部的压迫,促进胃内容物流动。病情允许时,可采用俯卧位或膝胸卧位。

(3)饮食:在持续胃肠减压期间应禁食。吸出的胃液变为正常,腹胀显著减轻,且蠕动恢复后,可开始给予少量流质饮食。

(4)维持水与电解质平衡。

(5)加强对原发疾病的治疗。

(6)禁用阿托品、丙胺太林(普鲁本辛)等胆碱能阻滞剂。

(二)手术疗法

胃神经调节功能紊乱、腹部损伤、十二指肠梗阻压迫等,经过 8~12h 非手术治疗,腹部或全身情况无好转或恶化者,应及时手术治疗。暴饮暴食后发生者或其他原因引起者,同时伴有胃内大量食物积聚,通过胃肠减压,洗胃难以清除,仍需采用手术治疗,可行单纯胃切开减压、胃修补术及胃造瘘术。对有腹腔内感染、气腹或疑有胃壁坏死导致胃穿孔或大量胃出血的患者需行胃部分或全部切除加食管空肠吻合术。

第十四节　急性出血坏死性肠炎

急性出血坏死性肠炎是由产生 B 毒素的 C 型产气荚膜梭状芽孢杆菌感染所致的肠道急性炎症,病变主要累及空肠、回肠,偶尔累及十二指肠、结肠。夏秋季发病多见,儿童多发,其次为青少年,常见于食用变质肉食之后。

一、诊断

1.急性腹痛

突发性左上腹、脐周疼痛,阵发性绞痛,逐渐转为持续性腹痛伴阵发性加重,常伴有恶心、呕吐,病情严重者局部有压痛、反跳痛与腹肌紧张。

2.腹泻及便血

每日腹泻数次,有时达 10 次以上,初为糊状,带有粪质,继而发展为果酱样、鲜红或黯红色血便,具有腥臭味,有时混有腐肉状坏死黏膜。发生肠麻痹时可无腹泻,但肛门指检时可发现血便。

3.发热

体温可达 38～39℃,甚至 40℃,伴有畏寒、乏力,白细胞增多,明显核左移,不同程度贫血。

4.毒血症状

面色苍白、冷汗、口唇发绀,甚至谵语、嗜睡及休克,并有明显腹胀、肠麻痹,幼儿可出现高热抽搐。

5.检查

大便镜检可见大量红细胞、白细胞,需做厌氧菌培养。腹部平片见小肠胀气、肠腔扩张、肠间隙增宽,坏死肠段可呈不规则致密阴影团。

二、治疗

绝大多数内科治疗后康复,甚少复发。

(一)非手术治疗

1.一般治疗

禁食、休息,待呕吐停止,便血减少,腹痛减轻予流质饮食,逐步过渡至正常饮食。

2.支持疗法

输血,补液,补充白蛋白、各种维生素。注意水、电解质平衡。

3.抗休克

补充血容量,纠正酸中毒,酌情应用血管活性药物间羟胺、多巴胺。短程静脉滴注肾上腺皮质激素,成人每日给予氢化可的松 200～300mg,或地塞米松 5～10mg。

4.抗感染治疗

可选用头孢菌素、甲硝唑等联合使用。

(二)手术治疗

大部分患者经非手术治疗而痊愈,仅有少数患者需手术治疗,手术探查的指征是:①反复大量便血,内科治疗无效。②有明显腹膜炎表现者,腹腔诊断性穿刺有脓性或血性渗液。③中毒性休克治疗后,病情仍不稳定,提示肠道毒素持续吸收者。④未能排除其他需手术的急腹症患者。

第十五节　重症急性胰腺炎

急性胰腺炎是指多种病因导致胰酶在胰腺内被激活后引起胰腺自身消化的炎症反应。临床上以急性腹痛及血、尿淀粉酶升高为特点,病情轻重不等。按临床表现和病理改变,可分为轻症急性胰腺炎(MAP)和重症急性胰腺炎(SAP)。前者多见,临床上占急性胰腺炎的90%,预后良好;后者病情严重,常并发感染、腹膜炎和休克等,死亡率高。

一、病因和发病机制

1.胆管疾病

胆石、蛔虫或感染致使壶腹部出口处梗阻,使胆汁排出障碍,当胆管内压超过胰管内压时,胆汁、胆红素和溶血磷脂酰胆碱及细菌毒素可逆流入胰管,或通过胆胰间淋巴系统扩散至胰腺,损害胰管黏膜屏障,进而激活胰酶引起胰腺自身消化。

2.十二指肠疾病与十二指肠液反流

一些伴有十二指肠内压增高的疾病,如肠系膜上动脉压迫、环状胰腺、胃肠吻合术后输入段梗阻、邻近十二指肠乳头的憩室炎等,常有十二指肠内容物反流入胰管,激活胰酶,引起胰腺炎。

3.大量饮酒和暴饮暴食

可增加胆汁和胰液分泌,引起十二指肠乳头水肿和 Oddi 括约肌痉挛;乙醇还可使胰液形成蛋白"栓子",使胰液排泄受阻,引发胰腺炎。

4.胰管梗阻

胰管结石或蛔虫、狭窄、肿瘤,胰腺分裂症等均可引起胰管阻塞,使管内压力增高,胰液渗入间质,导致急性胰腺炎。

5.手术与外伤

腹部手术可能直接损伤胰腺或影响其血供。ERCP 检查时可因重复注射造影剂或注射压力过高,引起急性胰腺炎(3%)。腹部钝挫伤可直接挤压胰腺组织引起胰腺炎。

6.内分泌与代谢障碍

甲状旁腺功能亢进症、甲状旁腺肿瘤、维生素 D 过量等均可引起高钙血症,导致胰管钙化、结石形成,进而刺激胰液分泌和促进胰蛋白酶原激活而引起急性胰腺炎。高脂血症可使胰液内脂质沉着,引起血管的微血栓或损坏微血管壁而伴发胰腺炎。

7.感染

腮腺炎病毒、柯萨奇病毒 B、埃可病毒、肝炎病毒感染均可伴急性胰腺炎,特别是急性重型肝炎患者可并发急性胰腺炎。

8.药物

与胰腺炎有关的药物有硫唑嘌呤、肾上腺糖皮质激素、噻嗪类利尿药、四环素、磺胺类、甲硝唑、阿糖胞苷等,使胰液分泌或黏稠度增加。

另外,有 5%～25%的急性胰腺炎病因不明,称为特发性胰腺炎。

急性胰腺炎的发病机制尚未完全阐明。相同的病理生理过程是胰腺消化酶被激活而造成胰腺自身消化。胰腺分泌的消化酶有两种形式:一种是有活性的酶,如淀粉酶、脂肪酶等;另一种是以前体或酶原形式存在的无活性酶,如胰蛋白酶原、糜蛋白酶原、弹性蛋白酶原、磷脂酶原 A、激肽酶原等。胰液进入十二指肠后被肠酶激活,使胰蛋白酶原转变为胰蛋白酶,胰蛋白酶又引起一连串其他酶原的激活,将磷脂酶原 A、弹性蛋白酶原、激肽酶原分别激活为磷脂酶 A、弹性蛋白酶、激肽酶。磷脂酶 A 使磷脂酰胆碱转变为溶血磷脂酰胆碱,破坏胰腺细胞和红细胞膜磷脂层,使胰腺组织坏死与溶血;弹性蛋白酶溶解血管壁弹性纤维而致出血;激肽酶将血中激肽原分解为激肽和缓激肽,从而使血管扩张和通透性增加,引起水肿和休克。脂肪酶分解中性脂肪引起脂肪坏死。激活的胰酶可通过血行与淋巴途径到达全身,引起全身多脏器(如肺、肾、脑、心、肝)损害和出血坏死性胰腺炎。研究提示,胰腺组织损伤过程中一系列炎性介质(如氧自由基、血小板活化因子、前列腺素、白三烯、补体、肿瘤坏死因子等)起着重要介导作用,促进急性胰腺炎的发生和发展。

二、临床特点

(一)症状

1.腹痛

为本病最主要表现。95%急性胰腺炎患者腹痛是首发症状,常在大量饮酒或饱餐后突然发作,程度轻重不一,可以是钝痛、钻顶或刀割样痛,呈持续性,也可阵发性加剧,不能为一般解痉药所缓解。多数位于上腹部、脐区,也可位于左右上腹部,并向腰背部放射。弯腰或起坐前倾位可减轻疼痛。轻症者在 $3\sim5d$ 即缓解;重症腹痛剧烈且持续时间长。由于腹腔渗液扩散,可弥漫呈全腹痛。

2.恶心、呕吐

大多数起病后即伴恶心、呕吐,呕吐常较频繁。呕吐出食物或胆汁,呕吐后腹痛不能缓解。

3.发热

大多数为中等度以上发热。一般持续 $3\sim5d$,如发热持续不退或逐日升高,则提示为出血坏死性胰腺炎或继发感染。

4.黄疸

常于起病后 $1\sim2d$ 出现,多为胆管结石或感染所致,随着炎症消退逐渐消失,如病后 $5\sim7d$ 出现黄疸,应考虑并发胰腺假性囊肿压迫胆总管的可能,或由于肝损害而引起肝细胞性黄疸。

5.低血压或休克

重症常发生低血压或休克,患者烦躁不安、皮肤苍白湿冷、脉搏细弱、血压下降,极少数可突然发生休克,甚至猝死。

(二)体征

轻症急性胰腺炎腹部体征较轻,上腹有中度压痛,无或轻度腹肌紧张和反跳痛,均有腹胀,一般无移动性浊音。

重症急性胰腺炎上腹压痛明显,并有腹肌紧张及反跳痛,出现腹膜炎时则全腹明显压痛、腹肌紧张,重者有板样强直。伴肠麻痹者有明显腹胀,肠鸣音减弱或消失,可叩出移动性浊音。腹水为少量至中等量,常为血性渗液。少数重症患者两侧胁腹部皮肤出现蓝-棕色淤斑,称为 Grey-Turner 征;脐周皮肤呈蓝-棕色淤斑,称为 Cullen 征,系因血液、胰酶、坏死组织穿过筋膜和肌层进入皮下组织所致。起病 $2\sim4$ 周后因假性囊肿或胰腺及胰周脓肿,于上腹可扪及包块。

(三)并发症

1.局部并发症

(1)胰腺脓肿:一般在起病后 $2\sim3$ 周,因胰腺或胰周坏死组织继发细菌感染而形成脓肿。

(2)假性囊肿:多在起病后 $3\sim4$ 周形成。由于胰液和坏死组织在胰腺本身或胰周被包裹而形成囊肿,囊壁无上皮,仅为坏死、肉芽、纤维组织。囊肿常位于胰腺体、尾部,数目不等、大小不一。

2.全身并发症

重症急性胰腺炎常并发不同程度的多脏器功能衰竭(MOF)。

(1)急性呼吸衰竭(呼吸窘迫综合征):呼吸衰竭可在胰腺炎发病 48h 出现。早期表现为呼吸急促,过度换气,可呈呼吸性碱中毒。动脉血氧饱和度下降,即使高流量吸氧,呼吸困难及缺氧也不易改善,乳酸血症逐渐加重。晚期 CO_2 排出受阻,呈呼吸性及代谢性酸中毒。

(2)急性肾衰竭:少尿、无尿,尿素氮增高,可迅速发展成为急性肾衰竭,多发生于病程的前 5d,常伴有高尿酸血症。

(3)心律失常与心功能不全:胰腺坏死可释放心肌抑制因子,抑制心肌收缩,降低血压,导致心力衰竭。心电图可有各种改变,如 ST-T 改变、传导阻滞、期前收缩、心房颤动或心室颤动等。

(4)脑病:表现为意识障碍、定向力丧失、幻觉、躁动、抽搐等,多在起病后 3~5d 出现。若有精神症状者,预后差,死亡率高。

(5)其他:如弥散性血管内凝血(DIC)、糖尿病、败血症及真菌感染、消化道出血、血栓性静脉炎等。

(四)辅助检查

1.白细胞计数

多有白细胞增多及中性粒细胞核左移。

2.淀粉酶测定

淀粉酶升高对诊断急性胰腺炎有价值,但无助于水肿型和出血坏死型胰腺炎的鉴别。

(1)血淀粉酶:在起病后 6~12h 开始升高,24h 达高峰,常超过正常值 3 倍以上,维持48~72h 后逐渐下降。若淀粉酶反复升高,提示复发;若持续升高,提示有并发症可能。需注意:淀粉酶升高程度与病情严重性并不一致。在重症急性胰腺炎,如腺泡破坏过甚,血清淀粉酶可不高,甚或明显下降。某些胰外疾病也可引起淀粉酶升高,如胆囊炎、胆石症、溃疡穿孔、腹部创伤、急性阑尾炎、肾功能不全、急性妇科疾病、肠梗阻或肠系膜血管栓塞等,均可有轻度淀粉酶升高。

(2)尿淀粉酶:尿淀粉酶升高较血淀粉酶稍迟,发病后 12~24h 开始升高,下降缓慢,可持续 1~2 周,急性胰腺炎并发肾衰竭者尿中可测不到淀粉酶。

3.血清脂肪酶测定

急性胰腺炎时,血清脂肪酶的增高较晚于血清淀粉酶,于起病后 24~72h 开始升高,持续7~10d,对起病后就诊较晚的急性胰腺炎患者有诊断价值,而且特异性较高。

4.血钙测定

急性胰腺炎时常发生低钙血症。低血钙程度和临床病情严重程度相平行。若血钙低于1.75mmol/L,仅见于重症胰腺炎患者,为预后不良征兆。

5.其他生化检查

急性胰腺炎时,暂时性血糖升高常见,与胰岛素释放减少和胰高糖素释放增加有关。持久性的血糖升高(>10mmol/L)反映胰腺坏死。部分患者可出现高甘油三酯血症、高胆红素血症。胸腔积液或腹水中淀粉酶可明显升高。如出现低氧血症、低蛋白血症、血尿素氮升高等,提示预后不良。

6. 影像学检查

超声与 CT 显像对急性胰腺炎及其局部并发症有重要的诊断价值。急性胰腺炎时,超声与 CT 检查可见胰腺弥漫性增大,其轮廓及其与周围边界模糊不清,胰腺实质不均,坏死区呈低回声或低密度图像,并清晰显示胰内外组织坏死的范围与扩展方向,对并发腹膜炎、胰腺囊肿或脓肿诊断也有帮助。肾衰竭或因过敏而不能接受造影剂者可行磁共振检查。

X 线胸片可显示与胰腺炎有关的肺部表现,如胸腔积液、肺不张、急性肺水肿等。腹部平片可发现肠麻痹或麻痹性肠梗阻征象。

三、诊断和鉴别诊断

急性上腹痛,血、尿淀粉酶显著升高时,应想到急性胰腺炎的可能,但重症胰腺炎淀粉酶可能正常,故诊断必须结合临床表现、必要的实验室检查和影像检查结果,并排除其他急腹症方能确立诊断。具有以下临床表现者有助于重症胰腺炎的诊断:①症状:烦躁不安、四肢厥冷、皮肤呈斑点状等休克征象。②腹肌强直,腹膜刺激征阳性,出现 Grey-Turner 征或 Cullen 征。③实验室检查:血钙降至 2mmol/L 以下,空腹血糖>11.2mmol/L(无糖尿病病史),血尿淀粉酶突然下降。④腹腔穿刺有高淀粉酶活性的腹水。

前已述及,胰腺外疾病也可出现淀粉酶升高,许多胸腹部疾病也会出现腹痛,故在诊断急性胰腺炎时,应结合病史、体征、心电图、有关的实验室检查和影像学检查加以鉴别。

四、急诊处理

(一)一般处理

1. 监护

严密观察体温、脉搏、呼吸、血压与尿量。密切观察腹部体征变化,不定期检测血、尿淀粉酶和电解质(K^+、Na^+、Cl^-、Ca^{2+})、血气分析、肾功能等。

2. 维持血容量及水、电解质平衡

因呕吐、禁食、胃肠减压而丢失大量水分和电解质,需给予补充。尤其是重症急性胰腺炎,胰周大量渗出,有效血容量下降将导致低血容量性休克。每天补充 3000～4000mL 液体,包括晶体溶液和胶体溶液,如输新鲜血、血浆或白蛋白,注意电解质与酸碱平衡,尤其要注意低钾和酸中毒。

3. 营养支持

对重症胰腺炎尤为重要。早期给予全胃肠外营养(TPN),如无肠梗阻,应尽早进行空肠插管,过渡到肠内营养(EN)。可增强肠道黏膜屏障,防止肠内细菌移位。

4. 止痛

可用哌替啶 50～100mg 肌内注射,必要时可 6～8h 重复注射。禁用吗啡,因吗啡对 Oddi 括约肌有收缩作用。

(二)抑制或减少胰液分泌

1. 禁食和胃肠减压

以减少胃酸和胰液的分泌,减轻呕吐与腹胀。

2. 抗胆碱能药物

如阿托品 0.5mg,每 6h 肌内注射 1 次,能抑制胰液分泌,并改善胰腺微循环,有肠麻痹者不宜使用。

3.制酸药

如 H₂ 受体拮抗药法莫替丁静脉滴注,或质子泵抑制剂奥美拉唑 20～40mg 静脉注射,可以减少胃酸分泌以间接减少胰液分泌。

4.生长抑素及其类似物奥曲肽

可抑制缩胆囊素、促胰液素和促胃液素释放,减少胰酶分泌,并抑制胰酶和磷脂酶活性。

(三)抑制胰酶活性

可抑制胰酶分泌及已释放的胰酶活性,适用于重症胰腺炎早期治疗。

1.抑肽酶

①抑制胰蛋白酶。②抑制纤溶酶和纤溶酶原的激活因子,从而阻止纤溶酶原活化,可以防治纤维蛋白溶解引起的出血。

2.加贝酯

是一种合成胰酶抑制药,具有强力抑制胰蛋白酶、激肽酶、纤溶酶、凝血酶等活性作用,从而阻止胰酶对胰腺的自身消化作用。

(四)抗生素

因胆管感染、急性胰腺炎继发感染及肠道细菌移位,故可给予广谱抗生素。

(五)并发症的处理

急性呼吸窘迫综合征除用地塞米松、利尿药外,还应做气管切开,并使用呼吸终末正压人工呼吸器。有高血糖或糖尿病时,使用胰岛素治疗;有急性肾衰竭者采用透析治疗。

(六)内镜下 Oddi 括约肌切开术(EST)

适用于胆源性胰腺炎合并胆管梗阻或胆管感染者,行 Oddi 括约肌切开术和(或)放置鼻胆管引流。

(七)手术治疗

适应证有:①急性胰腺炎诊断尚未肯定,而又不能排除内脏穿孔、肠梗阻等急腹症时,应进行剖腹探查。②合并腹膜炎经抗生素治疗无好转者。③胆源性胰腺炎处于急性状态,需外科手术解除梗阻。④并发胰腺脓肿、感染性假性囊肿或结肠坏死,应及时手术。

第十六节　肝性脑病

肝性脑病又称为肝昏迷或门体脑病。它是指发生在严重肝脏疾病伴有肝功能失调或障碍,或各种原因导致的门脉高压伴广泛门体分流的基础上的一系列中枢神经功能失调综合征,主要表现为意识障碍、行为失常和昏迷。

一、病因和诱因

引起肝性脑病的常见病因分为以下几种。

1.急性肝性肝功能衰竭

如暴发性、重症各种病毒性肝炎、药物性肝炎、化学药品(如四氯化碳或毒蕈)引起的中毒性肝炎,以及急性妊娠期脂肪肝等。

2.慢性肝脏疾病伴肝功能不全

最常见的病因是各种原因所致的终末期慢性肝病,如终末期肝硬化、晚期肝癌、肝大部分切除术后等。

3.各种原因引起的门脉高压症或门体分流

如终末期肝硬化、布-查综合征、经皮经肝门体静脉分流术(TIPS 术)后、外科门体分流手术等。

肝性脑病,尤其是慢性肝脏疾病或门体分流所引起肝性脑病常有诱因,在慢性肝病时,大约半数患者可发现肝性脑病的诱因。常见的诱因可归纳为 3 个方面:①增加氨等含氮物质及其他毒物的来源,如进食过量的蛋白质、消化道大出血、肾功能不全等。便秘也是不利的因素,使有毒物质排出减慢。②加重对肝细胞的损害,使肝功能进一步减退,如手术,肝损药物使用不当、感染和缺氧等。③增加血脑屏障的通透性或加重脑细胞对氨及其他毒物的敏感性,如止痛、镇静、麻醉药的使用不当、缺氧等。

二、发病机制

迄今为止,肝性脑病的发病机制尚不清楚。但动物实验和临床研究表明肝功能衰竭时,许多有毒物质不能在肝内代谢解毒,或由于门-体短路绕开肝脏直接进入体循环,并通过通透性增高的血脑屏障,引起中枢神经系统功能失调,进而导致肝性脑病的发生。这些有害物质包括氨、硫醇、短链脂肪酸、过多的芳香族氨基酸、假性神经递质,以及 γ-氨基丁酸等,其中,多数为含氮物质。

(一)氨中毒学说

目前,氨中毒学说仍是肝性脑病发病机制中研究最多、证据较为充分的学说,在肝性脑病的治疗学中有举足轻重的意义。大量临床资料表明,80%～90%的肝性脑病患者,尤其是慢性肝性脑病患者有不同程度的血氨升高;肝硬化患者摄入大量蛋白质后,血氨水平升高,并可诱发肝性脑病;相反,若能有效地降低血氨,病情多有好转。这些事实均表明,肝性脑病的发生与血氨升高有明显关系。但临床上,动脉血氨浓度和肝性脑病的程度并不都平行,血氨过高并不都出现肝性脑病时的脑电图表现,提示除血氨外,可能有其他毒性物质参与肝性脑病的发生。一些研究表明,由肠道细菌产生的硫醇在血内的浓度与肝性脑病的严重程度有关;短链脂肪酸的增加也加重神经症状。很可能是氨、硫醇、短链脂肪酸在肝性脑病的发病中起协同作用。

1.血氨升高的原因和机制

(1)氨的清除不足:①肝脏清除氨的功能减弱:肝脏实质细胞数量减少;肝内鸟氨酸循环的酶系统严重受损;来自肠道的氨绕过肝脏;ATP 供给不足。②氨经肌肉代谢减少:肝功能障碍时,肌肉即成为重要的氨代谢场所。肝硬化患者肌肉明显萎缩,可促进高氨血症。③肾脏排氨减少:肝功能障碍特别是伴有碱中毒时,肾小管上皮细胞分泌氢离子减少,致使肾排氨减少。

(2)产氨增加:肝功能障碍时引起机体产氨增加的原因:①肠道内含氮成分增多:肝硬化时,由于门静脉回流受阻,消化道淤血致使胃肠消化、吸收及排空功能障碍,使肠内积存的蛋白质等含氮成分增多,尤其是高蛋白质饮食或消化道出血后高肠道内含氮物质,导致肠道内氨的生成多。②尿素的肠肝循环增加:慢性肝病晚期常伴有肾功能不全,由此引起氮质血症,血液中的尿素等非蛋白氮含量增高,弥散到肠腔的尿素大大增加。③肠道淤血,细菌繁殖增加,分泌的氨基酸氧化酶及尿素酶增多,产氨增加。④肾脏产氨增加:肝硬化腹水患者可发生呼吸性碱中毒或以排钾利尿剂利尿时,可使肾小管上皮细胞排钾增加,氢离子排出减少,尿液酸度降低,因而同氨结合生成的铵也减少,氨弥散入血增加。⑤肌肉产氨增加:肌肉组织中腺苷酸分解是产氨的主要方式之一。当肌肉收缩加强时,这种分解代谢增强,产氨增加。

2. 氨对中枢神经系统的毒性作用 血氨增高对中枢神经系统产生毒性作用的机制最主要是干扰脑细胞能量代谢。

(1)干扰脑细胞的能量代谢:进入脑内的氨与 α-酮戊二酸、谷氨酸结合生成毒性较低的谷氨酰胺,但此过程使脑组织 ATP 生成减少、消耗增加,导致大脑能量严重不足,难以维持中枢神经系统的兴奋活动而昏迷。

(2)影响脑内神经递质的平衡:大量氨与 α-酮戊二酸结合生成谷氨酸,后者再与氨结合而生成谷氨酰胺,使兴奋性递质谷氨酸减少,而抑制性递质谷氨酰胺增加。此外,氨能抑制丙酮酸脱羧酶的活性,使乙酰 CoA 生成减少,结果导致兴奋性递质乙酰胆碱合成减少。因此,血氨增高使脑内的神经递质平衡失调,兴奋性递质减少,抑制性递质增多,导致中枢神经系统功能紊乱。

(3)对神经元细胞膜的直接抑制作用:氨对神经细胞膜上的 Na^+-K^+-ATP 酶可能有干扰,不仅消耗 ATP,而且影响柠檬酸循环,减少 ATP 的形成,导致脑内能量代谢的障碍。

(二)氨基酸代谢异常和假性神经递质形成

肝脏为芳香族氨基酸(AAA)代谢的主要部位,而支链氨基酸(BCAA)主要在肌肉组织和脂库内代谢。肝功能减退时,血内 AAA 升高,而 BCAA 代谢增快,血胰岛素浓度升高也促进了 BCAA 的降解,故血内 BCAA 浓度下降。暴发性肝衰竭时,血浆支链氨基酸(BCAA)(包括亮氨酸、异亮氨酸和缬氨酸)浓度正常或降低,其余氨基酸浓度增加;慢性肝病时,血浆 BCAA 的浓度下降,而芳香族氨基酸(AAA,包括苯丙氨酸、酪氨酸、色氨酸)的浓度增高。AAA 进入脑内后,竞争性抑制正常神经递质的合成,如苯丙氨酸和酪氨酸作为酪氨酸羟化酶的底物互相竞争,过多的苯丙氨酸抑制了酪氨酸转变成多巴胺和去甲肾上腺素。脑内过量的色氨酸也增加 5-羟色胺的合成,产生神经抑制作用。此外,增多的酪氨酸和苯丙氨酸在肠道内、脑内均可分别变成羟苯乙醇胺和 β-苯乙醇胺,与正常神经递质的结构十分相似,通过竞争结合于受体部位,但假性神经递质所起的作用仅为正常神经递质的 1%,因此称为假性神经递质,当假性神经递质被脑细胞摄取并取代了突触中的正常递质,则神经传导发生障碍,出现意识障碍与昏迷。

(三)抑制性氨基酸神经递质优势学说

γ-氨基丁酸(γ-aminobutyric acid,GABA)是哺乳动物大脑的主要抑制性神经递质。发生肝性脑病时,肠源性的 GABA 在血中聚集,GABA 血浓度增加,透过异常的血脑屏障,和高敏感度的突触后 GABA 受体结合产生大脑抑制。突触后 GABA 受体与另两种受体蛋白质紧密相连,一为苯二氮䓬受体,另一为苗防己毒素,在神经细胞膜上形成 GABA 超分子复合物。所有这些受体部位均参与调节氯离子通道。任何一个受体与相应物质结合都使氯离子内流入突触后神经元产生神经抑制作用。苯二氮䓬或巴比妥可增加 GABA 介导的氯离子内流,增加 GABA 介导的神经抑制。

（四）其他

肝性脑病的发病机制错综复杂，很可能上述各有害因子的协同和综合作用导致发病，还可能有未知因子。

三、病理生理

肝性脑病时，不仅中枢神经系统，而且其他脏器功能也有明显改变。

1. 脑

暴发性肝衰竭时，81%～99%的患者有脑水肿。慢性肝功能衰竭时，也可发生脑水肿。这一方面是由于血脑屏障的通透性、渗透性增加，使细胞外液体增多，出现血管性水肿；另一方面由于缺氧和毒素的作用，发生脑细胞水肿。深度昏迷患者，脑水肿加重。持续的时间越长，病变损害越难逆转。

2. 心、肺

暴发性肝衰竭、慢性肝病晚期时，心率增快，心排血量增加，周围血管阻力低，血压可低于正常。心排血量增加以保证足够的肝动脉血流。但由于肝内微循环的阻塞，使血流在肝内外形成短路，肝血流量并不代偿性增多。肝内微循环损害、缺氧为肝功能严重减退的可能机制。同时，肝功能失代偿时，肝脏不能代谢内源性或外源性的舒缩血管物质。肠血管活性肽（VIP）和 P 物质增加，使血管扩张，周围血管阻力下降，进而反射性刺激交感神经，使血内去甲肾上腺素和肾上腺素增多，导致不合理的血流分布。门静脉与食管周围、纵隔、气管甚至肺静脉可形成交通短路，肺内动、静脉也形成短路，患者常有低氧血症。部分患者的肺血流异常还与高动力的周围循环有关。

3. 肾

暴发性肝炎、肝硬化晚期，尤其有大量腹水、消化道出血或合并感染时，不少患者发生肾衰竭，称为肝肾综合征或肝性肾病。肝肾综合征与急性肾前性肾衰竭很相似，两者都存在肾有效灌注下降、尿少、尿钠排出明显下降、氮质血症。肾脏本身无明显组织解剖的异常。但肾前性者对扩容反应好，而肝肾综合征时扩容无效。引起肾灌注不足可能与交感神经兴奋、肾素-血管紧张素系统的参与有关，更可能由于内毒素的作用，使肾血管持续收缩，肾小球滤过率下降。

4. 电解质和酸碱平衡紊乱

常见的有低钠、低钾，少尿时出现高钾，此外还可有低镁。低钠常为稀释性的，机体总的可交换钠增加。近曲小管钠的吸收增加，同时醛固酮增加，都造成水钠潴留。此外，还可能有细胞膜缺损，使钠泵受损，细胞内钾外流，而钠内流进一步使细胞外钠浓度下降。应用强力利尿剂时，血钠可<110mmol/L。但一般的低钠发展慢，机体可以慢慢适应。除利尿剂引起低血钾外，其他的因素如碱中毒、醛固酮增多、胃肠道丢失钾均可引起血钾下降。肾小管酸中毒和低镁均可导致低钾血症。肝功能衰竭时，利尿剂阻碍 Mg^{2+} 再吸收，导致 Mg^{2+} 丢失。肝功能衰竭时酸碱平衡失调，除呼吸性碱中毒外，低钾时可伴有代谢性碱中毒，出现肾衰竭则有代谢性酸中毒，乳酸在肝脏内代谢，肝功能严重减退时，血乳酸浓度增高，故乳酸性酸中毒并非少见。

5. 免疫功能

急性和慢性肝功能衰竭时容易并发感染。90%网状内皮系统，包括枯否细胞位于肝内。严重的肝脏病变使肝内网状内皮系统功能明显下降。门脉高压明显或门-腔短路术后，肝外门静脉血内细菌直接流入体循环,导致菌血症,进而细菌可入腹水,或细菌直接透过肠壁进入腹水,引起原发性腹膜炎。腹水穿刺、内镜检查、静脉输液、导尿等都容易导致各种感染,使预后凶险。

不少肝性脑病患者如晚期肝硬化,或暴发性肝炎肝实质严重损害,使肝功能衰竭,临床上不仅表现为肝性脑病,还有各脏器功能损害,这使临床表现、诊治更为复杂。

四、诊断

(一)临床表现特点

肝性脑病主要表现为脑病、原发肝脏疾病或分流以及并发症等相关症状。

1.脑病表现

肝性脑病主要表现为意识障碍、智能损害、神经肌肉功能障碍。根据症状、体征轻重可分为 4 级(表 1-9)。症状可表现为性格、行为改变或异常,定向力和计算能力下降,昏睡、昏迷;神经系统体征表现为肌张力增强、腱反射亢进,可出现踝阵挛、扑翼样震颤。随着病情发展,可出现锥体束征。严重时有阵发性惊厥。晚期神经反射消失,全身呈弛缓状态。

表 1-9　肝性脑病的临床分级

级别	症状	体征	脑电图
Ⅰ	轻度性格、行为异常,计算能力下降	一或±	一
Ⅱ	睡眠障碍、精神错乱、行为异常、定向力下降	+	+
Ⅲ	昏睡、严重精神错乱	+	+
Ⅳ	昏迷	+	+

肝性脑病如不及时治疗,尤其Ⅲ、Ⅳ级重度患者,神经损害常不可逆,症状、体征则持续存在。脑电图上可出现异常的 δ 波,两侧同时出现高电压的慢波。脑电图是一项较敏感的检查方法,但并不特异。

肝性脑病的起病、病程、表现因病因、诱因和病理基础不一而异。暴发性肝炎患者可在数日内进入昏迷,可不经过Ⅰ、Ⅱ级,预后差。肝硬化晚期消化道大出血或伴严重感染时,病情发展很迅速。而门-腔吻合术后或门体侧支循环广泛形成时,可表现为慢性反复发作性木僵。

2.肝病表现

主要表现为肝功能减退、衰竭,伴有门脉高压症。前者常表现有消化道和全身症状,黄疸、肝臭、出血倾向等。门脉高压症表现为门-体侧支循环形成和消化道出血,腹水,脾大,脾功能亢进。有些患者有门-体吻合术史。

3.其他

包括其他各种基础疾病以及肝病并发症的表现,后者如食管、胃底曲张静脉破裂出血,原发性腹膜炎,严重的电解质紊乱,肝肾综合征等。它们可以成为肝性脑病的诱因,或在肝性脑病中同时出现。

(二)实验室和辅助检查特点

1.血氨

慢性肝脏疾病的基础上发生的肝性脑病和门体分流相关的肝性脑病多半有血氨升高,但急性肝功能衰竭的肝性脑病患者血氨可正常。

2.脑电图

肝性脑病患者脑电图基本节律变慢,有散在 θ 波,但仍可见 α 波,随着意识障碍加深,可

出现高波幅的 δ 波及三相波。对于轻微型肝性脑病和Ⅰ级肝性脑病患者脑电图改变特异性变化不强,诊断价值相对较小,但在排除其他可能原因,如低血糖、尿毒症、呼吸衰竭等后,仍具有一定的诊断意义。

3. 心理测试

使用各种心理智能测验以测试患者在认知或精确运动方面的细微改变。主要测试方法包括数字连接试验和成人智力量表,WCOG 工作小组推荐的主要有 4 种:NCT-A,NCT-B,数字-符号试验和木块图试验。另外,还有线追踪试验和系列打点试验等。这几种方法相对简便、易行、价廉,但单独应用时敏感性低,应至少采用两种或两种以上的方法,在分析结果时还要注意年龄、性别、职业、教育和文化程度差异的影响。其他的测试方法还有计算机辅助神经心理测试,如连续反应时间测定、扫描测验,以及选择反应时间等,这些方法操作简单,不需特殊训练,结果敏感可靠,不受年龄、职业和文化程度的影响。

4. 生理神经测试

主要是各种诱发电位的测定,常用的有视觉诱发电位、脑干听觉诱发电位、躯体感觉诱发电位和事件相关电位 P300。其中,视觉诱发电位敏感性和特异性相对较低,可作为一种筛选方法;脑干听觉诱发电位比较可靠、客观,灵敏性和特异性相对较好,并且不受教育程度和年龄的影响;躯体感觉诱发电位是刺激出现后潜伏期在 300ms 左右的第一个正向波,是用听觉或视觉刺激引起的大脑皮质信号(听觉诱发电位或视觉诱发电位),对反映轻度认知功能障碍有较高的敏感度,但这些测试对肝性脑病的诊断及分级的价值尚待进一步研究和更精确评价,如应用计算机辅助技术分析平均优势频率及特殊节律强度等。

5. 影像学检查

(1)CT 检查:急性肝性脑病患者进行头部 CT 检查可发现脑水肿;慢性肝性脑病患者可有不同程度的脑萎缩,但其与症状的相关性有待于进一步研究。

(2)MRI 检查:MRI 检查显示,80% 以上的肝性脑病患者有不同程度的脑萎缩,特别是额叶,45% 轻微型肝性脑病患者也有脑萎缩。大多数肝硬化患者可出现双侧苍白球及壳核对称的 T_1 加权像信号增强,这些异常高信号可延至基底节区的其他结构和边缘系统或枕叶白质,这可能与顺磁性物质锰在基底神经节的沉积有关,门体分流及胆汁排泄障碍都会引起锰在脑内的异常沉积。有研究表明,肝硬化等慢性肝病患者脑含水量增加。

(3)磁共振波谱分析:用质子(H_1)MRS 检测慢性肝病患者能发现脑部的代谢改变,包括谷氨酸或谷氨酰胺增加、肌醇与胆碱减少,因而肌醇与肌酐的比值、胆碱与肌酐的比值降低,而谷氨酸或谷氨酰胺与肌酐的比值增加,但 MRS 与肝性脑病的分级相关性不明显。

(4)正电子发射断层摄影:采用不同的示踪剂可反映脑内不同的生理生化过程。急性肝性脑病时,脑血流量增加;慢性肝性脑病时,脑血流量普遍减低,尤其是额叶、颞叶、顶叶和枕叶等,降低水平与认知障碍程度相关。[13]N 可用来测定氨代谢,肝硬化患者脑内氨代谢率增高,血脑屏障对氨的通透面积增加。

(5)临界视觉闪烁频率检测测定患者视觉功能的变化,判定视网膜胶质细胞的病变,间接反映大脑胶质星形细胞肿胀和神经传导功能障碍,是发现和监测轻微型肝性脑病的一项敏感、简单而可靠的指标,并可对症状性肝性脑病进行定量诊断。

(三)诊断和鉴别诊断

肝性脑病的诊断缺乏金标准,很难说某种临床表现或某项实验室检查能确定肝性脑病。

所以,肝性脑病的诊断是基于进展性肝病或门体分流的基础,有中枢神经系统异常的表现,又除外其他引起类似神经异常的各种病因而做出的。肝性脑病的完整的诊断程序包括:①什么情况下应该考虑是否有肝性脑病(即诊断线索)。②明确是否为肝性脑病(即诊断依据和鉴别诊断)。③明确肝性脑病的临床分级、急性或慢性肝性脑病的类型。④进一步调查了解肝性脑病的诱因和肝病的病因,评估肝脏和其他脏器的功能状态。

1.肝性脑病的诊断线索

首先要确定有无脑病存在的可能,临床上对于有以下线索者,宜进一步仔细了解患者近期的表现,详细体检,结合其他检查,以明确是否有肝性脑病的存在。

(1)有较长的肝硬化病史,尤其是肝硬化失代偿期患者出现上消化道大出血、自发性腹膜炎等并发症。

(2)各种原因所致的急慢性肝功能衰竭者。

(3)各种原因的门脉高压症或门体分流者,如 TIPS 术后或外科门体分流术后。

(4)不明原因的性格行为异常、意识障碍或精神异常,以及神经肌肉的异常表现,尤其是有慢性肝脏病病史、肝功能明显改变或肝硬化失代偿表现者。

对于有怀疑的患者,则要进一步检查以明确诊断。

2.肝性脑病的诊断依据和鉴别诊断

肝性脑病的诊断没有"金标准",其诊断包括两方面:①支持肝性脑病的依据。②同时还应该排除其他疾病。

肝性脑病的主要诊断依据为:①严重肝病或广泛门体侧支循环病史,这是确诊的必需条件。②出现中枢神经功能紊乱的表现,如行为性格异常、精神紊乱、昏睡或昏迷,可有神经体征如扑翼样震颤,腱反射亢进,肌张力改变,踝阵挛,锥体束征阳性等。但值得注意的是,一些轻微型患者的中枢神经功能紊乱的表现轻微而不典型,易被忽视。③肝性脑病的诱因。④明显肝功能严重失调或障碍的临床表现和实验室检查异常,或血氨增高。在进行相关辅助检查并排除其他导致精神症状的疾病后,就可诊断。扑翼样震颤和典型的脑电图改变有重要参考价值。对肝硬化患者进行数字连接试验和心理智能测验可发现轻微肝性脑病。

以精神症状为唯一突出表现的肝性脑病易被误诊为精神病,因此凡遇精神错乱患者,应警惕肝性脑病的可能性。另外,某些疾病可能伴有颅内病变,酒精性肝病常伴酒精性脑病,此时宜仔细询问病史,结合体格检查和实验室辅助检查手段加以鉴别。有肝性脑病还应与可引起昏迷的其他疾病,尤其是某些肝脏疾病患者合并有其他疾病或用药的情况下,如糖尿病、低血糖、尿毒症、脑血管意外、脑部感染和镇静药过量等,若出现嗜睡或昏迷的情况,应进一步追问现病史和既往史,检查有无肝脏疾病的相关体征、神经系统定位体征,结合肝功能、血氨、脑电图等将有助于诊断与鉴别诊断。

该病的诊断在有符合肝性脑病的诊断依据的基础上,排除其他相关的情况,可明确诊断。

五、治疗

肝性脑病的治疗应全面考虑,综合治疗,不同病因,不同病情,不同类型肝性脑病治疗可能有所不同。对 A 型肝性脑病患者,宜采取综合治疗措施(如抗病毒治疗、促进肝细胞再生、支持对症治疗等)治疗急性肝衰竭;对 B 型或 C 型某些与门体分流相关的自发型肝性脑病患者,临床上可用介入治疗技术(如金属圈、气囊、油剂、无水乙醇)或手术阻断门体侧支循环,以降低肝性脑病的复发率。C 型肝性脑病患者以尽快行肝移植,包括原位肝移植和肝细胞移植。目前的外科和免疫抑制技术的发展使肝移植得以广泛开展,因此,对于有适应证的患者,肝移植是肝性脑病的最理想和最根本的治疗手段。

轻微型肝性脑病的预防和治疗,要增强对轻微型肝性脑病重要性的认识,对高危人群及早进行筛查,早期预防和治疗。对从事潜在危险性工作的轻微型肝性脑病患者进行教育,治疗上可采用乳果糖、口服非吸收抗菌药长期维持治疗,也有口服 L-鸟氨酸-L-天门冬氨酸(OA)的报道,可以起到改善神经心理测验结果和生活质量以及降低临床型肝性脑病发病率的作用。但由于上述药物治疗轻微型肝性脑病的研究均是小样本、短疗程的研究,因此,其效果宜从循证医学角度看尚需通过大样本,随机对照临床研究来证实。

(一)严密观察病情变化

肝性脑病常发生于严重或终末期肝脏疾病,病情重,死亡率高,故宜严密观察病情变化,包括生命体征、神志、尿量、血清生化学、肝功能、血氨、凝血功能等。

(二)去除诱因

多数肝性脑病的发生有明确的诱因,控制或消除这些诱因常可有效地逆转肝性脑病的发展。如肝功能失调或障碍时,宜严格控制肠道内蛋白质的摄入;防止便秘;维持水、电解质和酸碱平衡;食管曲张静脉破裂大出血后常出现肝性脑病,积极止血,清除肠道积血,并纠正贫血,避免输库存血等可以抑制肝性脑病的发生。合并感染时,肝功能恶化,可促发肝性脑病,应尽早发现和给予抗生素治疗。值得重视的是,严重肝脏疾病时,感染的发生率较高,其临床表现可很不典型,且容易被原发病所掩盖,故要警惕。对躁动的患者,主要是治疗肝性脑病,应慎用镇静剂,尤其是苯巴比妥类药物,以免加重病情。

(三)营养支持治疗,改善肝细胞功能

肝性脑病患者往往食欲不振,或已处于昏迷状态,进食少,甚至不能进食,仅靠一般的静脉输液远远不能满足机体需要。

1. 饮食

每日热量<8000kJ,应以碳水化合物为主,每日葡萄糖总量可达 300~400g;蛋白质摄入的控制取决于病情轻重和基础疾病,肝性脑病发作时,严格控制肠道内蛋白质摄入(可经静脉适当补给蛋白质,尤其是急性肝功能衰竭诱发的肝性脑病),但禁食蛋白质食物不宜过长时间(<4d);待病情改善后,每日经胃肠道摄入蛋白质量宜控制在 1~1.5g/(kg·d),选择植物蛋白质和奶制蛋白质为佳,因其有较高的产热量和能提供食物纤维,有利于胃肠正常菌群和酸化肠道。可少量多次鼻饲或必要时辅助经中心静脉助肠道外营养。

2. 维持水、电解质和酸碱平衡

记录每日液体出入量,定期查血钾、钠、氯、二氧化碳结合力、血尿素氮、血细胞比容、尿钾、尿钠等。每日入液量应量出而入,一般为 2000mL,不宜超过 2500mL。有腹水、水肿、脑水肿者,应减少液量,并限钠,氯化钠量<5g/d。如水潴留和低血钠同时存在,多为稀释性低钠血症,应同时限制水摄入,不主张补给高钠液体。但如重度缺钠时,水中毒对机体造成威胁,尤其是可能出现脑水肿时,可酌情补给适量高渗盐水,同时严格限水(每日 700~1000mL)。血钠水平纠正到 120mmol/L 以上即为安全范围。此外,透析治疗可用于纠正严重的低钠,以移去过多的水。对缺钠性低钠血症、低钾血症,以补钾为主,补钠为辅。进食困难者,要静脉补钾,每日给氯化钾 3g,低钾性碱中毒时,补钾量还要增加。如伴有低镁血症,也

应予以补镁。

肝性脑病患者如出现肝肾综合征时,预后很差。要注意有无引起急性肾前性肾衰竭的各种因素。可试给右旋糖酐 40、白蛋白扩容,并在此基础上,再给多巴胺以增加肾小球灌注,然后静脉注射 100~200mg 呋塞米。应严格限制入液量(1000~1500mL/d,或以前一天尿量加上 1000mL 为当日输液总量)。也有主张应用血透或腹膜透析,但疗效较差。

对肝功能衰竭时各类酸碱失衡,主要针对原发病因处理。

3. 维生素和能量合剂

宜给予各种维生素,如维生素 B、维生素 C、维生素 K,此外,还有维生素 A、维生素 D、叶酸。有人认为,不宜给维生素 B,因为它使周围神经的多巴转变成多巴胺,影响多巴进入脑部,因而减少中枢神经系统内神经递质的形成。此外,可给 ATP 20mg,1~2 次/天,肌内注射或静脉滴注;辅酶 A 50U,1~2 次/天,肌内注射或静脉滴注。可酌情补给锌剂。

4. 加强支持治疗

胃肠道大出血或放腹水引起肝性脑病时,可输血、血浆及白蛋白,可维持胶体渗透压。

(四)降低血氨的浓度或拮抗氨及其他有害物质,改善脑细胞功能

1. 减少肠道内氨及其他有害物质的生成和吸收

清洁肠道,口服缓泻剂,如乳果糖、乳梨醇、20％甘露醇、50％硫酸镁及大黄等,维持稀软大便,每日 2~4 次(不能口服或意识障碍时进行清洁灌肠),使肠内保持酸性环境,减少氨的吸收(其中,乳果糖口服或灌肠是目前国内外认为最有效的治疗)。

(1)导泻或灌肠:清除肠道内积食或积血,减少氨、含氮物质及其他有害物质的来源,是重要的辅助治疗。如无上消化道出血,可口服 50％硫酸镁 40mL 导泻。肝硬化患者上消化道大出血后合并肝性脑病时,口服 20％甘露醇 100~200mL,能使血 NH_3 和氨基酸浓度迅速下降。

(2)不吸收的双糖乳果糖:乳果糖是人工合成的双糖(乳糖和果糖),人类小肠细胞的微绒毛无分解乳果糖的双糖酶,所以乳果糖不被小肠吸收。起效的初始部位在结肠,乳果糖被结肠菌丛酵解,能增加大便次数,从而减少肠道谷氨酰胺转换成氨或 α-酮戊二酸的能力,从而减少氨负荷,降低血氨水平。乳果糖有糖浆剂和粉剂,每日 30~100mL 或 30~100g 分 3 次口服,宜从小剂量开始,调节至每日 2~3 次软便,大便 pH 5~6。有研究显示,乳果糖减少肠道需氧菌数量,降低大便 pH,降低血氨浓度,能有效改善肝性脑病患者的心理智能测试结果。有学者建议,对 TIPS 术后患者和门脉高压的肝硬化患者预防性地常规应用乳果糖。但近年来,对乳果糖治疗肝性脑病的疗效有一定的争议。另外,乳果糖引起腹胀等不良反应有不少报道。乳梨醇:乳梨醇是乳果糖的衍生物,作用机制与乳果糖相似,口服更易被吸收。应用乳梨醇后厌氧菌和乳酸杆菌占肠道细菌总量的比例增加,产氨的细菌和需氧菌占肠道细菌总量的比例减少,同时,肠道 pH 下降,排便次数增加,大便多为软便,患者血氨浓度下降,精神状态改善,扑翼样震颤减轻,且因乳梨醇的口感更好,不良反应更少,易于携带,故更易耐受。剂量均遵从个体化,以保持每日 2 次软便为宜。

(3)口服抗生素:口服一些不吸收的抗生素被认为是一种与不吸收双糖制剂一样有效的治疗肝性脑病的措施。口服新霉素、卡那霉素、庆大霉素、甲硝唑或替硝唑、氟喹诺酮类、利福昔明等曾被应用于肝性脑病的治疗,以减少细菌对蛋白质的分解,从而减少氨和内毒素的产生(但这些药物都有一定的不良反应,有可能造成菌群失调),也可使用乳酸杆菌、双歧杆菌等

肠道有益活菌制剂,抑制肠道有害菌群的繁殖,减少氨的生成,但新霉素等氨基糖苷类药物由于其潜在的肾脏毒性已渐渐被弃用;而甲硝唑引起胃肠道反应大,近年来,临床应用越来越少。另外喹诺酮类药物在防治肝性脑病的报道越来越多,利福昔明的报道也逐渐引起人们的重视。利福昔明是利福霉素的衍生物,抑制细菌 RNA 的合成。口服给药实际上不吸收,仅作用于胃肠道局部。临床试验证明,利福昔明治疗肝性脑病至少与乳果糖和新霉素作用同样有效,同时耐受性更好。在不耐受新霉素和肾功能损害的患者,利福昔明是首选的抗生素。有研究发现,利福昔明联合乳果糖治疗肝性脑病更能有效控制患者症状、体征,且耐受性良好,无明显不良反应发生。在减少产氨菌丛方面,两药合用有协同作用。在需接受长时间治疗的肝性脑病患者,利福昔明和双糖联合使用因其有效性和耐受性良好应首先考虑。

(4)其他:如粪肠球菌(SF68)。SF68 是通过发酵乳酸而产生的一种尿素酶阴性的细菌,对几种肠道抗生素均耐药。它能抑制其他肠道细菌的复制。有研究发现,SF68 对慢性肝性脑病患者的治疗作用至少与乳果糖同样有效,且无不良反应,治疗中断 2 周也不会失去其有效作用。

2.增加氨等毒性物质的排除

(1)L-鸟氨酸-L-天门冬氨酸(OA):OA 通过刺激谷氨酰胺合成而降氨。OA 是安全、有效的治疗肝硬化伴肝性脑病患者的药物。OA 在临床上开始应用,初步证实是安全有效的,OA 中的鸟氨酸为鸟氨酸循环的底物,并能增加氨基甲酰磷酸合成酶的活性,天冬氨酸能促进谷氨酰胺的形成,从而达到促进氨的转化与尿素合成的目的,降低血氨水平,减轻脑水肿(这是目前认为较为有效的可以降低血氨的静脉用药物)。

(2)苯甲酸盐:苯甲酸盐与氨结合后以马尿酸盐的形式排泄而使血氨下降。但其疗效尚有待进一步研究。临床上常用的有谷氨酸钠、谷氨酸钾、门冬氨酸钾镁及盐酸精氨酸等。但均为经验用药,其确切疗效仍有争议(谷氨酸钠与谷氨酸钾可与氨结合形成谷氨酰胺,但可导致或加重碱中毒,并且在腹水、少尿和水肿时限制了钾盐和钠盐的使用)。盐酸精氨酸理论上可促进鸟氨酸循环,但对于 A 型肝性脑病患者,由于肝衰竭时缺乏鸟氨酸氨基甲酰转移酶和精氨酸酶而导致效果较差;B 型疗效可能较好(因精氨酸为酸性,适用于有碱中毒者)。

(3)其他:如补充锌。动物实验证实,脑中锌含量下降与肝性脑病的神经抑制有关,肝性脑病患者在限制蛋白质摄入的同时也限制了锌的摄入,蔬菜又阻碍了锌的吸收,而尿素循环中有两种酶依赖锌,故理论上认为给乙酸锌可改善症状。但在两项大样本研究中,发现口服锌(200mg,每日 3 次)能提高血浆锌浓度,但不能改善 PSE 指数。L 肉毒碱(L-Carnitine)能显著降低血液和脑内的氨水平,对氨中毒导致的肝性脑病有明显的保护作用,故有学者试用于各型肝性脑病的治疗。

(五)基于假性神经递质的治疗

主要使用支链氨基酸。有研究显示,支链氨基酸治疗肝性脑病,可能有助于患者的症状、体征好转,摄入足量富含支链氨基酸的混合液对恢复患者的正氮平衡是有效和安全的。但支链氨基酸用于预防和治疗慢性肝性脑病,在权威著作上意见分歧。目前临床上支链氨基酸预防和治疗肝性脑病,仅用于不耐受蛋白质的进展期肝硬化患者。

(六)基于假性神经递质和"GABA/BZ 符合受体"假说的治疗

针对假性神经递质学说和 GABA/BZ 复合受体学说,许多研究者进行了相关的探索,如左旋多巴、多巴胺受体激动剂——溴隐亭、苯二氮䓬受体拮抗剂——氟马西尼、阿片受体拮抗剂——纳洛酮等，但实际疗效差异，评价不一，临床工作中不作常规推荐。氟马西尼对 70% 的肝性脑病患者可产生短暂而明显的改善，氟马西尼口服吸收达高峰浓度需 20～90min，静脉应用 20min 遍布全身，因起效快、排泄快，故多用静脉注射。

（七）人工肝支持系统

包括机械人工肝支持系统和生物人工肝支持系统，后者尚处于实验研究阶段。临床上常用的机械人工肝支持系统包括血浆置换、血液透析、血液灌流、分子吸附再循环系统等，主要用于 A 型肝性脑病患者，主要是通过清除血液中的氨和其他毒性物质，并可补充蛋白质及凝血因子，纠正水、电解质紊乱及酸碱平衡失调。实际工作中要针对患者的具体情况，选择不同的方法，以达到最佳效果。其疗效有待进一步验证。

（八）肝移植和肝细胞移植

肝性脑病常发生于终末期肝脏疾病或严重肝功能衰竭患者，肝脏移植和肝细胞移植是最终治疗肝性脑病的重要而且非常有效的治疗手段，尤其对于终末期肝脏疾病，有条件的应尽快行肝脏移植或肝细胞移植。

1. 肝细胞移植

肝细胞移植目前尚处于临床研究阶段，技术尚不成熟。前期研究表明，肝细胞能移植、扩增，对慢性肝功能不全的患者提供代谢支持。

2. 原位肝移植

近年来，随着肝移植的开展，肝脏移植手术在技术上趋于成熟，手术成功率和生存率越来越高，对于许多目前尚无其他满意治疗方法可以逆转的慢性肝性脑病，肝移植是一种有效的治疗方法。肝移植的成功为肝硬化并发症如肝性脑病等的治疗提供了新的解决思路，但供体不足仍然是目前的主要困难之一。

（九）门体分流栓塞术

主要用于门体分流性肝性脑病的治疗。门体分流栓塞术常用的途径有经皮逆行经腔静脉栓塞术、经皮经肝门静脉栓塞术。栓塞材料可为不锈钢螺栓或乳胶气囊。研究发现，栓塞术后分流消失且血氨下降、脑电图改善者未再发生肝性脑病。门体分流栓塞术的并发症有发热、一过性胸腔积液、腹水和轻微的食管静脉曲张，对于轻微的食管静脉曲张无严重后果不需治疗。另有学者提出，门体静脉分流术后患者用乳胶气囊能栓塞分流，并改善肝性脑病的症状、体征。然而，患者依然有发生门脉高压并发症的危险。

第十七节　急性上消化道出血

一、概论

上消化道出血是指屈氏韧带以上的消化道包括食管、胃、十二指肠、胆管及胰管的出血，胃空肠吻合术后的空肠上段出血也包括在内。大量出血是指短时间内出血量超过 1000mL 或达血容量 20% 的出血。上消化道出血为临床常见急症，以呕血、黑便为主要症状，常伴有血容量不足的临床表现。

（一）病因

上消化道疾病和全身性疾病均可引起上消化道出血，临床上最常见的病因是消化性溃疡、食管胃底静脉曲张破裂、急性胃黏膜损害及胃癌。糜烂性食管炎、食管贲门黏膜撕裂综合征引起的出血也不少见。上消化道出血的常见原因见表 1-10。

表 1-10 上消化道出血的常见病因

食管疾病	食管静脉曲张、食管贲门黏膜撕裂症（Mallory-Weiss 综合征）、糜烂性食管炎、食管癌
胃部疾病	胃溃疡、急性胃黏膜损害、胃底静脉曲张、门脉高压性胃黏膜损害、胃癌、胃息肉
十二指肠疾病	溃疡、十二指肠炎、憩室
邻近器官疾病	胆管出血（胆石症、肝胆肿瘤等）、胰腺疾病（假性囊肿、胰腺癌等）、主动脉瘤破裂入上消化道
全身性疾病	血液病（白血病、血小板减少性紫癜等）、尿毒症、血管性疾病（遗传性出血性毛细血管扩张症等）

（二）诊断

1.临床表现特点

（1）呕血与黑便：是上消化道出血的直接证据。幽门以上出血且出血量大者常表现为呕血。呕出鲜红色血液或血块者表明出血量大、速度快，血液在胃内停留时间短。若出血速度较慢，血液在胃内经胃酸作用后变性，则呕吐物可呈咖啡样。幽门以下出血表现为黑便，但如出血量大而迅速，幽门以下出血也可以反流到胃腔而引起恶心、呕吐，表现为呕血。黑便的颜色取决于出血的速度与肠道蠕动的快慢。粪便在肠道内停留的时间短，可排出黯红色的粪便。反之，空肠、回肠，甚至右半结肠出血，如在肠道中停留时间长，也可表现为黑便。

（2）失血性周围循环衰竭：急性周围循环衰竭是急性失血的后果，其程度的轻重与出血量及速度有关。少量出血可因机体的代偿机制而不出现临床症状。中等量以上出血常表现为头晕、心悸、口渴、冷汗、烦躁及昏厥。体检可发现面色苍白、皮肤湿冷、心率加快、血压下降。大量出血者可在黑便排出前出现晕厥与休克，应与其他原因引起的休克鉴别。老年人大量出血可引起心、脑方面的并发症，应引起重视。

（3）氮质血症：上消化道出血后常出现血中尿素氮浓度升高，24～28h 达高峰，一般不超过 14.3mmol/L（40mg/dL），3～4d 降至正常。若出血前肾功能正常，出血后尿素氮浓度持续升高或下降后又再升高，应警惕继续出血或止血后再出血的可能。

（4）发热：上消化道出血后，多数患者在 24h 内出现低热，但一般不超过 38℃，持续 3～5d 降至正常。引起发热的原因尚不清楚，可能与出血后循环血容量减少，周围循环障碍，导致体温调节中枢的功能紊乱，再加以贫血的影响等因素有关。

2.实验室及其他辅助检查特点

（1）血常规：红细胞及血红蛋白在急性出血后 3～4h 开始下降，血细胞比容也下降。白细胞稍有反应性升高。

（2）潜血试验：呕吐物或黑便潜血反应呈强阳性。

（3）血尿素氮：出血后数小时内开始升高，24～28h 内达高峰，3～4d 降至正常。

3.诊断与鉴别诊断

根据呕血、黑便和血容量不足的临床表现，以及呕吐物、大便潜血反应呈强阳性，红细胞计数和血红蛋白浓度下降的实验室证据，可作出消化道出血的诊断。下面几点在临床工作中值得注意。

（1）上消化道出血的早期识别：呕血及黑便是上消化道出血的特征性表现，但应注意部分患者在呕血及黑便前即出现急性周围循环衰竭的征象，应与其他原因引起的休克或内出血鉴别。及时进行直肠指检可较早发现尚未排出体外的血液，有助于早期诊断。

呕血和黑便应和鼻出血、拔牙或扁桃体切除术后吞下血液鉴别,通过询问发病过程与手术史不难加以排除。进食动物血液,口服铁剂、铋剂及某些中药,也可引起黑便,但均无血容量不足的表现与红细胞、血红蛋白降低的证据,可以借此加以区别。呕血有时尚需与咯血鉴别,支持咯血的要点是:①患者有肺结核、支气管扩张、肺癌、二尖瓣狭窄等病史。②出血方式为咯出,咯出物呈鲜红色,有气泡与痰液,呈碱性。③咯血前有咳嗽、喉痒、胸闷、气促等呼吸道症状。④咯血后通常不伴黑便,但仍有血丝痰。⑤胸部 X 线片通常可发现肺部病灶。

(2)出血严重程度的估计:由于出血大部分积存于胃肠道,单凭呕出或排出量估计实际出血量是不准确的。根据临床实践经验,下列指标有助于估计出血量。出血量每日超过 5mL 时,大便潜血试验则可呈阳性;当出血量超过 60mL,可表现为黑便;呕血则表示出血量较大或出血速度快。若出血量在 500mL 以内,由于周围血管及内脏血管的代偿性收缩,可使重要器官获得足够的血液供应,因而症状轻微或者不引起症状。若出血量超过 500mL,可出现全身症状,如头晕、心悸、乏力、出冷汗等。若短时间内出血量＞1000mL,或达全身血容量的 20％时,可出现循环衰竭表现,如四肢厥冷、少尿、晕厥等,此时收缩压可＜12.0kPa(90mmHg)或较基础血压下降 25％,心率＞120 次/分,血红蛋白＜70g/L。事实上,当患者体位改变时出现血压下降及心率加快,说明患者血容量明显不足、出血量较大。因此,仔细测量患者卧位与直立位的血压与心率,对估计出血量很有帮助。另外,应注意不同年龄与体质的患者对出血后血容量不足的代偿功能相差很大,因而相同出血量在不同患者引起的症状也有很大差别。

(3)出血是否停止的判断:上消化道出血经过恰当的治疗,可于短时间内停止出血。但由于肠道内积血需经数日(3d)才能排尽,因此不能以黑便作为判断继续出血的指征。临床上出现以下情况应考虑继续出血的可能:①反复呕血,或黑便次数增多,粪质转为稀烂或黯红。②周围循环衰竭经积极补液输血后未见明显改善。③红细胞计数、血红蛋白测定与血细胞比容继续下降,网织红细胞持续增高。④在补液与尿量足够的情况下,血尿素氮持续或再次增高。

一般来讲,一次出血后 48h 以上未再出血,再出血的可能性较小。而既往有多次出血史,本次出血量大或伴呕血,24h 内反复大出血,出血原因为食管胃底静脉曲张破裂、有高血压病史或有明显动脉硬化者,再出血的可能性较大。

(4)出血的病因诊断:既往史、症状与体征可为出血的病因诊断提供重要线索,但确诊出血原因与部位需靠器械检查。①内镜检查:是诊断上消化道出血最常用与准确的方法。出血后 24～48h 内的紧急内镜检查价值更大,可发现十二指肠降部以上的出血灶,尤其对急性胃黏膜损害的诊断更具意义,因为该类损害可在几日内愈合而不留下痕迹。有报道,紧急内镜检查可发现 90％的出血原因。在紧急内镜检查前需先补充血容量,纠正休克。一般认为,患者收缩压＞12.0kPa(90mmHg)、心率＜110 次/分、血红蛋白浓度≥70g/L 时,进行内镜检查较为安全。若有活动性出血,内镜检查前应先插鼻胃管,抽吸胃内积血,并用生理盐水灌洗至抽吸物清亮,然后拔管行胃镜检查,以免积血影响观察。②X 线钡餐检查:上消化道出血患者何时行钡餐检查较合适,各家有争论。早期活动性出血期间胃内积血或血块影响观察,且患者处于危急状态,需要进行输血、补液等抢救措施而难以配合检查。早期行 X 线钡餐检查还有引起再出血的可能,因此目前主张 X 线钡餐检查最好在出血停止和病情稳定数日后进行。③选择性腹腔动脉造影:若上述检查未能发现出血部位与原因,可行选择性肠系膜上动脉造影。若有活动性出血,且出血速度＞0.5mL/min 时,可发现出血病灶。可同时行栓塞治疗而达到止血的目的。④胶囊内镜:用于常规胃、肠镜检查无法找到出血灶的原因未明消化道出血患者,是近年来主要用于小肠疾病检查的新技术。国内外已有较多胶囊内镜用于不明原因消化道出血检查的报道,病灶检出率在50%～75%,显性出血者病变检出率高于隐性出血者。胶囊内镜检查的优点是无创、患者容易接受,可提示活动性出血的部位。缺点是胶囊内镜不能操控,对病灶的暴露有时不理想,也不能取病理活检。⑤小肠镜:推进式小肠镜可窥见Treitz韧带远端约100cm的空肠,对不明原因消化道出血的病因诊断率可达40%～65%。该检查需用专用外套管,患者较痛苦,有一定的并发症发生率。近年应用于临床的双气囊全小肠镜可检查全小肠,大大提高了不明原因消化道出血的病因诊断率。据国内外报道,双气囊全小肠镜对不明原因消化道出血的病因诊断率为60%～77%。双气囊全小肠镜的优势在于能够对可疑病灶进行仔细观察、取活检,且可进行内镜下止血治疗,如氩离子凝固术、注射止血术或息肉切除术等。对原因未明的消化道出血患者有条件的医院应尽早行全小肠镜检查。⑥放射性核素^{99m}Tc:标记红细胞后,连续扫描10～60min,如发现腹腔内异常放射性浓聚区则视为阳性。可依据放射性浓聚区所在部位及其在胃肠道的移动来判断消化道出血的可能部位,适用于怀疑小肠出血的患者,也可作为选择性腹腔动脉造影的初筛方法,为选择性动脉造影提供依据。

(三)治疗

上消化道出血病情急、变化快,严重时可危及患者生命,应采取积极措施进行抢救。这里叙述各种病因引起的上消化道出血治疗的共同原则,其不同点在随后各节中分别叙述。

1.抗休克

上消化道出血的初步诊断一经确立,则抗休克、迅速补充血容量应放在一切医疗措施的首位,不应忙于进行各种检查。可选用生理盐水、林格液、右旋糖酐或其他血浆代用品。出血量较大,特别是出现循环衰竭者,应尽快输入足量同型浓缩红细胞或全血。出现下列情况时有紧急输血指征:①患者改变体位时出现晕厥。②收缩压<12.0kPa(90mmHg)。③血红蛋白浓度<70g/L。对于肝硬化食管胃底静脉曲张破裂出血者应尽量输入新鲜血,且输血量适中,以免门静脉压力增高导致再出血。

2.迅速提高胃内酸碱度(pH)

当胃内pH升高至5时,胃内胃蛋白酶原的激活明显减少,活性降低。而pH升高至7时,则胃内的消化酶活性基本消失,对出血部位凝血块的消化作用消失,起到协助止血的作用。自身消化作用的减弱或消失,对溃疡或破损部位的修复也起促进作用,有利于出血病灶的愈合。

3.止血

根据不同的病因与具体情况,因地制宜选用最有效的止血措施。

4.监护

严密监测病情变化,患者应卧床休息,保持安静,保持呼吸道通畅,避免呕血时血块阻塞呼吸道而引起窒息。严密监测患者的生命体征,如血压、脉搏、呼吸、尿量及神志变化。观察呕血及黑便情况,定期复查红细胞数、血红蛋白浓度、血细胞比容,必要时行中心静脉压测定。对老年患者根据具体情况进行心电监护。

留置鼻胃管可根据抽吸物颜色监测胃内出血情况,也可通过胃管注入局部止血药物,有助于止血。

二、消化性溃疡出血

胃及十二指肠溃疡出血占全部上消化道出血的 50％左右。

（一）诊断

（1）根据本病的慢性过程、周期性发作及节律性上腹痛，一般可做出初步诊断。出血前上腹部疼痛常加重，出血后可减轻或缓解。应注意 15％患者可无上腹痛病史，而以上消化道出血为首发症状。也有部分患者虽有上腹部疼痛症状，但规律性并不明显。

（2）胃镜检查常可发现溃疡灶。对无明显病史、诊断疑难或有助于治疗时，应争取行紧急胃镜检查。若有胃镜检查禁忌证或无条件行胃镜检查，可于出血停止后数日行 X 线钡餐检查。

（二）治疗

治疗原则与上述相同。一般少量出血经适当内科治疗后可于短期内止血，大量出血则应引起高度重视，宜采取综合治疗措施。

1. 饮食

目前不主张过分严格禁食。若患者无呕血或明显活动性出血的征象，可予流质饮食，并逐渐过渡到半流质饮食。但若患者有频繁呕血或解稀烂黑便，甚至黯红色血便，则主张暂时禁食，直至活动性出血停止才予进食。

2. 提高胃内 pH 的措施

主要措施是静脉使用抑制胃酸分泌的药物。静脉使用质子泵抑制剂如奥美拉唑首剂 80mg，然后每 12h 40mg 维持。国外有报道首剂注射 80mg 后以每小时 8mg 的速度持续静脉滴注，认为可稳定提高胃内 pH，促进止血效果。当活动性出血停止后，可改口服治疗。

3. 内镜下止血

是溃疡出血止血的首选方法，疗效肯定。常用方法包括注射疗法，在出血部位附近注射 1：10 000 肾上腺素溶液，热凝固方法（电极、热探头、氩离子凝固术等）。目前主张首选热凝固疗法或联合治疗，即注射疗法加热凝固方法，或止血类加注射疗法。可根据条件及医生经验选用。

4. 手术治疗

经积极内科治疗仍有活动性出血者，应及时邀请外科医生会诊。手术治疗仍是消化性溃疡出血治疗的有效手段，其指征为：①严重出血经内科积极治疗仍不止血，血压难以维持正常，或血压虽已正常，但又再次大出血。②以往曾有多次严重出血，间隔时间较短后又再次出血。③合并幽门梗阻、穿孔，或疑有癌患者。

三、食管胃底静脉曲张破裂出血

为上消化道出血常见病因，出血量往往较大，病情凶险，病死率较高。

（一）诊断

（1）起病急，出血量往往较大，常有呕血。

（2）有慢性肝病史。若发现黄疸、蜘蛛痣、肝掌、腹壁静脉曲张、脾脏肿大、腹水等有助于诊断。

（3）实验室检查可发现肝功能异常，特别是白/球蛋白比例倒置、凝血酶原时间延长、血清胆红素增高。血常规检查有红细胞、白细胞及血小板减少等脾功能亢进表现。

(4)胃镜检查或食管吞钡检查发现食管胃底静脉曲张,值得注意的是,有不少的肝硬化消化道出血原因不是食管胃底静脉曲张破裂出血所致,而是急性胃黏膜糜烂或消化性溃疡。急诊胃镜检查对出血原因及部位的诊断具有重要意义。

(二)治疗

除按前述紧急治疗、输液及输血抗休克、使用抑制胃酸分泌药物外,下列方法可根据具体情况选用。

1. 药物治疗

是各种止血治疗措施的基础,在建立静脉通路后即可使用,为后续的各种治疗措施创造条件。

(1)生长抑素及其类似品:可降低门静脉压力。国内外临床试验表明,该类药物对控制食管胃底曲张静脉出血有效,止血有效率在 70%～90%,与气囊压迫相似。目前供临床使用的有 14 肽生长抑素,用法是首剂 250μg 静脉注射,继而 3mg 加入 5% 葡萄糖注射液 500mL 中,250μg/h 连续静脉滴注,连用 3～5d。因该药半减期短,若输液中断超过 3min,需追加 250μg 静脉注射,以维持有效的血药浓度。奥曲肽是一种合成的 8 肽生长抑素类似物,具有与 14 肽相似的生物学活性,半减期较长。其用法是奥曲肽首剂 100μg 静脉注射,继而 600μg,加入 5% 葡萄糖注射液 500mL 中,以 25～50μg/h 速度静脉滴注,连用 3～5d。生长抑素治疗食管胃底静脉曲张破裂出血止血率与气囊压迫相似,其最大的优点是无明显的不良反应。在硬化治疗前使用有利于减少活动性出血,使视野清晰,便于治疗。硬化治疗后再静脉滴注一段时间可减少再出血的机会。

(2)血管加压素:作用机制是通过对内脏血管的收缩作用,减少门静脉血流量,降低门静脉及其侧支的压力,从而控制食管、胃底静脉曲张破裂出血。目前推荐的疗法是 0.2U/min,持续静脉滴注,视治疗反应,可逐渐增加剂量,至 0.4U/min。如出血得到控制,应继续用药 8～12h,然后停药。如果治疗 4～6h 后仍不能控制出血,或出血一度中止而后又复发,应及时改用其他疗法。由于血管加压素具有收缩全身血管的作用,其不良反应包括血压升高、心动过缓、心律失常、心绞痛、心肌梗死、缺血性腹痛等。

目前主张在使用血管加压素同时使用硝酸甘油,以减少前者引起的全身不良反应,取得良好效果,尤以有冠心病、高血压病史者效果更好。具体用法是在应用血管加压素后,舌下含服硝酸甘油 0.6mg,每 30min 1 次,也有主张使用硝酸甘油 40～400μg/min 静脉滴注,根据患者血压调整剂量。

2. 内镜治疗

(1)硬化栓塞疗法(EVS):在有条件的医疗单位,EVS 为当今控制食管胃底静脉曲张破裂出血的首选疗法。多数报道,EVS 紧急止血成功率超过 90%,EVS 治疗组出血致死率较其他疗法明显降低。

适应证:一般来说,不论什么原因引起的食管胃底静脉曲张破裂出血,均可考虑行 EVS,下列情况更是 EVS 的指征:重度肝功能不全、储备功能低下如 Child C 级、低血浆蛋白质、血清胆红素升高的患者;合并有心、肺、脑、肾等重要器官疾病而不宜手术者;合有预后不良或无法切除之恶性肿瘤者,尤以肝癌为常见;已行手术治疗而再度出血,不可再次手术治疗,而常规治疗无效者;经保守治疗(包括三腔二囊管压迫)无效者。

禁忌证:有效血容量不足,血液循环状态尚不稳定者;正在不断大量呕血者,因为行 EVS 可造成呼吸道误吸,加上视野不清也无法进行治疗操作;已濒临呼吸衰竭者,由于插管可加重呼吸困难,甚至呼吸停止;肝性脑病或其他原因意识不清无法合作者;严重心律失常或新近发生心肌梗死者;出血倾向严重,虽然内科纠正治疗,但仍远未接近正常者;长期用三腔二囊管压迫,可能造成较广泛的溃疡及坏死者,EVS 疗效常不满意。

硬化剂的选择:常用的硬化剂有下列几种:①乙氧硬化醇(AS),主要成分为表面麻醉剂 polidocanol 与乙醇;AS 的特点是对组织损伤作用小,有较强的致组织纤维作用,黏度低,可用较细的注射针注入,是一种比较安全的硬化剂;AS 可用于血管旁与血管内注射,血管旁每点 2～3mL,每条静脉内 4～5mL,每次总量不超过 30mL。②乙醇胺油酸酯(EO),以血管内注射为主,因可引起较明显的组织损害,每条静脉内不超过 5mL,血管旁每点不超过 3mL,每次总量不超过 20mL。③十四羟基硫酸钠(TSS),据报道硬化作用较强,止血效果好,用于血管内注射。④纯乙醇,以血管内注射为主,每条静脉不超过 1mL,血管外每点不超过 0.6mL;鱼肝油酸钠:以血管内注射为主,每条静脉 2～5mL,总量不超过 20mL。

术前准备:补充血容量,纠正休克;配血备用;带静脉补液进入操作室;注射针充分消毒,检查内镜、注射针、吸引器性能良好;最好使用药物先控制出血,使视野清晰,便于选择注射点。

操作方法:按常规插入胃镜,观察曲张静脉情况,确定注射部位。在齿状线上 2～3cm 穿刺出血征象和出血最明显的血管,注入适量(根据不同硬化剂决定注射量)硬化剂。每次可同时注射 1～3 条血管,但应在不同平面注射(相隔 3cm),以免引起术后吞咽困难。也有人同时在出血静脉或曲张最明显的静脉旁注射硬化剂,以达到直接压迫作用,继而化学性炎症、血管旁纤维结缔组织增生,使曲张静脉硬化。每次静脉注射完毕后退出注射针,用附在镜身弯曲部的止血气囊或直接用镜头压迫穿刺点 1min,以达到止血的目的。若有渗血,可局部喷洒凝血酶或 25% 孟氏液,仔细观察无活动性出血后出镜。

术后治疗:术后应继续卧床休息,密切注意出血情况,监测血压等生命指征,禁食 24h,补液,酌情使用抗生素,根据病情继续使用降低门静脉压力的药物。首次治疗止血成功后,应在 1～2 周后进行重复治疗,直至曲张静脉完全消失或只留白色硬索状血管,多数患者施行 3～5 次治疗后可达到此目的。

并发症:较常见的并发症有:①出血,在穿刺部位出现渗血或喷血,可在出血处再补注 1～2 针,可达到止血作用。②胸痛、胸水和发热,可能与硬化剂引起曲张静脉周围炎症、纵隔炎、胸膜炎的发生有关。③食管溃疡和狭窄。④胃溃疡及出血性胃炎,可能与 EVS 后胃血流淤滞加重、应激、从穿刺点溢出的硬化剂对胃黏膜的直接损害有关。

(2)食管胃底静脉曲张套扎术(EVL):适应证、禁忌证与 EVS 大致相同。其操作要点是在内镜直视下把曲张静脉用负压吸引入附加在内镜前端特制的内套管中,然后通过牵拉引线,使内套管沿外套管回缩,把原放置在内套管上的特制橡皮圈套入已被吸入内套管内的静脉上,阻断曲张静脉的血流,起到与硬化剂栓塞相同的效果。每次可套扎 5～10 个部位。和 EVS 相比,两者止血率相近,可达 90% 左右。其优点是 EVL 不引起注射部位出血和系统并发症,值得进一步推广。

3. 三腔二囊管

三腔二囊管压迫是传统的有效止血方法,其止血成功率在 44%～90%,由于存在一定的并发症,目前已较少使用。主要用于药物效果不佳,暂时无法进行内镜治疗者。

(1)插管前准备:①向患者说明插管的必要性与重要性,取得其合作。②仔细检查三腔管各通道是否通畅,气囊充气后做水下检查有无漏气,同时测量气囊充气量,一般胃囊注气200～300mL[用血压计测定内压,以 5.3～6.7kPa(40～50mmHg)为宜],食管囊注气150～200mL[压力以 4.0～5.3kPa(30～40mmHg)为宜],同时要求注气后气囊膨胀均匀,大小、张力适中,并做好各管刻度标记。③插管时若患者能忍受,最好不用咽部麻醉剂,以保存喉头反射,防止吸入性肺炎。

(2)正确的气囊压迫:插管前先测知胃囊上端至管前端的距离,然后将气囊完全抽空,气囊与导管均外涂石蜡油,通过鼻孔或口腔缓缓插入。当至 50～60cm 刻度时,套上 50mL 注射器从胃管作回抽。如抽出血性液体,表示已到达胃腔,并有活动性出血。先将胃内积血抽空,用生理盐水冲洗。然后用注射器注气,将胃气囊充气 200～300mL,再将管轻轻提拉,直到感到管子有弹性阻力时,表示胃气囊已压于胃底贲门部,此时可用宽胶布将管子固定于上唇一侧,并用滑车加重量500g(如500mL 生理盐水瓶加水 250mL)牵引止血。定时抽吸胃管,若不再抽出血性液体,说明压迫有效,此时可继续观察,不用再向食管囊注气。否则应向食管囊充气 150～200mL,使压力维持在 4.0～5.3kPa(30～40mmHg),压迫出血的食管曲张静脉。

(3)气囊压迫时间:第一个 24h 可持续压迫,定时监测气囊压力,及时补充气体。每1～2h从胃管抽吸胃内容物,观察出血情况,并可同时监测胃内 pH。压迫 24h 后每间隔 6h 放气 1次,放气前宜让患者吞入石蜡油 15mL,润滑食管黏膜,以防止囊壁与黏膜黏附。先解除牵拉的重力,抽出食管囊气体,再放胃囊气体,也有人主张可不放胃囊气体,只需把三腔管向胃腔内推入少许则可解除胃底黏膜压迫。每次放气观察 15～30min 后再注气压迫。间歇放气的目的在于改善局部血循环,避免发生黏膜坏死糜烂。出血停止 24h 后可完全放气,但仍将三腔管保留于胃内,再观察 24h,如仍无再出血方可拔出。一般三腔二囊管放置时间以不超过72h 为宜,也有报告长达 7d 而未见黏膜糜烂者。

(4)拔管前后注意事项:拔管前先给患者服用石蜡油 15～30mL,然后抽空 2 个气囊中的气体,慢慢拔出三腔二囊管。拔管后仍需禁食 1d,然后给予温流质饮食,视具体情况再逐渐过渡到半流质和软食。

三腔二囊管如使用不当,可出现以下并发症:①曲张静脉糜烂破裂。②气囊脱出阻塞呼吸道引起窒息。③胃气囊进入食管导致食管破裂。④食管和(或)胃底黏膜因受压发生糜烂。⑤呕吐反流引起吸入性肺炎。⑥气囊漏气使止血失败,若不注意观察可继续出血引起休克。

4.经皮经颈静脉肝穿刺肝内门体分流术(TIPS)

TIPS 是影像学 X 线监视下的介入治疗技术。通过颈静脉插管到达肝静脉,用特制穿刺针穿过肝实质,进入门静脉。放置导线后反复扩张,最后在这个人工隧道内置入 1 个可扩张的金属支架,建立人工瘘管,实施门体分流,降低门静脉压力,达到治疗食管胃底曲张静脉破裂出血的目的。TIPS 要求有相当的设备与技术,费用昂贵,推广普及尚有困难。

5.手术治疗

大出血时有效循环血量骤降,肝供血量减少,可导致肝功能进一步恶化,患者对手术的耐受性低,急症分流术死亡率达 15%～30%,断流术死亡率达 7.7%～43.3%。因此,在大出血期间应尽量采用各种非手术治疗,若不能止血才考虑行外科手术治疗。急症手术原则上采取并发症少、止血效果确切及简易的方法,如食管胃底曲张静脉缝扎术、门-奇静脉断流术等。

待出血控制后再行择期手术,如远端脾-肾静脉分流术等,以解决门静脉高压问题,预防再出血。

四、其他原因引起的上消化道出血

（一）急性胃黏膜损害

本病是以胃黏膜糜烂或急性溃疡为特征的急性胃黏膜表浅性损害,常引起急性出血。主要包括急性出血性糜烂性胃炎和应激性溃疡,是上消化道出血的常见病因。

1. 病因

（1）服用非甾体抗炎药（阿司匹林、吲哚美辛等）。

（2）大量饮用烈性酒。

（3）应激状态（大面积烧伤、严重创伤、脑血管意外、休克、败血症、心肺功能不全等）。

2. 诊断

（1）具备上述病因之一者。

（2）出血后 24～48h 内急诊胃镜检查发现胃黏膜（以胃体为主）多发性糜烂或急性浅表小溃疡,有时可见活动性出血。

3. 治疗

本病以内科治疗为主。一般急救措施及补充血容量、抗休克与前述相同。本病的治疗要点是:

（1）迅速提高胃内 pH,以减少 H^+ 反弥散,降低胃蛋白酶活力,防止胃黏膜自身消化,帮助凝血。可选用质子泵抑制剂如奥美拉唑或潘妥拉唑。

（2）内镜下直视止血:包括出血部位的注射疗法、电凝止血或局部喷洒止血药（凝血酶或去甲肾上腺素溶液等）。

（3）手术治疗:应慎重考虑,因本病病变范围广泛,加上手术本身也是一种应激。对经内科积极治疗无效、出血量大者可考虑手术治疗。

（二）胃癌出血

胃癌一般为持续小量出血,急性大量出血者占 20%～25%,对中年以上男性患者,近期内出现上腹部疼痛或原有疼痛规律消失,食欲下降,消瘦,贫血程度与出血量不符者,应警惕胃癌出血的可能。内镜、活检或 X 线钡餐检查可明确诊断。治疗方法是补充血容量后及早手术治疗。

（三）食管贲门黏膜撕裂综合征

由于剧烈干呕、呕吐或可致腹腔内压力骤增的其他原因,造成食管贲门部黏膜及黏膜下层撕裂并出血。为上消化道出血的常见病因之一,约占上消化道出血的 10%,部分患者可致严重出血。急诊内镜检查是确诊的最重要方法,镜下可见纵形撕裂,长 3～20mm,宽 2～3mm,大多为单个裂伤,以右侧壁最多,左侧壁次之,可见到病灶渗血或有血痂附着。

治疗上除按一般上消化道出血原则治疗外,可在内镜下使用钛夹、电凝、注射疗法等。使用抑制胃酸分泌药物可减少胃酸反流,促进止血与损伤组织的修复。

（四）胆管出血

本病是指胆管或流入胆管的出血,可分为肝内型和肝外型出血。肝内型出血多为肝外伤、肝脏活检、PTC、感染和中毒后肝坏死、血管瘤、恶性肿瘤、肝动脉栓塞等原因所致。肝外型出血多为胆结石、胆管蛔虫、胆管感染、胆管肿瘤、经内镜胆管逆行造影下十二指肠乳头括约肌切开术后、T 管引流等引起。

1.诊断

(1)有上述致病因素存在,临床上出现三大症状:消化道出血、胆绞痛及黄疸。

(2)经内镜检查未发现食管和胃内的出血病变,而十二指肠乳头部有血液或血块排出,即可确认胆管出血。必要时可行 ERCP、PTC、选择性动脉造影、腹部探查中的胆管造影、术中胆管镜直视检查等,均有助于确诊。

2.治疗

首先要查明原发疾病,只有原发病查明后才能制订正确的治疗方案。轻度的胆管出血,一般可用保守疗法止血,急性胆管大出血则应及时手术治疗。除按上述一般紧急治疗、输液及输血、使用止血药物外,以下措施应着重进行。

(1)病因治疗:①控制感染:由于肝内或胆管内化脓性感染所引起的出血,控制感染至关重要,可选用肝胆管系统内浓度较高的抗生素,如头孢菌素类、氟喹诺酮类等抗生素静脉滴注,可联合两种以上抗生素。②驱蛔治疗:由胆管蛔虫引起者,主要措施是驱蛔、防治感染、解痉镇痛。在内镜直视下钳取嵌顿在胆管壶腹内的蛔虫是一种有效措施。

(2)手术治疗:有下列情况可考虑手术治疗:①持续胆管大出血,经各种治疗血压仍不稳,休克未能有效控制者。②反复的胆管出血,经内科积极治疗无效者。③肝内或肝外有需要外科手术治疗的病变存在者。

第二章 外科急诊急救

第一节 创伤患者的急救

一、基本检查方法

(一)检查用具

1.一般用具

同一般体格检查用具,如听诊器、血压计等。

2.骨科用具

(1)度量用具:度量用具包括金属卷尺(也可用皮尺或无伸缩性布卷带代替)、各部位关节量角器、前臂旋转测量器、骨盆倾斜度测量计、足度量器、枕骨粗隆垂线等。

(2)神经检查用具:神经检查用具包括叩诊锤、棉签、大头针、音叉、冷热水玻璃管、皮肤用铅笔、握力器等。

(二)检查注意事项

1.环境要求

检查室温度适宜,光线充足。检查女患者时要有家属或护士陪同。

2.检查顺序

一般先进行全身检查再重点进行局部检查,但不一定系统进行,也可先检查有关的重要部分。若遇到危重患者应先进行抢救,避免做不必要的检查和处理。

3.显露范围

根据检查需要脱去上衣或裤子,充分显露检查部位,对可能有关而无症状的部位也应充分显露,仔细检查。同时还要显露健侧作对比(如果双侧均有病变,应设法与正常人作对比)。

4.检查体位

一般采取卧位,上肢及颈部有时可采取坐位,检查下肢和腰背部时还可采用下蹲位,特殊检查可采取特殊体位。

5.检查手法

检查手法要求动作规范、轻巧,对患急性感染及肿瘤的患者检查应轻柔,避免扩散,对创伤患者要注意保护,避免加重损伤。

6.其他事项

若患者配用矫形支具,如使用拐杖等,应检查是否合适,可能时应取除做全身和局部检查。若患者采用石膏或夹板固定或牵引,应检查肢体位置,血液循环情况,固定部位活动情况,牵引重量,局部皮肤有否破损,石膏、夹板是否完好无损,其松紧度是否合适。

(三)一般项目和基本检查法

1.一般项目

包括:①一般的全身检查。②与骨科伤病有关的其他专科检查,如腰背部疼痛、骶尾部疼痛和骨盆不稳定型骨折患者应进行直肠指检,已婚妇女尚应进行阴道检查。与骨科密切相关的一般检查有以下方面。

(1)发育与体型:发育状况通常以年龄、智力和体格成长状态(身高、体重及第二性征)之间的关系来判断。一般判断成人正常的指标为:胸围等于身高的一半;两上肢展开的长度等于身高;坐高等于下肢的长度。体型是身体各部发育的外观表现,包括骨骼、肌肉的成长和脂肪的分布状态。临床上把成年人的体型分为无力型(瘦长型)、超力型(矮胖型)和正力型(均称型)3 种。

(2)营养状态:根据皮肤、毛发、皮下脂肪、肌肉的发育状况综合判断,也可通过测量一定时间内体重的变化进行判断。临床上分为营养良好、中等、不良 3 个等级。骨肿瘤和骨结核等消耗性疾病常表现为营养不良。

(3)体位和姿势:体位是指患者身体在卧位时所处的状态。临床上常见的有自动体位、被动体位和强迫体位。脊髓损伤伴截瘫的患者处于被动体位,而骨折和关节脱位患者为减轻痛苦常处于某种强迫体位。姿势是指举止状态而言,主要靠骨骼结构和各部分肌肉的紧张度来维持。如锁骨骨折患者常以健手扶持患肘;不同颈髓平面损伤急性期后常表现为不同姿势。

(4)步态:即行走时表现的姿态。步态的观察对疾病诊断有重要帮助。

2.基本检查法

骨科基本检查法包括视诊、触诊、叩诊、听诊、动诊和量诊 6 项,其中视诊、触诊和动诊是每次检查必须做到的,其他各项根据具体需要进行,但记录程序不变。

(1)视诊:除从各个侧面和各种不同体位仔细观察躯干和四肢的姿势、轴线及步态有无异常外,局部还应观察:①皮肤有无发红、发绀、色素沉着、发亮或静脉怒张。②软组织有无肿胀或淤血。③肌肉有无萎缩或肌纤维颤动。④有无包块,颜色如何。⑤有无瘢痕、创面、窦道、分泌物及其性质。⑥伤口的形状与深度,有无异物残留及活动性出血。⑦局部包扎和固定情况。⑧有无畸形,如肢体长短、粗细或成角畸形。

(2)触诊:①压痛有无:注意部位、深度、范围、程度和性质。检查方法:先让患者用一个手指指明疼痛部位和范围,然后检查者用一手拇指末节指腹做按压动作以寻找压痛点,一般由外周健康组织向压痛点中心区逐渐移动,动作应由浅入深,由轻而重,防止使用暴力,以减轻患者痛苦和减少并发症。②各骨性标志有无异常,检查脊柱有无侧弯,可用棘突滑动触诊法。③有无异常活动及骨擦感。④局部温度和湿度,双侧对比。⑤有无包块:注意部位、硬度、大小、活动度,与邻近组织的关系以及有无波动感。⑥肌肉有无痉挛或萎缩。

(3)叩诊:主要检查有无叩击痛。主要检查方法有:①轴向叩击痛(传导痛)。当疑有骨、关节伤病时可沿肢体轴向用拳头叩击肢体远端,如在相应部位出现疼痛即为阳性,多见于骨、关节急性损伤或炎症病例。②棘突叩击痛。检查脊柱时常用叩诊锤或手指叩击相应的棘突,如有骨折或炎性病变常出现叩击痛。③脊柱间接叩痛。患者取端坐位,检查者左手掌面放在患者头顶,右手半握拳以小鱼际部叩击左手,有脊柱病变者可在相应部位出现疼痛。某些患者可出现上肢放射痛,提示颈神经根受压。④神经干叩击征。叩击已损伤神经的近端时其末端出现疼痛,并逐日向远端推移,表示神经再生现象。

(4)听诊:①不借助听诊器可听到弹响和摩擦音,当关节活动中听到异常响声并伴有相应的临床症状时,多有病理意义,临床上常见于弹响髋、肩峰下滑囊炎和膝关节半月板损伤病例。但如果响声不伴有临床症状,如正常人肩、手和髋部出现的单一响声,不伴有疼痛则没有临床意义。②借助听诊器可以检查骨传导音和肢体血流杂音。骨传导音检查法:以震动的音叉放在两侧肢体远端对称的骨隆起处,或用手指或叩诊锤叩击该处,将听筒放在肢体近端对称的骨隆起处,听骨传导音的强弱并作双侧对比,如有骨折则骨传导音减弱。

(5)动诊:动诊包括诊查主动运动、被动运动和异常活动情况,并注意分析活动与疼痛的关系。

1)主动运动:①肌力检查。②关节主动运动功能检查。正常各关节活动方式和范围各不相同,正常人可因年龄、性别、体力锻炼的程度而有所不同。③角度测量法。确定被测夹角的相邻肢段的轴线,选择测量平面(如额状面、矢状面或横截面),将量角器两臂贴近轴线,并保持方向一致进行测量。

2)被动运动:①和主动运动方向相同的被动运动,一般先检查主动运动,再检查被动运动,然后进行比较。②非主动运动方向的被动运动,包括沿肢体纵轴的牵拉、挤压活动及侧方牵挤活动,观察有无疼痛及异常活动。许多骨科的特殊动诊属于被动运动。

3)异常活动:①关节强直,运动功能完全丧失。②关节运动范围减小,见于肌肉痉挛或与关节相关联的软组织挛缩。③关节运动范围超常,见于关节囊破坏,关节囊及支持韧带过度松弛和断裂。④假关节活动,见于肢体骨折不愈或骨缺损。

(6)量诊

1)长度测量:将肢体放在对称位置,以骨性标志为基点进行测量。如肢体挛缩不能伸直可分段测量,测量下肢时应先将骨盆摆正。主要测量指标有:①躯干长度。指从颅顶至尾骨端。②上肢长度。指从肩峰至桡骨茎突尖部(或中指指尖),指从或第七颈椎棘突至桡骨茎突尖部(或中指指尖)。③上臂长度。指从肩峰至肱骨外髁。④前臂长度。指从尺骨鹰嘴至尺骨茎突或桡骨小头至桡骨茎突。⑤下肢长度。指从髂前上棘至内踝尖或脐至内踝尖(相对长度,用于骨盆骨折或髋部疾患)。⑥股骨长度。指从股骨大转子顶点到外侧膝关节缝或髂前上棘至股骨内髁(相对长度)。⑦胫骨长度。指从内侧膝关节缝至内踝尖。⑧腓骨长度。指从腓骨小头至外踝。

2)周径测量:要求两侧肢体取相对应的同一水平测量比较,若有肌萎缩或肿胀应选择表现最明显的平面测量,并观察其随时间推移的变化情况。

3)轴线测定:正常人站立时背面相,枕骨粗隆垂线通过颈、胸、腰、骶椎棘突以及两下肢间;前臂旋前位伸肘时上肢成一直线,旋后位即成 $10°\sim20°$ 的肘外翻(称携带角);下肢伸直时髂前上棘与第 1、第 2 趾间连线经过髌骨中心前方。

4)角度测量:主要测量各关节主动与被动运动的角度。

5)畸形疾患的测量:①肘内翻或肘外翻。上肢伸直前臂旋后位测量上臂与前臂所成的角度。②膝内翻。两内踝并拢,测量两膝间距离。③膝外翻。两股骨内髁并拢,测量两内踝距离。

二、创伤急救

急救的目的是抢救伤员生命,紧急处理损伤,及时正确转送伤员。如遇大批伤员,应按先重后轻、先急后缓、先近后远的原则进行急救。

(一)伤情判断

急救时,可根据伤员生命体征的改变情况,初步判断伤情。

1.轻伤

伤员神志清醒,呼吸正常,脉率 50～119 次/分,收缩压高于 11.2kPa。

2.重伤

伤员神情淡漠或烦躁,呼吸费力或呈浅呼吸,每分钟低于 10 次,脉率每分钟 120 次以上,收缩压 10.0～11.05kPa。

3.危重伤

伤员神志不清,呼吸微弱,脉率每分钟低于 50 次,收缩压低于 9.6kPa 或测不到。

(二)急救措施

1.保持呼吸道通畅

及时清除伤员口腔、咽喉部、鼻部的血块、分泌物、异物等,恢复呼吸道通畅。如有舌后坠,应及时用舌头牵拉器拉出并固定,并将患者置于侧卧位。

2.人工呼吸

人工呼吸用于伤员呼吸骤停。

(1)口对口人工呼吸法:①将患者仰卧,头部后仰,清除口腔内分泌物。②术者一手托住患者下颌并翻开嘴唇,另一手捏住患者鼻孔,术者深吸气后,对准患者口部吹气,吹毕,术者侧转头部,松开捏鼻孔之手,让其自行呼气,反复进行至抢救结束。③成人每分钟吹气 13～15 次,婴儿每分钟 20～30 次。

(2)口对鼻人工呼吸法:用于患者牙关紧闭时。体位及方法同口对口人工呼吸法,吹气时将患者口唇闭紧,术者对准鼻孔进行吹气。

(3)面罩加压人工呼吸法:将普通麻醉橡皮面罩扣于患者口鼻上,接上呼吸囊,将面罩接上氧气,进行加压呼吸,效果较好。

3.胸外心脏按压术

(1)患者仰卧于硬板床,呈头低 10°位。

(2)术者位于患者一侧,双手叠放,以掌根部置于患者胸骨体下段,双臂伸直,用身体的重力向脊柱方向作有节律的按压。

(3)按压时用力适度,使胸骨下陷 3～4cm,随即放松双手,让胸骨自行复原。

(4)成人每分钟按压 70～80 次,儿童 100 次,应同时配合人工呼吸。

按压无效时,应立即向心腔内注射心三联或其他药物。

4.防治休克

出现休克者,应积极进行抗休克治疗。现场急救时,可静脉输入复方氯化钠注射液(或林格注射液)或平衡盐水,以补充血容量;针刺或指压人中、合谷、十宣等穴,可兴奋呼吸、循环功能,提高患者的应激能力。

(三)创伤后心搏骤停的抢救

1.病因

(1)严重创伤出血:心肌灌注量降低而引起心搏骤停。

(2)窒息或呼吸衰竭:长期缺氧,造成心搏骤停。

(3)创伤刺激迷走神经:可反射性引起心搏骤停。

(4)胸部创伤:心脏、纵隔等脏器受伤,可诱发心室纤颤而至心搏骤停。

(5)严重挤压伤:可因急性肾衰竭所致的高钾血症而诱发心搏骤停。

2.治疗

(1)心前区敲击法:握空拳敲击心前区,若2～3次仍不能使心搏复跳,应另择他法。

(2)胸外心脏按压。

(3)电击除颤:心室纤颤所致的心脏骤停,可用电击除颤恢复心搏。一般可电击3～4次,电量不超过400W。过多电击可造成心肌损害,除颤前应进行有效的人工呼吸与胸外心脏按摩,方易成功。

(4)心内注射:注射部位多选用右心腔。于胸骨左缘外2cm,第4肋间隙处垂直进针,回抽有血液表明进入心腔。注射针头应长于5cm。常用药物为:①心三联:肾上腺素1mL,异丙肾上腺素、去甲肾上腺素各1mg,混合后做心腔内注射。②钙剂:10%氯化钙或10%葡萄糖酸钙5～10mL心腔内注射,可增加心肌应激性,用于肾上腺素类药物无效时。③乳酸钠:可纠正酸中毒,增加心肌应激性和收缩力,常用量为11.2%乳酸钠20～40mL。④人参注射液:有益气固脱作用,可用人参注射液2mL心腔内注射或静脉注射。

(四)创伤后呼吸骤停的抢救

1.病因

(1)颈部外伤:刺激迷走神经,引起呼吸骤停。

(2)颈椎骨折:呼吸肌麻痹,导致呼吸骤停。

(3)外伤性气胸:肺叶萎陷,发生窒息或呼吸骤停。

(4)严重外伤:心搏骤停,导致呼吸停止。

(5)溺水、中毒:均可出现呼吸骤停。

2.治疗

(1)人工呼吸:现场抢救时,多采用口对口、口对鼻、面罩加压人工呼吸法。有条件者,可采用气管插管加压人工呼吸法。

(2)呼吸兴奋剂:能促进自主呼吸的恢复,常用药物有:①洛贝林3～6mg,静脉或心腔内注射。②尼可刹米0.375g静脉注射,可重复使用。③二甲弗林8～16mg,肌内注射或静脉注射戊四氮0.1～0.2g,静脉注射。

第二节 颅脑创伤

颅脑创伤(TBI)患者的急诊室处理要求快速、准确、全面。根据大量的临床实践经验结合相关循证医学证据,TBI患者的急诊室处理分为初步诊查和深度诊查。

一、初步诊查

初步诊查是指在TBI患者送达急诊室后医护人员立即对伤情进行的分析判断与处置,其目的是为了快速了解伤情,及时处理致命病症,它既是急诊室诊断的开始,也是进一步救治患者的基础。为了防止疏漏,可按照英文字母"ABCDE"顺序进行(表2-1)。

表 2-1　急诊室初步诊查要点

A—气道
　　(1)评估气道开放程度,是否可以为机体充分提供氧合
　　(2)保证气道通畅
　　(3)确保颈椎中立位(避免颈椎损伤)
B—呼吸
　　(1)高流量吸氧
　　(2)评估胸部损伤及程度
　　(3)专科处理:张力性气胸、血胸、连枷胸、心脏压塞
C—血液循环
　　(1)是否存在明显外出血
　　(2)观察皮肤色泽、温度和周围毛细血管充盈状态
　　(3)观测并记录脉搏、心律、血压
　　(4)观察颈部血管充盈状态
D—神经功能障碍
　　(1)GCS 评分观察神志变化
　　(2)检查瞳孔形态、大小及对光反射
　　(3)检查是否存在脑疝及脊髓损伤的体征
E—暴露
　　(1)充分暴露患者身体,便于全面体格检查
　　(2)注意保暖,避免低体温

1. 气道(airway,A)

即患者气道通畅情况的评估。清除阻塞患者呼吸道的分泌物、异物(可能脱落的义齿)、胃内容物及血块。颅脑损伤后意识障碍严重(GCS≤8 分)的患者应尽早进行气管内插管或气管切开,并进行机械通气辅助呼吸。合并面部及气管损伤的患者可以适当放宽气管内插管的临床指征。进行气管内插管时,对可能合并颅底骨折的患者禁止采用经鼻插管,仅可选择经口途径。此外,在插管操作过程中应确保颈椎中立位,以防可能的颈椎损伤。

2. 呼吸(breathing,B)

即患者呼吸功能的评估。观察患者双侧胸廓是否对称,呼吸动度是否一致,双肺呼吸音是否存在。若患者出现连枷胸、气胸、血气胸表现应立即予以吸氧及其他专科处置,并纠正低氧血症及高碳酸血症。注意应保证患者血 CO_2 浓度在适当范围(动脉血 CO_2 分压在 $30\sim35mmHg$),浓度过高可能增加颅内压,过低可能导致脑供血不足。循证医学研究显示,预防性过度换气导致血 CO_2 的浓度过低将增加 TBI 患者的死亡率。

3. 血液循环(circulation,C)

即患者循环功能的评估。立即检查并记录患者血压、心率,必要时可予以持续动脉压监测。若患者存在活动性出血(如头皮挫裂伤),应立即采取加压包扎、缝合等措施止血。对于体表无明显损伤出血而出现血压下降、心动过速,尤其是经补液扩容治疗后血压仍无明显升高的患者需高度警惕胸、腹脏器损伤及机体其他深在部位的出血。对于伤情严重的患者,在密切监测血压的同时应积极建立经脉输液通道,若血压下降,可进行静脉补液治疗,以维持正常血容量(避免收缩压<90mmHg)。

TBI 患者出现血压增高、脉压增大、脉搏徐缓、呼吸深慢等 Cushing 综合征表现,则应警

惕颅内压的增高。延髓功能衰竭的濒临死亡患者也可出现心动过缓。低血压伴心动过缓多提示神经源性休克,常与脊髓损伤相关,此时低血压的治疗主要以升压药物为主,而非大量静脉补液。

4. 神经功能障碍(disability,D)

即患者神经功能的评估。患者生命体征稳定后,应迅速开始神经系统检查。包括 GCS 评分,脑神经、感觉和运动功能检查。需要注意的是低血压休克可导致患者意识不清,只有经抗休克治疗后进行的 GCS 评分才能够正确反映患者神经系统损伤所致的意识障碍。此外,饮酒、吸毒、伴复合伤等因素也可能影响神经系统功能的评估。创伤所致的痫性发作后出现的神经功能障碍会持续数分钟至数小时,需与原发或继发脑损伤所致的神经功能障碍相鉴别。

5. 暴露(exposure,E)

即其他合并损伤的评估。对于神志不清、受伤机制不明的 TBI 患者,为了全面评估受伤状况,需充分暴露观察患者全身,以避免体格检查疏漏。仔细检查患者颅面部是否有压痛及畸形。注意固定患者颈部,并采用滚木式平衡翻身法侧翻患者,充分暴露背部,并仔细触诊脊柱是否存在压痛和畸形。在暴露检查中应注意保暖,避免体温过低。

二、深度诊查

1. 病史采集

病史采集对患者伤情的判断及治疗方案的选择尤为重要。应充分向患者、家属、现场急救人员采集患者的病史并客观记录,以便评估病史的准确性。为了避免疏漏可按英文"AMPLE"的字母顺序采集病史,即过敏史(allergies,A)、用药史(medications,M)、既往史(孕龄妇女含妊娠史)(past medical history,P)、最近进食史(last meal,L)、受伤经过(events,E)。注意不要忽视受伤过程及事故现场的信息采集。此外,患者病情进展的状况也是判断伤情的重要线索,例如典型的硬膜外血肿意识障碍的演变过程表现为昏迷-中间清醒期-昏迷,即患者伤后因原发性脑损伤较轻,出现短暂昏迷后神志恢复,但伴随硬膜外血肿量逐渐增多,患者因出现脑疝而再次昏迷。

2. 全身体格检查

首先再次评价患者的意识状态,在行 GCS 评分之前需确保患者无低血压或使用可能影响神志判断的药物。需要强调的是复苏后生命体征平稳下的 GCS 评分才对患者预后判断有价值。GCS 评分后面加上"T"则代表患者已行气管插管,无法行语言评分。如患者带气管内插管到达急诊诊室,呼唤睁眼,刺痛定位,则 GCS 评分为:8T。此外,GCS 评分以每项最佳评分为准,如患者一侧出现去皮质状态、对侧出现去大脑强直,则运动项目评分为 3 分,而非 2 分。复苏后患者的 GCS 评分下降,高度提示继发性脑损伤。因此,在复苏过程中需多次对患者进行 GCS 评分。GCS 评分中运动评分较为准确,与患者病情及预后密切相关,应予特殊重视。

应仔细检查患者头部是否有头皮损伤、血肿,头颅凹陷变形。再次检查瞳孔及眼球各向运动并摘除隐形眼镜。瞳孔大小、对光反射情况及患者年龄是判断患者伤情及预后的重要指标,眼外伤后若出现同侧瞳孔散大、直接对光反射消失、间接对光反射存在,提示伤眼原发性视神经损伤;无明显眼外伤患者,单侧瞳孔散大、对光反射减弱或消失则高度提示同侧海马钩回疝。若患者一侧眼睑下垂、瞳孔散大、眼球外展外斜固定,则提示动眼神经损伤。双侧瞳孔散大见于缺氧、低血压、双侧动眼神经损伤或濒危状态(注意除外使用扩瞳药物)。双侧瞳孔缩小多为药物所致,也可见于脑桥损伤。一侧瞳孔缩小伴同侧眼睑下垂,提示 Horner 综合征,应注意排除颈动脉夹层动脉瘤。

检查患者是否存在脑脊液耳漏或鼻漏,仔细检查鼓膜是否有损伤,一侧周围性面瘫伴同侧乳突部皮下血淤斑(Battle 征)提示中颅窝底骨折,眶周皮下及球结膜下淤血斑(熊猫眼征)提示前颅窝底骨折。检查气管是否居中,双侧颈动脉搏动是否良好,有无明显杂音。检查患者有无明显颈部软组织肿胀、静脉怒张。颈后部疼痛或棘突序列不良,提示脊髓损伤。对胸、腹、骨盆、四肢进行详细的体格检查,尤其是伴有低血压的 TBI 患者。

急诊医师应熟悉掌握不同种类脑疝的临床表现。海马钩回疝可表现为同侧瞳孔散大,可因受压大脑脚的侧别不同,出现一侧肢体偏瘫。枕骨大孔疝临床表现为患者烦躁或昏迷加深、生命体征紊乱、呼吸变慢、呼吸、心搏突然同时停止或呼吸越来越慢直至停止,而心搏仍可维持数分钟后停止。颞叶钩回疝和枕骨大孔疝均可导致脑干移位出血,出血多位于脑干腹侧中线旁,也称为 Duret 出血。而弥漫性轴索损伤导致的脑干出血常见于四叠体的背侧。

值得注意的是,TBI 患者合并其他部位的复合伤是导致病情加重、救治困难的另一重要因素。以交通伤为例,研究发现:超过 50％的重型 TBI 患者合并其他部位的复合伤,32％的患者合并骨盆或长骨骨折,23％合并胸外伤,22％合并颌面部骨折,7％合并腹腔脏器损伤,2％合并脊柱损伤。因此在深度诊查时,需要各专科医师对患者进行详细的体格检查。

3.影像学检查

头 CT 平扫检查是急性 TBI 患者的首选影像学检查。为了不浪费医疗资源,对于伤后无意识障碍,无逆行性遗忘,神经系统症状轻微,急诊室神经系统查体正常的患者可以暂不行头CT 检查,除此以外的 TBI 患者均应在伤后尽早进行头 CT 平扫检查。CT 检查时可通过调节窗宽和窗位进一步观察,以便更敏感地发现微小病灶;通过骨窗位观察可以更清晰地显示颅骨骨折。由于骨容积效应,后颅窝病变常在 CT 平扫检查时显示不清,必要时须配合头 MRI检查。

单次头 CT 检查时仅能反映检查以前出现的病理改变,随着伤后时间的延长患者还可能出现新的继发性病理改变。因此,应动态分析 CT 检查结果,如患者头痛、呕吐等症状、体征进行性加重时,应及时复查 CT。如患者头 CT 检查结果与出现的局灶性神经功能障碍不符,则要高度怀疑颅内血管损伤的可能,必要时可考虑行 CTA 或 DSA 检查。颅内小的挫伤及出血灶 CT 检查显示不清时,为明确诊断可进一步行 MRI 检查。

三、颅脑创伤患者的院前临床风险评估

为了快速、高效地开展颅脑创伤的院前急救和急诊室处理,可以根据患者的临床特征进行风险评估(表 2-2),尤其是在群伤患者的救治时,科学分类将有助于保障患者安全,提高救治质量。

表 2-2　颅脑创伤患者的院前临床风险评估

风险评估	临床特征
低危患者	(1)伤后无意识障碍(GCS 评分持续 15 分),无逆行性遗忘 (2)临床症状轻微:仅有轻度头痛,头晕,乏力 (3)无明确神经功能障碍:患者可有一般性头皮软组织损伤(头皮挫裂伤及血肿),但临床检查未发现感觉、运动及生理反射异常,无病理反射 (4)无严重的其他合并伤
中危患者	(1)伤后曾出现意识丧失、大小便失禁、逆行性遗忘、肢体抽搐等,或受伤过程不详 (2)GCS 评分波动在 13~15 分,头痛、头晕症状逐渐加重伴呕吐 (3)虽然无明确的神经功能障碍,但有较重的头皮裂伤、帽状腱膜下肿胀、面部损伤等,临床上不能除外颅底骨折或凹陷性骨折的存在 (4)伴机体其他部位一般性复合伤,呼吸、血氧饱和度、心率、血压稳定 (5)年龄小于 2 岁,以及受伤时已饮酒或已使用其他影响意识药物的患者
高危患者	(1)伤后持续意识不清或意识障碍程度逐步加深(包括有中间清醒期者) (2)GCS 评分≤12 分 (3)存在局灶性或系统性神经功能障碍,明确的开放性颅脑损伤或凹陷性骨折 (4)伴机体其他部位严重复合伤,呼吸、血氧饱和度、心率、血压持续波动不稳
极危患者	(1)患者深昏迷;GCS 评分 3 分 (2)双侧瞳孔散大,眼球固定,脑干反射消失 (3)出现点头样呼吸或呼吸暂停等严重呼吸衰竭表现,或经气管内插管或气管切开,并进行机械通气辅助呼吸后血氧仍难以维持 (4)经复苏治疗,血压仍持续下降难以维持;心率急骤下降或出现心室扑动、心室颤动等严重心律失常

四、颅脑创伤患者的急诊处理

所有患者在初步诊查和深度诊查的同时,均应根据不同状况及时进行相应处置,例如吸痰、吸氧、气管插管或气管切开、伤口止血、抗休克治疗等。对体表存在伤口者应及时注射破伤风抗毒素或人破伤风免疫球蛋白。

1. 低危患者处理原则

低危患者一般可院外观察,但应符合下述条件:①GCS 评分 15 分。②急诊室神经系统查体正常。③头 CT 无明显异常。此类患者大多仅有头痛、头晕、乏力表现,但急诊科医师应充分告知患者及家属,患者若出现病情变化应再次到医院就诊。

2. 中危患者处理原则

中危患者一般均有或曾有意识障碍,可出现逆行性遗忘,临床表现复杂,病情变化快。可根据不同的临床特征选择处理方案。

(1)院外观察,定期复诊。但应符合下述条件:①GCS 评分≥14 分。②除有轻度头皮挫裂伤、头皮血肿外,急诊室神经系统查体未见其他异常。③头 CT 检查颅骨及颅内无明显异常。④患者有家属陪伴,可密切观察患者病情变化,且观察地附近有就医条件。同时急诊科医师应充分告知患者及家属,患者若出现下述情况,应立即就近诊治:①不能被唤醒或意识障碍程度加深。②头痛加剧伴呕吐。③言语含糊不清,行为异常。④感觉异常,肢体无力或抽搐。⑤头皮损伤部位肿胀迅速增大。

(2)观察室或住院观察。除可以院外观察的患者外,中危患者原则上均应在观察室或住院观察。特别是伤后时间短、伤情尚不稳定、年龄＜2 岁的中危患者。此类患者病情有可能突然恶化或进一步进展，应密切监测患者生命体征、神志、瞳孔等变化，必要时动态复查头 CT。

3.高危患者处理原则

对于高危患者，除立即进行生命体征监测、吸氧、止血、气管插管或切开、颈托固定颈部等紧急处理外，对合并胸、腹损伤及肢体骨折者还应及时进行相关的专业处理。如发现颅内血肿、挫裂伤、水肿等颅内占位病症及脑疝时，应紧急给予甘露醇等脱水药物降低颅内压，尽快完善术前准备(以备紧急手术的需要)，并迅速将患者转入神经外科重症监护病房(NCCU)。

4.极危患者处理原则

极危患者生命垂危，呼吸、循环衰竭，生命体征难以维持稳定，转运过程中风险极高，应立即组织相关学科协作现场救治，稳定患者生命体征，再争取机会将患者转入 NICU 救治。

第三节　多发伤的处理

关于多发伤的定义，目前国内外尚无统一的标准，综合国内外文献报道，多发伤可定义为同一致伤因子引起的两处或两处以上的解剖部位或脏器的创伤，且至少有一处损伤是危及生命的。因此，凡符合以下两条以上者可定为多发伤：①头颅伤：颅骨骨折，伴有昏迷、半昏迷的颅内血肿，脑挫伤，颌面部骨折。②颈部伤：颈部外伤伴有大血管损伤、血肿、颈椎损伤。③胸部伤：多发肋骨骨折、血气胸、肺挫伤、心、大血管、气管破裂，膈疝。④腹部伤：腹腔内出血，腹内脏器破裂，腹膜后大血肿。⑤泌尿生殖系统损伤：肾破裂，膀胱破裂，子宫破裂，尿道断裂，阴道破裂。⑥复杂性骨盆骨折(或伴休克)。⑦脊椎骨折、脱位伴脊髓伤，或多发脊椎骨折。⑧上肢肩胛骨、长骨骨折，上肢离断。⑨下肢长管状骨干骨折，下肢离断。⑩四肢广泛皮肤撕脱伤。

单纯的脊椎压缩性骨折、轻度软组织伤、手足骨折等，因对整体影响不大，不应作为多发伤的条件。

一、病理生理特点

(一)致伤因素与病理特征

多发伤具有创伤部位多、伤情严重、组织破坏广泛和生理扰乱大的特点。各种致伤因素引起不同的病理特征，如工矿事故，建筑倒塌造成的挤压或撞击常发生多处肋骨骨折、脊柱骨折、挤压综合征等；高处坠落伤，常有骨折和胸腹多脏器联合伤。偶尔在很轻微的创伤情况下，如平地跌倒、自行车跌下等，当时未发现严重创伤，但随后却出现肝脾延迟性破裂、迟发性颅内出血等严重情况。

(二)应激反应剧烈

多发伤常有失血性或创伤性休克，反射性兴奋交感-肾上腺髓质系统，释放大量去甲肾上腺素和肾上腺素，使心跳加快加强，以提高心排血量；外周小血管收缩，内脏、皮肤及四肢血流量减少，血管内外的体液转移来调节心血管的功能和补偿血容量的变化，以保证心脑能得到较好的血液灌注。低血容量使肾血流量减少，激活肾素-血管紧张素-醛固酮系统，增加钠和水的重吸收。另外，下丘脑-垂体系统分泌大量的抗利尿激素，也促进远端肾小管对水的重吸收，与醛固酮协同作用维持血容量。但如果失血量大，持续时间长，失血得不到及时纠正，组织在低灌注状态下释放活性物质,如缓激肽、5-羟色胺、血栓素、前列腺素等,使毛细血管通透性增加,有效循环血量减少;由于缺血缺氧、ATP 减少,造成容量进一步丢失,使血流动力学紊乱、休克加重。

（三）免疫功能紊乱

机体遭受严重创伤后,破坏或缺血缺氧组织激活并释放血管活性物质和炎性介质、活性裂解产物,导致异常炎性反应,抑制免疫功能,尤其是细胞免疫功能。严重创伤、出血性休克引起肠黏膜缺血水肿,局部坏死,肠道屏障遭到破坏,肠道通透性增高和免疫功能抑制,使肠道内细菌及毒素穿过肠黏膜上皮细胞或间隙进入固有层,侵入淋巴、血流,并扩散至全身致肠源性感染。

（四）高代谢状态

多发伤后发生的应激性反应,可导致机体高代谢状态,一般在伤后第 3 天就会出现,可持续 14～21d。高代谢反应包括心血管和代谢两个方面的变化,表现为心率加快,心输出量增加,外周循环阻力下降;血中白细胞增多;静息能耗增加,氧耗量增加,糖类、脂类和外周氨基酸的利用增加;糖代谢紊乱,糖原分解、脂肪动员,血糖升高;肌肉蛋白严重分解,尿氮丢失,血尿素氮升高,负氮平衡显著;血浆中游离脂肪酸和游离氨基酸浓度升高而进行分解。高代谢状态若不加控制,将发展成为 MODS。

（五）容易发生 MODS

严重创伤及创伤性休克是 MODS 的一个重要诱因,在休克的基础上并发感染将加速MODS 的进程。

二、临床特点

多发伤伤势严重,应激反应剧烈,伤情变化快,常具有以下的特点。

（一）创伤的部位与临床表现的内在联系

头部创伤主要是神志的变化,严重者出现昏迷;面、颈部创伤则应注意气道阻塞而导致的窒息;胸部创伤主要(>85%)是肋骨骨折引起的血气胸和肺挫伤;腹部创伤常见实质性脏器破裂引起内出血以及空腔脏器穿破所致的腹膜炎。

（二）休克发生率高

由于多发伤损伤范围广、创面大、失血多,创伤的应激反应剧烈以及剧烈的疼痛,易发生失血性或创伤性休克,发生率高达 50%～80%。有时与心源性因素,如心脏压塞、心肌挫伤、创伤性心肌梗死等同时存在。

（三）严重低氧血症

多发伤早期低氧血症发生率很高,甚至高达 90%,尤其是颅脑伤、胸部伤伴有休克或昏迷者,PaO_2 可降至 4.0～5.3kPa(30～40mmHg)。多发伤早期低氧血症可分为两型:①呼吸困难型,患者缺氧明显,极度呼吸困难,辅助呼吸肌收缩明显,此型呼吸困难是由于通气换气障碍引起。②隐蔽型,此型呼吸困难是由于循环障碍全身氧供不足、脑缺氧而引起;临床缺氧体征不明显,仅表现为烦躁不安、呼吸增快;随着休克的纠正 PaO_2 将显著改善。

（四）易继发感染

多发伤后机体的免疫功能受到抑制,伤口污染严重,肠道细菌移位,使用侵入性导管等因素导致继发感染的发生率极高,而且多发伤的感染多为混合感染,菌群包括革兰阳性菌、革兰阴性菌及厌氧菌,还容易发生耐药菌和真菌的感染。

（五）易发生 MODS 和 MOF

由于休克、感染及高代谢反应,多发伤极易并发 MODS 和 MOF,死亡率高。器官衰竭发生的顺序依次是肺、肝、胃黏膜与肾。衰竭的脏器数目越多,死亡率越高。

（六）容易漏诊

多发伤常常是开放伤与闭合伤、明显外伤与隐蔽外伤并存,加之时间紧迫,容易发生漏诊。腹部是最常见的漏诊、误诊部位,即使在剖腹探查中,术者满足于一两处伤的发现,而导致腹膜后脏器如胰、十二指肠、升降结肠损伤的漏诊。多发伤时如漏诊胸、腹、腹膜后三腔内出血,往往失去抢救机会,应引起临床医师注意。

三、诊断

多发伤的诊断必须简捷,强调早期诊断,不得因诊断耽误必要的抢救。但多发伤的诊断又必须全面,不致遗漏隐蔽的致命伤。对多发伤患者必须按照"抢救-检查-治疗"的程序,首先抢救危及生命的创伤,如心搏骤停、气道阻塞、大出血、休克等;抢救同时进行初步的体格检查;待生命体征稳定时,再进行细致的体格检查和辅助检查。

（一）迅速判断威胁生命的征象

在抢救现场或急诊室,急诊科医师首先要对伤者进行快速的检查,特别是神志、面色、呼吸、血压、脉搏、瞳孔等生命体征和出血情况,确认伤者是否存在呼吸道梗阻、休克、大出血等致命性损伤。对心跳呼吸骤停者,应立即进行心肺复苏;神志不清者,要保持呼吸道通畅,观察记录神志、瞳孔、呼吸、脉搏和血压的变化。

（二）后续诊断

待生命体征稳定后,进一步询问病史,进行仔细的体格检查、实验室检查及特殊检查,以获得尽可能准确的诊断。

1.病史采集

通过询问伤者、护送人员或事故目击者,问清受伤时间、受伤方式、撞击部位、落地位置、处理经过、上止血带时间、有否昏迷史等。

2.体格检查

为了不遗漏重要的伤情,应按照 Freeland 等建议"CRASHPLAN"检查顺序进行细致的体格检查。

3.实验室检查

多发伤患者都应立即查血型和交叉配血,做血气分析,测定血红蛋白、红细胞压积、血白细胞总数;还需测定肝功能、血电解质、血糖、血尿素氮、血肌酐及尿常规等。根据需要血液学检查可反复多次进行。

4.特殊检查

如患者全身情况允许、可以搬动,应进行 X 线检查、超声检查、腹腔镜检查、CT 检查及 MRI 检查。有条件可进行床旁摄片、床旁 B 超检查。另外,胸腔穿刺、腹腔穿刺方法简单,可反复多次进行。

（三）动态观察

多发伤是一种变化复杂的动态损伤,初期的检查得出的结论可能是不全面的,必须进行动态观察。再估计的重点有：腹膜后脏器的损伤，如十二指肠破裂、胰腺损伤，隐性大出血，继发性颅内、胸内、腹腔内出血等。

（四）伤情评估

正确评价多发伤伤情严重程度，是判断其预后和制订抢救方案极为重要的依据，目前创伤伤情严重度的评估方法很多，各有利弊，此处不再赘述。

四、急诊治疗

在多发伤的急诊治疗时，应树立"以患者为中心"的观念，将各部位的创伤视为一个整体，根据伤情的需要从全局的观点制定抢救措施、手术顺序及脏器功能的监测与支持。需要成立一个由急诊科牵头、全院范围的创伤救治组，负责多发伤的全过程抢救和治疗。

（一）现场急救

急救人员必须迅速到达现场，去除正在威胁伤者生命安全的因素。现场急救的关键是气道管理、心肺脑复苏、包扎止血、抗休克、骨折固定及安全运送，使伤者能活着到医院。

（二）生命支持

1. 呼吸道管理

多发伤患者如出现窒息，不及时解除，将迅速致命。建立人工气道最可靠的方法是气管插管，能完全控制气道、防止误吸、保证供氧及便于给药。对有颈椎骨折的患者，颈部不能过伸，紧急情况下可行环甲膜穿刺术，然后行气管切开术。

2. 心肺脑复苏

对于多发伤患者如伴有胸骨骨折、多发性肋骨骨折、血气胸、心脏压塞、心肌破裂，可行开胸心肺复苏。

3. 抗休克治疗

多发伤患者到急诊科时大多伴有休克。在控制外出血的基础上，根据血压、脉搏、皮温、面色判断休克程度进行抗休克治疗，要迅速建立两条以上的静脉通路，必要时行深静脉穿刺置管术，便于输液和监测。

（三）处理各脏器损伤

当患者的生命体征稳定或基本稳定后，应进一步处理各系统脏器的损伤。

1. 颅脑损伤的处理

有颅脑损伤者，应注意防治脑水肿，可用 20％甘露醇、呋塞米脱水，或用胶体液提高胶体渗透压。限制输液量，这与抗休克措施相矛盾，应兼顾两者，灵活掌握。如明确有颅内血肿，应尽早开颅减压，清除血肿。

2. 胸部损伤的处理

有反常呼吸者，可局部加压固定，或用呼吸机正压通气。有血气胸者，行胸腔闭式引流，当置管后一次引出 1000mL 以上血量，或 3h 内引流速度大于 200mL/h，应行剖胸探查术。心脏损伤者，应及时手术修补。

3. 腹部损伤的处理

多发伤应密切注意腹部体征，必要时行 B 超检查或腹穿，有指征及时剖腹探查。

4. 四肢、骨盆和脊柱脊髓损伤的处理

多发伤患者 90％以上合并骨折。四肢开放性骨折应尽早行清创和内固定手术；对于闭合性骨折可采用骨牵引、石膏固定等方法,待患者情况稳定后再做进一步处理。骨盆骨折合并血管、神经和盆腔内脏器损伤时,应及时手术治疗。

(四)手术治疗

1.多发伤手术治疗的特点

多发伤患者伤情危重,常有失血性或创伤性休克、中枢神经系统功能障碍、呼吸循环功能衰竭等。这些紊乱或功能障碍常常相互影响,形成恶性循环,及时手术可以阻断恶性循环,使患者脱离危重状态。但如果处理不当,手术本身也是一种创伤,可加重恶性循环,进而加重病情。必须严格选择手术适应证,把握手术时机,合理安排手术先后的顺序。

2.手术类型

(1)紧急手术:该类手术不能拖延,如心脏贯通伤、大血管伤,手术越快越好,目的是修补出血部位,制止大出血。上述患者入院时血压很低,甚至测不出,随时有生命危险,许多患者将死在运送手术室过程中,所以需立即就地进行手术。

(2)急诊手术:如脾破裂、肝破裂、子宫破裂、硬膜外血肿、开放性骨折、大面积清创等患者,可以拖延2~3h,待病情进一步诊断明确后或血压恢复到一定水平,做好较充分的术前准备后进行手术。

(3)择期手术:手术的目的是为了改善治疗效果,可在生命体征完全平稳后再进行。

3.手术顺序

多发伤往往有两个以上的部位需要手术,手术顺序主要根据受伤器官的严重性和重要性来决定。一般是按紧急、急性、择期的顺序,如果同时都属紧急或急性时,可按下列顺序进行。

(1)严重的颅脑外伤伴有胸腹内脏器损伤都需要紧急手术处理,应分组同时进行。

(2)胸腹联合伤可同台分组行剖胸及剖腹探查术。多数情况下,胸腔内虽无大出血,但有肺组织损伤及漏气,可先做胸腔闭式引流,再行剖腹探查术。如伴有脊髓受压,可在胸腹部手术完毕后翻身行椎板减压脊髓探查术。

(3)四肢开放性骨折需急诊手术处理,应在剖腹剖胸术后进行,闭合性骨折可择期处理。同时有开放伤和闭合伤,如时间未超过8h,应先行无菌的闭合伤手术,再进行污染的开放伤和空腔脏器破裂手术。

4.多发伤一期手术和骨折早期内固定治疗

(1)所谓多发伤一期手术治疗,是在伤者的生命体征稳定或趋于稳定时,对两个或两个以上的损伤部位分组同台行手术治疗。多发伤一期手术治疗与传统的分期治疗相比,有明显的优越性:①减少并发症的发生率,降低死亡率。②加速患者康复,缩短住院时间。③树立抢救中的整体观,消除推诿现象。

(2)现在认为骨折和骨关节损伤早期进行内固定治疗有利于骨折愈合,应尽早进行。

五、营养支持

创伤后机体处于高代谢状态,能量消耗增加,大量蛋白质分解,负氮平衡,如不能及时纠正,患者易发生感染和MODS。因此,创伤后必须给予营养支持治疗,对消化道功能正常者,以口服为主;昏迷或不愿进食的患者,可采用鼻饲或造瘘,或给予胃肠外营养。

六、防治感染

早期对局部创口进行彻底清创处理,选用适当的抗生素,以预防感染发生;一旦发生,应及时处理感染病灶,针对性选择抗生素。

七、并发症的治疗

多发伤患者常并发休克、感染或 MODS,死亡率极高,关键在于预防。一旦发生,应积极治疗。

第四节　胸部损伤

一、概述

骨性胸廓支撑并保护胸内脏器,同时参与呼吸功能。骨性胸廓的损伤范围和程度往往与暴力性质、大小和方向有关。在钝性暴力作用下,胸骨骨折或肋骨骨折可破坏骨性胸廓的完整性,并使心、肺与胸壁发生碰撞和挤压,造成心肺组织广泛挫伤,继发于挫伤的组织水肿可能导致器官功能不全或衰竭。正常双侧均衡的胸膜腔负压维持纵隔位置居中。一侧胸腔积气或积液会挤压伤侧肺,严重时导致纵隔移位,并压迫健侧肺,甚至影响腔静脉回流。胸骨上窝气管的位置有助于判断纵隔移位。胸廓内动脉和肋间动脉压力较高,管径较大,损伤后可发生致命性大出血。上腔静脉无静脉瓣,骤升的胸内压使上腔静脉压力急剧升高,会发生头颈及上肢的毛细血管扩张和破裂。膈肌分隔两个压力不同的体腔,即胸腔和腹腔,胸腔压力低于腹腔。膈肌破裂时,腹腔内脏器和积液会疝入或流入胸腔。

(一)分类

根据损伤暴力性质不同,胸部损伤分为钝性伤和穿透伤;根据损伤是否造成胸膜腔与外界沟通,可分为开放伤和闭合伤。钝性胸部损伤由减速性、挤压性、撞击性或冲击性暴力所致。损伤机制复杂,多有肋骨骨折或胸骨骨折,常合并其他部位损伤,伤后早期容易误诊或漏诊。器官组织损伤以钝挫伤与挫裂伤为多见,心、肺组织广泛钝挫伤后继发的组织水肿常导致急性呼吸窘迫综合征、心力衰竭和心律失常,挫裂伤患者多数不需要开胸手术治疗。穿透性胸部损伤由火器、刃器或锐器致伤,损伤机制较清楚,损伤范围直接与伤道有关,早期诊断较容易。器官组织裂伤所致的进行性出血是导致患者死亡的主要原因,相当一部分穿透性胸部损伤患者需要开胸手术治疗。

(二)伤情评估

及时、正确地认识最直接威胁患者生命的紧急情况与损伤部位至关重要。病史询问的重点为损伤暴力、受伤时间、伤后临床表现和处置情况。体格检查应注意生命体征、呼吸道通畅情况,胸部伤口位置及外出血量,胸廓是否对称、稳定,胸部呼吸音及心音情况,是否存在皮下气肿、颈静脉怒张和气管移位等。结合病史与体格检查,估计损伤部位和伤情进展速度。在能够转运或送到医院的伤员中,应警惕是否存在可迅速致死的气道阻塞、张力性气胸、心脏压塞、开放性气胸、进行性血胸与严重的连枷胸等情况。诊断较困难的致命性胸部损伤有创伤性主动脉破裂、气管支气管损伤、钝性心脏损伤、膈肌损伤、食管损伤和严重肺挫伤。

(三)紧急处理

包括院前急救处理和院内急诊处理两部分。

1. 院前急救处理

包括基本生命支持与严重胸部损伤的紧急处理。基本生命支持的原则为：维持呼吸通畅、给氧，控制外出血、补充血容量，镇痛，固定长骨骨折、保护脊柱（尤其是颈椎），并迅速转运。威胁生命的严重胸外伤需在现场施行特殊急救处理：张力性气胸需放置具有单向活瓣作用的胸腔穿刺针或闭式胸腔引流；开放性气胸需迅速包扎和封闭胸部吸吮伤口，安置穿刺针或引流管；对大面积胸壁软化的连枷胸有呼吸困难者，予以人工辅助呼吸。

2. 院内急诊处理

要抓住抢救黄金时间进行有效的急诊处理。院前急救的进步，使更多严重胸部损伤的伤员有机会转送到医院急诊科。穿透性胸部损伤伴重度休克，动脉收缩压<80mmHg，或呈濒死状态且高度怀疑心脏压塞者，应施行最紧急的急诊室开胸手术（ERT），方能争取挽救生命的时机。有下列情况时应行急症开胸探查手术：①胸膜腔内进行性出血。②心脏大血管损伤。③严重肺裂伤或气管、支气管损伤。④食管破裂。⑤胸腹联合伤。⑥胸壁大块缺损。⑦胸内存留较大的异物。

二、肋骨骨折

胸廓由胸骨、12对肋骨、12个胸椎相互连接共同构成。在胸廓骨折中肋骨骨折最为常见，占胸廓骨折的90%。暴力直接作用于肋骨，可使肋骨向内弯曲折断，前后挤压暴力使肋骨向外弯曲折断。第1～第3肋骨粗短，且有锁骨、肩胛骨等周围组织的保护，不易发生骨折。第4～第7肋骨长而薄，最易折断。第8～第10肋前端肋软骨形成肋弓与胸骨相连，第11～第12肋前端游离，弹性较大，不易发生骨折。但如果造成第1～第3肋或第11～第12肋骨折，则往往外力打击很大，应密切注意有无合并胸内或腹内器官损伤。由于致伤暴力不同，可以产生单根或多根肋骨骨折，每根肋骨又可在一处或多处骨折；单处骨折如无胸内脏器损伤，多不严重。但有几根相邻的肋骨同时两处以上骨折，可造成连枷胸，产生反常呼吸运动，严重影响呼吸和循环功能。肋软骨骨折常发生在肋软骨与肋骨或与胸骨连接处，并易脱位。老年人肋骨骨质疏松，脆性较大，容易发生骨折。已有恶性肿瘤转移的肋骨，容易发生病理性骨折。

（一）病因

肋骨骨折多由外来暴力所致。直接暴力作用于胸壁时，肋骨骨折常发生于受打击的局部，骨折断端向胸腔内部，可导致胸腔内部的脏器损伤。间接暴力作用胸壁时，胸壁受挤压，肋骨骨折发生于暴力作用点以外的部位，骨折断端向胸壁外面，容易造成胸壁软组织损伤，损伤血管局部出血、肿胀。另外，骨质疏松，骨质软化，原发或转移的肋骨肿瘤引起骨质破坏，可出现病理性骨折。临床上肋骨骨折多由直接暴力所导致。

（二）临床表现

肋骨骨折断端可刺激肋间神经产生明显胸痛，在深呼吸、咳嗽或转动体位时加剧。胸痛使呼吸变浅、咳嗽无力，呼吸道分泌物增多、潴留，易致肺不张和肺部感染等并发症。胸壁可有畸形，局部明显压痛，有骨摩擦音，挤压胸部可使局部疼痛加重，有助于与软组织挫伤相鉴别。骨折断端向内移位可刺破胸膜、肋间血管和肺组织，产生血胸、气胸、皮下气肿或咯血。伤后晚期，骨折断端移位可能造成迟发性血胸或血气胸。连枷胸呼吸时两侧胸腔压力不均衡使纵隔左右移动，称为纵隔扑动。连枷胸常伴有广泛肺挫伤，挫伤区域的肺间质或肺泡水肿可导致氧弥散障碍,出现肺换气功能障碍所致的低氧血症。胸部X线摄片可显示肋骨骨折断裂线和断端错位,但不能显示前胸肋软骨骨折。

(三)诊断

单处肋骨骨折,根据局部压痛和胸廓挤压试验阳性,易于诊断。多根多处肋骨骨折依据症状,反常呼吸运动,体检发现浮动胸壁,以及胸部X线检查,诊断并不困难。胸部X线平片或肋骨像可证实肋骨骨折诊断,并能显示胸内脏器有无损伤及并发症(如气胸、血胸、肺挫伤、纵隔增宽等)。需要注意如骨折无明显移位,或肋骨与肋软骨交界处离断,胸片可能不显示,或看不出骨折线,3~6周后复查X线胸片始显现骨痂影。怀疑合并肺挫伤,应行胸部CT检查明确肺挫伤的部位、范围和严重程度,有时可发现肺内血肿和肺裂伤。严重多发性肋骨骨折或连枷胸应进行连续动脉血气分析检查,以明确低氧血症程度。

(四)治疗

1.治疗原则

镇痛,清理呼吸道分泌物,固定胸廓和防治并发症。

2.治疗方案

(1)闭合性单处肋骨骨折:主要是止痛和预防肺部感染,可采用如下措施:①口服或必要时肌内注射镇静及止痛药物。②肋间神经或痛点封闭,有较好的止痛效果。③固定胸廓:可采用宽胶布条、多带条胸布或弹性胸带固定胸廓。这种方法也适用于胸背部、胸侧壁多根多处肋骨骨折,胸壁软化范围小而反常呼吸运动不严重的患者。

(2)闭合性多根多处肋骨骨折:对有浮动性胸壁出现反常呼吸的患者必须进行紧急处理。①保持呼吸道通畅,必要时进行气管内吸痰或气管切开术。②对浮动胸壁患者,充分镇痛对保持呼吸道通畅及预防肺功能不全有重要作用。伤后早期采用持续性硬膜外镇痛法间断注入适量配制的止痛药,或采用肋间神经阻滞,可使患者长时间保持无痛状态,72h后可逐渐减量或改用全身性止痛药,如吗啡、哌替啶等。③尽快消除反常呼吸运动,纠正呼吸与循环功能紊乱。④防治休克。⑤防治感染,特别注意肺部并发症的预防与处理。常规应用抗生素,治疗时注意限制输液量,特别是生理盐水的用量,输以胶体液为主的溶液和平衡盐液。⑥固定胸廓。胸壁软化范围大、反常呼吸运动明显的连枷胸患者,需在伤侧胸壁放置牵引支架,在体表用毛巾钳或导入不锈钢丝,抓持住游离段肋骨,并固定在牵引支架上,消除胸壁反常呼吸运动。

(3)开放性肋骨骨折:胸壁伤口需彻底清创,用不锈钢丝固定肋骨断端。如胸膜已穿破,需做胸腔引流术。手术后应用抗生素,预防感染。

三、胸骨骨折

胸骨骨折既往比较罕见,但随着现代高速交通工具的增加,高空作业的增多,发生率较以前增加,有国内文献统计胸骨骨折占胸廓外伤的1%～5.5%。

(一)病因及机制

暴力直接作用于胸骨区,或者暴力挤压胸部均可导致胸骨骨折。交通事故中驾驶员胸部撞击方向盘是目前胸骨骨折最常见的原因,其他如高处坠落或煤矿塌方也是发生胸骨骨折的原因之一。骨折部位通常位于胸骨柄与胸骨体交界处附近的胸骨体部,有时则是胸骨柄与胸骨体软骨结合处断裂。通常骨折为横形或斜形断裂,若有断端移位,多为远断端向前移位,重叠于近断端前方,但是胸骨后骨膜常保持完整。胸骨骨折多为严重胸外伤所致,多合并胸内脏器或其他部位损伤,常见的合并伤有双侧多发性肋骨骨折、肺挫伤、心脏大血管破裂、心肌挫伤、气管及支气管破裂等。因此,在诊断时应注意有无合并症存在。

（二）临床表现

单纯胸骨骨折可仅表现为局部肿胀、疼痛、压痛及皮肤软组织挫伤,如有移位可见畸形,如合并内脏损伤,根据受伤脏器的不同可有不同的临床症状及体征,如肺挫伤临床表现为进行性呼吸困难、咳血痰或泡沫样痰、缺氧表现、低氧血症、气胸等,心脏挫伤可以出现心率加快、心律紊乱、气短等。X线及CT检查表现为胸骨骨折以及合并伤的表现。

（三）诊断

典型的胸骨骨折诊断并不困难,有明确的外伤史,体检中有明显的胸前区压痛,胸部触诊可触及骨折摩擦感,骨折断端重叠,严重者可形成胸骨畸形,此时摄胸骨的侧位或斜位X线片多能作出诊断。诊断中要注意有否胸腹脏器的损伤,这些合并伤的存在是死亡的主要原因,B超及CT扫描是重要的诊断手段。胸骨骨折是由强大的外力直接作用于胸骨区或挤压所致,常引起胸腔器官损伤或多发性肋骨骨折、连枷胸和心脏压塞等,出现呼吸、循环功能障碍时病死率较高,应引起临床医师的高度警惕。

（四）治疗

单纯胸骨骨折无移位,不需手术处理,卧床休息及口服止痛药即可。疼痛严重时可采用局部封闭。骨折部位用砂袋压迫,肩胛间垫以小枕,可达到制动止痛目的。有移位的胸骨骨折,全身伤情稳定后应早期行骨折复位。常用的方法如下。

1.牵引复位

适用于横断性胸骨骨折且有明显移位。牵引复位可予局部浸润麻醉,患者仰卧,背部垫枕,轻度后仰。在骨折的胸骨旁做小切口,将预先弯好的钩形针,从一侧肋间紧贴胸骨后方,从对侧同一肋间穿出,然后用4～5kg重量做悬吊牵引。牵引的缺点是患者必须长时间卧床,效果不能完全确定。目前牵引复位法很少应用。

2.手法复位

患者仰卧,胸椎过伸,双臂上举过头部,局部麻醉后,术者用力加压于重叠在近断端之上方的远断端,使之回复。此法适用于横断有轻度移位的胸骨骨折。

3.手术固定

适用于骨折移位明显,悬吊牵引不能限制骨折处活动,或手法复位困难,或胸骨骨折伴有连枷胸。具体方法为气管插管全身麻醉,患者仰卧,背部垫枕。于胸骨骨折处正中做纵行切口,用骨膜剥离器或持骨器撬起骨折端,使之上、下端对合。然后在上、下两块骨片上钻孔,不锈钢丝穿过钻孔对拢胸骨断端并拧紧固定。胸骨骨折复位后,也可采用钢板固定,切口不需要引流。术后应用抗生素预防感染,止痛,卧床休息2周左右,待骨折纤维连接,疼痛减轻后即可下床活动。胸骨骨折的手术效果满意。若骨折已经数周后方手术,需要重新离断已纤维连接的骨折线,骨折愈合时间相应延长。

四、创伤性气胸

胸膜腔内积气称为气胸,因胸部创伤造成者称为创伤性气胸。在胸部外伤中创伤性气胸的发生率仅次于肋骨骨折,在钝性伤中占15%～50%,在穿透性伤中占30%～87.6%,可分为闭合性、开放性和张力性气胸 3 类。

（一）闭合性气胸

1.病因和发病机制

肺泡破裂、肺裂伤或胸壁穿透伤后，少量气体逸入胸膜腔，肺或胸壁的伤口自然闭合，不再有气体进入胸膜腔，这样造成的胸膜腔内积气称为闭合性气胸。如胸部闭合伤肺破裂或肺大疱破裂，针灸或胸腔穿刺意外刺伤肺组织。

2.临床表现

积气量决定伤侧肺萎陷的程度，可分为小量、中量和大量气胸。小量气胸指肺萎陷在30％以下，患者可无明显呼吸与循环功能紊乱。中量气胸肺萎陷在 30％～50％，而大量气胸肺萎陷在 50％以上，出现胸闷、气促等表现。查体可见伤侧胸廓饱满，呼吸活动度降低，气管向健侧偏移，伤侧胸部叩诊呈鼓音，呼吸音明显减弱或消失，少部分患者可在肋骨骨折部位出现皮下气肿。X 线胸片可见胸膜腔内积气及肺萎缩。

3.诊断

依据病史、症状、体征和胸部 X 线片可诊断此病，胸膜腔穿刺抽出气体可证实诊断。

4.治疗

少量气胸一般无须特殊处理，待其自行吸收。大量闭合性气胸，患者有明显症状，需行胸膜腔穿刺抽气，或闭式引流，以促使肺尽快复张。

（二）开放性气胸

1.病因及发病机制

外伤穿透胸壁造成胸壁部分缺损或胸壁遗有伤口，胸膜腔与外界持续相通，空气随呼吸自由出入胸膜腔，称为开放性气胸。开放性气胸与开放性胸外伤不同，开放性胸外伤指外伤致胸部表面不完整，开放伤的深度可限于表面皮肤、皮下层、肌肉层或胸膜外，当外伤造成胸膜破损，胸膜腔与外界直接连通，则称为开放性气胸。

由于患侧胸膜腔内负压消失，伤侧肺萎缩，吸气时纵隔移位压迫对侧肺，而且两侧肺内残气对流，均影响肺通气功能和气体交换，长久可造成呼吸衰竭。开放性气胸造成两侧胸膜腔压力不平衡，吸气时纵隔向健侧移位，呼气时纵隔向患侧移位。这种随呼吸运动出现的纵隔摆动使腔静脉扭曲，影响回心血流，继之心排血量减少，最终可发生循环衰竭。此外，胸壁存在伤口，容易引起胸膜腔感染，并发脓胸。

2.临床表现

伤者出现明显呼吸困难、鼻翼扇动、烦躁不安、口唇发绀、颈静脉怒张。检查时可见胸壁有明显创口通入胸腔，并可听到空气随呼吸进出的"嘶-嘶"声音。气管向健侧移位，伤侧胸部叩诊鼓音，呼吸音消失，严重者可伴有休克。伤侧叩诊鼓音，呼吸音消失，有时可听到纵隔摆动声。X 线胸片可见胸膜腔内大量积气，患侧肺萎缩，纵隔向健侧移位。

3.诊断

根据胸部外伤史、症状和体征，易于诊断。特征性的表现是胸壁有创口并随呼吸发出吸吮声。病情稳定后，可行胸部 X 线摄片，目的不是诊断开放性气胸，主要了解有无胸内异物或其他胸内合并伤。

4.治疗

（1）急救处理要点：将开放性气胸立即变为闭合性气胸，赢得时间，并迅速转送。使用无菌敷料或清洁器材制作不透气敷料和压迫物,在伤员用力呼气末封盖吸吮伤口,并加压包扎。转运途中如伤员呼吸困难加重,应在呼气时开放密闭敷料,排出高压气体后再封闭伤口。

(2)院内的急诊处理:给氧,补充血容量,纠正休克;清创、缝合胸壁伤口,并做闭式胸腔引流;给予抗生素,鼓励患者咳嗽排痰,预防感染;如疑有胸腔内脏器严重损伤或进行性出血,应开胸探查。

(3)胸腔闭式引流术:依据伤情的轻重,患者取半坐卧位或坐位,头略转向对侧,术侧上肢抬高抱头。根据临床诊断确定插管的部位,引流气体一般在伤侧前胸壁锁骨中线第2肋间隙,引流液体则在腋中线与腋后线间第6或第7肋间隙,包裹性液/气胸则根据体检、胸部X线片或B超检查选择部位。局部胸壁消毒后,在胸壁全层作局部浸润麻醉,再将针头刺入胸腔,进一步确定气体或液体的部位。沿肋骨上缘做皮肤切口,用血管钳钝性分离肌层,通过肋间进入胸膜腔。撑开血管钳,扩大创口,置入带侧孔的胸腔引流管。引流管的侧孔应深入胸膜腔内2~3cm。切口缝合1~2针,将引流管固定于胸壁上,末端外接水封瓶,观察水封瓶水柱波动好,保证胸腔内气、液体克服 $3\sim5cmH_2O$ 的压力能通畅引流出胸腔,而外界空气、液体不会吸入胸腔。术后经常挤压引流管以保持管道通畅,定时记录引流液量。引流后肺复张良好,已无气体和液体排出,可在患者深吸气后屏气时拔除引流管,并封闭伤口。

(三)张力性气胸

1.病因及发病机制

肺裂伤、支气管损伤、食管裂伤或胸壁穿透伤可造成张力性气胸。此时裂口与胸膜腔相通,且形成单向活瓣,吸气时活瓣张开空气进入胸膜腔,呼气时活瓣关闭气体不能排出,致使胸膜腔内气体不断增加,压力逐渐增高,形成张力性气胸。

张力性气胸的伤侧肺受压萎陷,通气量减少;张力将纵隔推向健侧,使健侧肺也受压。呼吸通气面积减少,但血液仍灌流不张的肺泡,肺内分流增加,引起严重呼吸功能障碍和低氧血症。由于纵隔移位使上下腔静脉扭曲成角,以及胸膜腔内高压,均导致回心血流量受阻,心排血量降低,最终造成循环功能衰竭。若不及时救治,可很快导致患者死亡。

2.临床表现

张力性气胸是可迅速致死的危急重症。患者表现为严重或极度呼吸困难、意识障碍、烦躁、大汗淋漓、发绀。气管明显移向健侧,颈静脉怒张,多有皮下气肿。伤侧胸部饱满,肋间隙变平,呼吸动动明显减弱,叩诊呈鼓音,呼吸音消失。并可发现胸部、颈部和上腹部有皮下气肿,扪之有捻发感,严重时皮下气肿可扩展至面部、腹部、阴囊及四肢。部分患者有脉细速、血压降低等循环障碍表现。X线检查显示胸腔严重积气,患侧肺完全萎陷、纵隔向健侧移位,并可能有纵隔和皮下气肿;胸腔穿刺时可见到高压气体将针筒芯向外推出。

3.诊断

根据外伤史以及临床表现,怀疑张力性气胸。疑有张力性气胸患者,有条件时可行胸部X线检查,确定有无肺萎陷。无条件进行X线检查,病情危重,可行试验性诊断性穿刺,于伤侧锁骨中线第2肋间穿刺,有高压气体排出即可明确诊断。

4.治疗

张力性气胸进展迅速,常危及生命,必须迅速处理,紧急处理原则为排气减压。具体方法是用粗针头在伤侧第2肋间锁骨中线处刺入胸腔内,达到暂时减压的目的。穿刺针尾可连接水封瓶行胸腔引流或使用活瓣针。活瓣针为穿刺针尾端拴一橡皮指套,顶部剪一小口,使气体能够排出但不能进入胸膜腔。此种方法简易有效,便于现场救治与转运。紧急处理后再做胸腔闭式引流,必要时行负压吸引。一般肺组织裂伤于 1 周内自行闭合,肺重新复张。若闭式引流后呼吸困难无明显缓解,胸管持续大量漏气,肺不能有效膨胀,提示存在严重肺裂伤或支气管断裂,需尽早剖胸探查。手术多采取侧卧位,后外侧剖胸切口,经第 5 或第 6 肋间进胸。较小的肺组织撕裂伤或缺损,可以采用进针较深的褥式缝合数针,闭合裂伤创面。如果肺组织损伤大且深,单纯缝合裂伤断面容易渗血,继发感染或形成支气管胸膜瘘,此时应当行肺部分切除或肺叶切除。如果发现为支气管断裂,应进行支气管断裂修补缝合术。胸内修补手术完毕,充分冲洗胸腔,彻底止血。除留置前胸引流管用于排气外,还需在第 7 肋间腋中线另置闭式引流以利胸液排出。无论是否手术,均应密切观察病情变化。一般处理包括吸氧,预防感染,并注意其他部位有无合并伤。

五、创伤性血胸

胸部穿透伤或非穿透伤均可引起胸壁和胸腔内任何器官受损出血,如与胸膜腔沟通,血液积聚在胸膜腔内称为血胸。出血的来源常为:①肋骨骨折断端出血经壁层胸膜上的刺破口流入胸膜腔,以及肺破裂或裂伤出血。由于肺循环的压力仅为体循环的 $1/5\sim1/6$,一般出血缓慢,加之损伤局部的肺泡萎陷以及血胸(或血气胸)引起的肺受压,可使肺裂口变小和肺循环血量减少,故出血多可自行停止。②来自肋间动脉和乳内动脉的出血,常呈持续性大出血,不易自然停止,往往需要开胸手术止血。③心脏或大血管及其分支的出血,量多而猛,多在短时间引起患者死亡,仅少数得以送达医院。④膈肌破裂及其伴发的腹内脏器破裂出血,血胸被胆汁或胃肠内容物相混而污染。

创伤性血胸的发生率在钝性伤中占 $25\%\sim75\%$,在穿透性伤中占 $60\%\sim80\%$。大量血液丢失可产生低血容量的失血性休克。随着胸膜腔内积血的增多,胸内压力增加,造成患侧肺受压萎陷,纵隔移位,呼吸困难。由于肺、心脏和膈肌的活动而起着去纤维蛋白作用,析出并沉积于脏、壁层胸膜表面形成粗糙的灰黄色纤维膜,故而胸膜腔内的积血一般不凝固。但如果出血较快且量多,去纤维蛋白作用不完全,积血就可发生凝固而成为凝固性血胸。凝固性血胸经过 3d 以后,即在胸膜表面沉积一层纤维板,限制肺膨胀,称为纤维胸。5~6 周以后,逐渐有成纤维细胞和成血管细胞长入,发生机化,成为机化血胸,限制肺的胀缩以及胸廓和膈肌的呼吸运动。积血是良好的细菌培养基,特别是战时穿透性伤,常有弹片等异物存留,如不及时排除,易发生感染而成为感染性血胸,最终导致脓胸。如炎症局限,可发生局部包裹性脓胸。

(一)临床表现

少量血胸对机体呼吸和循环系统影响较小,症状很少或无症状,少量积血大多可自行吸收纤维化,一般不需特殊处理。中等量以上血胸可因血容量减少和肺组织受压萎陷,表现内出血症状和呼吸窘迫,可有面色苍白、烦躁不安和呼吸困难。查体发现脉速而弱,血压降低,伤侧呼吸运动减弱,患侧下胸部叩诊实音,呼吸音减弱,气管可向健侧移位。大量血胸表现与中量血胸相同,只是呼吸、循环功能障碍的症状更明显,程度更严重。

胸内活跃性出血或称胸内进行性出血。在检查外伤性血胸时,必须判明胸腔内出血是否停止,即确定胸腔内是否存在活跃性出血,这不仅为诊断,更重要的目的为处理患者。出现下列征象提示胸内有活跃性出血,需紧急手术开胸止血。①保持胸管引流通畅情况下,引流血量每小时超过 200mL,连续 2~3h。②经积极抗休克治疗和补充全血后,患者脉搏、血压和呼吸无明显改善,或暂时好转又迅速恶化。③引流出的血液很快凝固。④血常规检查血红蛋白和红细胞呈进行性持续下降。⑤胸腔引流出的积血色鲜红,其血红蛋白测定及红细胞计数与周围血液近似。

迟发性血胸是指外伤后患者并无血胸症状,检查也未发现胸内积液,但在数天后证实存在血胸,甚至存在大量血胸。原因可能为肋骨骨折当时无出血,以后因活动或姿势等造成骨折断端刺破肋间血管,或血管破口被凝血块暂时封闭,以后血凝块脱落等。因此,胸部外伤后短期内应重复胸部 X 线检查。

血胸继发感染则形成脓胸。外伤性血胸未及时抽吸干净,或凝固性血胸机化过程中发生感染,可形成脓胸。以下提示脓胸已经形成:①体温升高及白细胞增多,伴有感染症状。②胸腔抽出液涂片检查红细胞与白细胞比值,正常为 500∶1,若小于 100∶1,提示胸内感染。③抽出液放入试管内,加蒸馏水混合放置 3min,如呈浑浊或出现絮状物。④抽出液涂片及细菌培养阳性。

(二)诊断

依据外伤病史、症状和体征可以诊断。胸部 X 线片可显示胸腔内积液或液气胸,以及胸腔内积液量的多少。确诊需要胸腔穿刺抽出血液,但是有血凝块时,不容易抽出或抽出的血液较少。

(三)治疗

1.治疗原则

创伤性血胸的治疗原则是及时排除积血,使受压的肺得以复张,防止胸内形成残腔和继发脓胸。其先决条件是控制胸内出血,所以,应根据积血量多少及是否进行性出血选择治疗方案。

2.治疗方案

(1)小量血胸一般采用胸腔穿刺抽出积血,以解除胸内压迫,防止继发感染。如果没有继发感染也可自行吸收,但要连续观察是否为进行性出血。

(2)中量血胸目前主张早期行胸腔闭式引流术,排出积血,促进肺膨胀,改善呼吸功能,同时全身应用抗生素预防感染。

(3)大量血胸不论出血停止与否,都应该在积极抗休克的同时,考虑剖胸探查,否则有继发感染、形成凝固性血胸或机化性血胸的可能。

(4)进行性血胸患者,应在输血、补液及抗休克治疗下,及时进行剖胸探查,根据术中所见,对破裂血管予以缝扎;对肺裂伤进行修补;对严重肺裂伤或肺挫伤进行肺切除;对心脏或大血管破裂进行修复等。创伤性血胸的开胸率在闭合性伤中占 10%~15%,在穿透性伤中占 18%~34%。

(5)血胸引起休克的患者,经各种有效抢救措施无满意反应,应立即剖胸手术。如果患者经补充血容量后血压尚能维持,有下列情况者也应剖胸手术:①经胸腔闭式引流后 2~3h,每小时引流量仍在 150mL 以上。②出血量仍持续增加,无减少趋势。③胸腔内有大量凝血块。④左侧血胸伴纵隔增宽,怀疑主动脉弓破裂可能。⑤胸内异物,形状尖锐,位于大血管旁,有可能引起再次出血。

(6)对感染性血胸按急性脓胸处理,尽早做胸腔闭式引流术。凝固性血胸和纤维胸并发感染,或脓胸粘连形成多房性,应尽早行开胸手术清除脓性纤维素块和血凝块,并行肺皮层剥脱。全身应用足量、对细菌敏感的抗生素。

(7)对中等量以上的凝固性血胸应进行开胸血凝块清除术,手术宜在伤后 3~4 周内进行。对早期凝固性血胸可行胸膜腔内注入链激酶,24h 以后将已溶解的积血抽出,可根据情况重复注射及穿刺。如已放置闭式引流,注药后将引流管夹闭并平卧 8h 后再行放开。对于机化性血胸应行胸膜纤维层剥脱术,一般在伤后 5 周左右进行,过晚则手术困难或肺难以复张。近年来,电视胸腔镜已用于凝固性血胸、感染性血胸的处理,具有手术创伤小、疗效确切、术后患者恢复快等优点。

六、创伤性窒息

创伤性窒息是指钝性暴力作用于胸部所致的上半身皮肤、黏膜的末梢毛细血管淤血及出血性损害。常见的致伤原因有坑道塌方、房屋倒塌和车辆挤压等。当胸部和上腹部遭受强力挤压的瞬间,伤者声门反射性紧闭,气管及肺内空气不能外溢,引起胸内压骤然升高。由于上腔静脉系统缺乏静脉瓣,这一突然高压使右心血液逆流而引起静脉过度充盈和血液淤滞,并发广泛的毛细血管破裂和点状出血,甚至小静脉破裂出血。表现为头、颈、胸及上肢范围的皮下组织、口腔黏膜及眼结膜均有出血性淤点或淤斑,严重时皮肤和眼结膜呈紫红色并水肿,故又称"外伤性发绀"或"挤压伤发绀综合征"。

创伤性窒息是闭合性胸部创伤中一种较为少见的综合病征,其发生率占胸部创伤的 2%~8%,多见于胸廓弹性较好的青少年和儿童,多数不伴胸壁骨折。但当外力过强时,除可伴有胸骨和肋骨骨折以外,尚可伴有胸内或腹内脏器损伤,以及脊柱和四肢损伤。也可发生呼吸困难或休克。

(一)临床表现

单纯创伤性窒息患者伤后常有短时间意识障碍,患者述头昏、头痛、乏力,少数可有耳鸣、听力减退,或视力下降。检查可发现胸部以上皮肤和皮下有不同程度淤斑,呈紫红色,压之可有暂时退色。口腔、鼻腔黏膜和眼结膜充血、出血或淤斑,特别是球结膜下出血、肿胀为其特征。此类患者实验室检查结果多无阳性发现。

(二)诊断

有胸部钝性伤病史。检查可发现胸部以上皮肤、皮下淤血斑,球结膜肿胀和结膜下出血为其特征性表现。患者有昏迷和神经系统症状时,需要做头颅 CT 或 MRI 检查,确定颅内出血范围和程度。

(三)治疗

1.治疗原则

创伤性窒息以非手术治疗为主,一般应限制静脉输液量和速度。对皮肤黏膜的出血点或淤血斑,无须特殊处理,2~3 周可自行吸收消退。

2.治疗方案

(1)吸氧、镇痛、镇静。

(2)患者应取半卧位,鼓励其进行有效咳嗽,保持呼吸道通畅。

(3)支气管解痉治疗,使用氨茶碱等解除支气管痉挛。

(4)补充血容量,予以适量晶体液和胶体液,维持循环稳定,但补液速度要慢。

（5）出现呼吸衰竭的患者要及时行气管插管,呼吸机辅助呼吸,纠正缺氧和（或）二氧化碳蓄积,个别患者需行气管切开。

（6）对于合并损伤如休克、血气胸、颅脑及腹部外伤等,应采取相应的急救和治疗措施,包括防治休克、血气胸的处理、及时开颅、剖胸探查或剖腹探查等。

七、肺挫伤

（一）病因

严重胸部钝性伤或穿透性伤,均可造成肺挫伤,钝性伤最常见,如车祸、减速伤、挤压伤、高空坠落及爆炸气浪伤、烟雾烧伤等,偶尔弹片、子弹伤或骨折脂肪颗粒肺栓塞也可产生肺挫伤。依据暴力损伤的范围,肺挫伤可以发生在单侧,也可以是双侧,可以是局部性的,也可能累及一叶肺或一侧全肺,呈弥漫性损伤,造成的后果和严重程度也可能相差甚远。广泛弥漫性肺挫伤常合并胸内脏器严重损伤,也是胸外伤最常见的致死原因之一。

（二）发病机制及病理改变

胸部钝性伤时,外部冲击波经胸壁突然挤压肺实质,造成肺实质出血、水肿;当冲击波消失,受压的胸壁恢复正常位置,巨大的胸内负压又进一步加重肺损伤。肺挫伤严重程度除了与外伤力量大小及是否直接作用胸壁有关外,也取决于伤者胸壁的弹性、柔韧性。

肺挫伤发生的病理变化与肺组织结构特点有关,肺循环压力较低,肺泡内及其周围缺乏结缔组织支持,最后肺泡毛细血管内压和血浆胶体渗透压之间平衡不稳定,受外界影响很容易发生一系列病理改变。肺挫伤主要病理改变,大体检查肺外观呈黯紫色,表面完整,但是重量增加,含气量减少,不容易压缩。显微镜下可见肺部微血管内膜损伤,肺泡和肺间质内有大量血液渗出和间质性水肿。肺泡壁完整但肺泡间隙有出血,肺泡内充满红细胞和渗出液。实验研究发现,伤后即出现肺泡水肿,24h内肺挫伤呈进行性发展,开始为肺泡和间质出血,以后渗出增加,肺泡和间质内充满蛋白性水肿液和血细胞。

肺挫伤造成的病理生理改变主要包括以下4个方面:①肺气血屏障障碍:肺挫伤后病理解剖改变为肺泡和间质充血、水肿,肺泡间隔增厚,致氧及二氧化碳不容易经过增厚的间隔进行气体交换,肺弥散功能降低,气体交换严重受阻,肺静脉血内氧含量和饱和度下降,出现低氧血症。②肺内分流增加:肺挫伤可造成肺泡表面活性物质减少,肺泡表面张力增加,肺顺应性降低,肺泡通气减少,致通气灌注比下降,肺内分流增加,从而引起低氧血症。其次,肺挫伤后肺实质受损,毛细血管结构破坏,肺泡内皮细胞间隙增大,水分和胶体渗出到血管外,肺泡及间质出血、水肿,最终造成肺泡不张。小支气管黏膜受到外伤刺激分泌增加,肺泡、细小支气管被血液、水肿液和细胞碎屑堵塞,胸部疼痛限制胸部呼吸运动和咳嗽排痰,潮气量降低,这些因素都加重肺不张。除了肺泡不张,也可出现肺段或肺叶不张,最终影响肺内分流。③心排血量降低:严重肺挫伤造成大量肺内分流和低氧血症,机体代偿性反应为心率加快和增加心排血量。若低氧血症长时间不能得到矫正和有效缓解,久之心脏代偿能力丧失,最后发生心力衰竭。心力衰竭反过来进一步加重组织灌注不足和乳酸积聚,此时除呼吸性酸中毒外增加了代谢性酸中毒。④严重弥漫性肺挫伤,容易发生呼吸窘迫综合征,其原因与上述因素有关,包括肺充血、水肿,肺内分流增加,微小肺泡不张,死腔增加,肺顺应性下降等,均造成急性呼吸衰竭,甚至多器官衰竭而死亡。

（三）临床表现

轻度或局限性肺挫伤，临床症状不明显，或者其症状被其他严重合并损伤所掩盖，未能被辨识出来，仅在胸部 X 线检查时发现。严重肺挫伤可出现症状和体征。症状体征可表现为：①皮肤损伤、皮下淤血或皮下气肿。②胸痛、咳嗽、呼吸急促、咳血性泡沫样痰。③体格检查，听诊可闻呼吸音减弱，广泛湿啰音、水泡音或管性呼吸音，心率增快。④合并其他损伤可伴有液气胸或出现气栓而致的神经症状。⑤严重肺挫伤可发生 ARDS，表现严重缺氧、发绀、呼吸困难，烦躁不安，出血倾向，甚至尿少，昏迷。

辅助检查包括胸片显示肺部局限性或弥漫性斑片状影或团块状影，边缘模糊不清，有时融合成大片状不透光区。胸部 CT 显示肺实质损伤。胸部影像学改变发生很快，最迟伤后 6h 出现，而出现的早晚与伤情严重程度并无明显关系。动脉血气分析结果提示低氧血症，它出现早，早于 X 线异常发现之前。若通气功能障碍，还可出现高碳酸血症。动脉血氧分压（PaO_2）＜8kPa（60mmHg），动脉血二氧化碳分压（$PaCO_2$）＞6.6kPa（50mmHg）。此外，还可发生凝血机制改变，血小板降低，可有出血倾向，也可出现高凝状态。

（四）诊断

依据外伤史，结合症状、体征和辅助检查，特别是影像学和血气分析结果可确定诊断。

（五）治疗

依据肺挫伤的严重程度，可有不同的治疗措施。轻度肺挫伤无需特殊治疗，随诊观察和预防合并症发生即可。严重患者则需要处理，甚至要及时和积极处理，主要是在加强监护病房内的内科治疗。

1. 单纯肺挫伤可给氧

鼻导管给氧或面罩给氧。

2. 合适液体输入保证足够组织灌注

注意补充血容量，维持循环稳定并控制输液速度，同时限制过多晶体液入量，防止输液过多造成继发肺水肿。临床一般按晶体液与胶体液 2∶1 比例输入，日总入量控制在 1500～2000mL。足够的胶体液输入可有效维持血液胶体渗透压，减轻肺间质水肿和肺泡水肿，有效改善呼吸弥散功能，纠正低氧血症。

3. 保证呼吸道通畅

及时反复地清除呼吸道内分泌物和痰液，鼓励患者自主咳嗽排痰或用鼻导管吸痰、经支气管镜吸痰等。若患者呼吸困难，痰液不能有效清除，为减少呼吸道死腔和阻力，便于吸痰，及时行气管切开。

4. 防治感染

严重肺挫伤患者容易继发肺部感染，开始可应用广谱抗生素，以后依细菌敏感度选择合适抗生素。

5. 糖皮质激素

应用肾上腺皮质激素本身有抗炎作用，可以稳定溶酶体，降低毛细血管通透性和血管阻力，使肺组织内分泌减少，水肿减轻，从而降低右心负荷。创伤后期应用激素目的在于抑制血小板聚集，防止毛细血管床内微血栓形成，减少白细胞集聚，减轻肺纤维化。激素应用要求早期、大量、短疗程。

6. 机械辅助通气

当动脉血气分析报告 $PaO_2<60mmHg$，$PaCO_2>50mmHg$，应立即行气管插管机械辅助通气。机械辅助通气除了改善通气功能，还可减少肺出血，应用呼气终末正压模式(PEEP)通气还可促使塌陷的肺泡重新复张，减轻肺水肿，改善弥散功能，保证充分供氧，有效纠正低氧血症。

7. 有效处理合并症

如合并气胸或血气胸，行胸腔闭式引流。骨性胸廓有骨折应予稳定。单纯肺挫伤多无手术处理适应证，当胸腔内持续大量漏气或严重出血，保守治疗无效，考虑为肺组织出血，需开胸探查，必要时切除受损肺组织。实际上这种肺出血是因为肺裂伤而非肺挫伤所致。

八、肺爆震伤

炸弹、炮弹、火药或其他爆炸物爆炸后，产生大量的热能、高气压和爆震波(气浪或水浪冲击波)，人体暴露在爆炸可能损伤的范围内，有可能发生肝、脾、肺等器官挫伤，胸廓面积大，因而对肺的损伤更为显著、更为常见，冲击波作用于胸部，可直接传导至肺造成肺损伤。其作用机制为强大冲击波先压缩胸廓，之后依靠胸廓顺应性和减压，胸廓回弹，这种加压和减压的压力巨变，使肺组织在胸腔内撞击胸壁，造成严重肺挫伤。此外，冲击波也作用于细小支气管及肺泡，引起肺泡破裂、出血，产生肺水肿，导致肺通气和换气功能紊乱。冲击波还可引起心包出血和心肌裂伤，影响循环系统功能。

患者支气管及气管内可有大量血性渗出物，如不能及时有效地咳出，容易导致支气管痉挛及呼吸道梗阻，加重缺氧和呼吸困难。组织缺氧反过来又增加肺毛细血管渗透性，使更多的液体渗出进入肺泡，形成恶性循环。

(一)临床表现

肺爆震伤的表现与损伤的严重程度有关。由于胸廓弹性大，从外表上看可能无明显损害或者损伤很轻，但是内部损伤却很严重。主要表现为胸闷、憋气，咳嗽、咳痰，咳血性泡沫样痰和呼吸困难，严重时可有呼吸衰竭。体检胸部外表无明显异常发现，听诊可发现呼吸音减弱，并闻及广泛细小水泡音和干啰音，有肺血管损伤时，因肺循环阻力增大，血容量减少，右心负荷加重，可出现缺氧、右心衰竭体征。

(二)诊断

典型的胸部爆震伤病史，临床症状和体格检查阳性发现可初步诊断肺爆震伤。胸部 X 线片显示，轻者仅有受伤局部肺纹理增浓、透光性降低。重者可见大片模糊影，或呈弥漫性斑片状、云雾状或磨玻璃状改变。此外，动脉血气分析提示低氧血症。

(三)治疗

迅速将患者撤离危险区，立即予鼻导管或面罩吸氧，卧床休息。清除呼吸道分泌物，保持呼吸道通畅。止痛、镇静，减少耗氧量。静脉输液，必要时补充胶体，保证足够有效循环血容量。同时注意输液量和输入速度，避免因输液量过多、输液速度过快加重肺水肿，必要时给予利尿剂。治疗中应予广谱抗生素防治感染。如出现肺水肿，除相应处理外，必要时行气管切开，呼吸机辅助通气。由于肺爆震伤时，细小支气管、肺泡和小血管可能同时受损，采用机械辅助呼吸正压通气时，需注意防止发生气栓。

九、气管、支气管损伤

气管及支气管损伤是一种少见但可威胁患者生命的胸部损伤,无论穿透伤或钝性伤均可造成气管或支气管断裂,产生严重后果。由于气管及支气管的解剖位置,穿透性损伤时常因合并心脏、大血管损伤而死于事发现场,临床所见到的穿透伤多为颈段气管损伤,胸段气管穿透伤罕见。闭合性钝性伤所致的气管或支气管破裂,多发生在胸段气管或主支气管,临床处理的也多为此类损伤。

(一)病因及发病机制

颈段气管损伤多为锐利器械伤及颈部所致,如刀刺伤、刃器割伤或枪弹伤,可引起气管破裂或穿透。此外,医源性操作(手术误伤、纤维支气管镜检查或穿刺、摘取气管或支气管内异物)也可损伤气管或支气管。气管异物偶尔也可造成颈段气管损伤。颈部钝性伤,如勒缢颈部,多因窒息死亡,少数救活者可发生气管折断。胸段气管或支气管伤多为闭合性钝性伤所致,特别是交通事故胸壁挤压伤或撞击伤,常导致气管和支气管断裂。

颈段气管因位置表浅,无其他组织保护,容易遭受锐器损伤,其发生机制不难理解。胸段气管或主支气管锐器伤,战时多由于枪弹或锐器所致,平时所遇到的患者多由于刀具刃器、枪弹伤,或气管镜下取异物引起。单纯性胸段气管、主支气管锐器损伤罕见,常伴有其他重要脏器的损伤。

胸部闭合伤造成气管和主支气管损伤临床最多见,其发生机制尚未完全清楚,提出的可能机制包括以下几点:①解剖学上,胸廓富有弹性,环状软骨和气管隆突部位相对固定,胸部遭受突然暴力冲击或挤压,胸廓前后径减小,横径增大,双肺向两侧移位,对隆突附近的支气管产生剪切力。当隆突受到的牵扯力超过一定限度时,即可发生气管破裂。②胸部受挤压瞬间,声门紧闭,气管被挤压于胸骨与脊柱之间,气管内压骤升而超出气管的弹性可致断裂。暴力将气管和主支气管在隆突部猛撞于脊柱上,导致气管破裂或折断。③高速运动中突然减速,可以对支气管产生水平剪切力,这种剪切力主要作用在主支气管软骨环和膜部交界处,从而发生撕裂。

临床上 80% 左右破裂部位在距气管隆突 2.5cm 以内,裂口常发生在气管分叉部,或气管膜部与软骨结合部。左侧与右侧主支气管破裂发生率无显著差异。气管断裂后,依破裂口大小、位置可产生不同的病理改变。气管破口小可能仅有少量纵隔气肿;较大破口或气管完全断裂,可出现严重纵隔气肿和张力性气胸,甚或急性呼吸窘迫。主支气管断裂后,有两种可能情况发生:一部分患者伤后即出现气胸,置胸腔引流后长期漏气,经 CT 扫描或纤维支气管镜检查发现主支气管断裂;另一部分患者支气管破裂口被血凝块或软组织暂时阻塞,或因为其他严重合并伤,早期未能引起临床医生注意,造成漏诊。急性期后,支气管完全断裂者,呼吸道内无菌分泌物潴留致管腔完全堵塞,造成阻塞远端长期肺不张。若支气管不完全断裂,局部瘢痕形成造成狭窄,仍有部分气流通过,则可阻塞远端支气管致反复感染,产生肺脓肿或支气管扩张,甚至毁损肺。

(二)临床表现

颈段气管锐器损伤可有呼吸困难、疼痛、咳痰和咳血。检查可发现颈部伤口,且随呼吸运动颈部伤口出现气流进出的吸吮声。

钝性伤造成胸段气管断裂,气管裂口位于纵隔胸膜内,逸出的气体上升、扩散,出现纵隔及颈部皮下气肿。少数患者由于气管断裂口小,周围组织密集,可维持气管通气,无明显纵隔气肿或气胸症状。胸部闭合性损伤造成主支气管断裂、纵隔胸膜破裂,气体外溢常有气胸或张力性气胸,患者出现呼吸困难、发绀,呼吸窘迫甚至窒息。引起呼吸困难的主要原因有主支气管破裂所致气胸;血液或分泌物阻塞下呼吸道;合并肺挫伤;受伤支气管黏膜水肿或血肿等。此外,患者伤后早期常有咳血,咳血量多为少量至中量,罕有大量咳血,有时为泡沫样血痰。另一典型特点为胸腔闭式引流后,漏气不止,长期肺不复张。钝性伤造成主支气管断裂晚期,若断裂远端支气管完全堵塞可有伤侧肺不张,出现胸闷、憋气、气短及肺活量下降等呼吸功能低下表现。原因为萎陷肺叶减少了呼吸面积,以及肺内血液右向左分流增加。若主支气管部分断裂,狭窄形成但未完全闭塞,远端分泌物潴留,引起肺部反复感染,出现咳嗽、咳脓性痰、发热甚至咯血等支气管扩张和肺脓肿的临床征象。胸部 X 线正、侧位片显示纵隔气肿、气胸或液气胸。伤侧肺门下坠,肺完全萎陷。

（三）诊断

有明确颈部外伤史,典型临床表现和检查所见,颈部气管损伤诊断并不困难。胸段气管或主支气管断裂的诊断依据有胸部外伤史,临床症状和体征。外伤性气胸行胸腔闭式引流后,有效吸引漏气不减,肺仍不复张,应想到主支气管断裂可能。胸部 X 线片及 CT 影像能显示气管或支气管断裂。一侧主支气管断裂时,立位胸片显示伤侧肺因失去支气管的悬吊作用而坠落至胸腔底部心膈角处,此 X 线表现称为"肺坠落征"。一般气胸,萎陷的肺被压向纵隔肺门部,因而"肺坠落征"对于二者鉴别具有重要价值。CT 扫描慢性期支气管断裂可清楚显示支气管盲袋状近心端或狭窄部的支气管。纤维支气管镜可以直接看到气管或主支气管断裂口而确诊,并可辨清损伤的部位、裂口大小,断端远侧情况。对慢性期支气管断裂患者纤维支气管镜可发现支气管破裂处,支气管狭窄或堵塞。

（四）治疗

气管或支气管完全断裂的治疗原则为一经确诊应立即处理,从而保证呼吸道无漏隙,肺组织完全膨胀,改善呼吸功能。紧急处理包括保持呼吸道通畅,尽快清除气管内的异物和血凝块。颈部气管裂口较大,可经裂口插入气管导管,以保证患者良好的通气。手术处理之前,应进行必要的术前准备,包括吸氧、补液、保证胸腔引流通畅。

处理颈段气管锐器伤,应在全身麻醉或局部麻醉下行彻底清创及气管修补。从气管裂口处已放置导管者,可经口插入气管导管,同时拔出裂口处的导管,清创后,间断缝合气管裂口。术前有声带麻痹,尤其双侧声带麻痹者,不做气管重建修复而行永久性气管造口。具体手术处理方法为取平卧位,肩下垫枕抬高,头部后仰,做颈部低位横切口,探查气管裂口常在血肿周围,位于气管侧面、软骨与膜部交界处。彻底清创和止血后,修剪裂口边缘,对合整齐,全层缝合气管裂口。气管完全断裂时,可于上下断端用粗线缝吊拉拢,开始先膜部,以后再前壁顺序间断缝合裂口。若在局麻下缝合,可经口插细塑料管进入远端,确保供氧。吻合完毕用肌肉覆盖吻合口,置引流片。为减轻术后吻合口张力,可用粗线固定下颌,使之贴近前胸,两周后拆除。有环状软骨创伤,清创时注意勿损伤后侧面的喉返神经,对端吻合时下断端前壁留长一些,使之缝在甲状软骨上。术后保持呼吸道通畅,并应用抗生素防治感染。

处理胸段气管锐器伤,小的气管裂伤口特别是医源性损伤,大多可自行愈合,不需要手术处理。保守治疗措施包括大剂量抗生素防治感染,必要时需行胸腔闭式引流或气管切开。大的裂伤口,需要及时手术修补,用可吸收线间断缝合裂口。若同时伴有严重肺裂伤修补困难,或有肺大血管损伤出血难以控制，可行肺叶或一侧全肺切除。胸段气管锐器伤多与合并胸内其他脏器伤手术同时处理，故多经典型后外侧剖胸切口进胸。单纯胸段气管锐器伤，也可经胸骨正中切口而不进入胸膜腔，这样对于术后呼吸功能干扰较小，恢复更快。

对完全离断的支气管两残端，经清创后，用 4-0 聚丙烯缝线做褥式间断缝合，外用纵隔胸膜加固。手术中遇到小的漏气，可用手指间断压迫，边压边缝合撕裂伤口。如能使用双腔气管插管或术中将带套囊的单腔导管送入对侧，则可避免从支气管裂口漏气，利于手术操作。在修复广泛撕裂的病例，可考虑使用体外循环机，在心肺转流下进行修补术。

胸段气管钝性伤或主支气管断裂处理：早期支气管断裂的治疗原则为急诊行支气管断裂修补吻合术，手术愈早效果愈好，早期手术可达到肺功能完全恢复。手术治疗通常取左侧卧位，右后外侧切口进胸。切断奇静脉，显露气管和隆突部。清除裂伤口周围积血或坏死组织，确定气管或右主支气管裂伤的部位、大小。修补时注意将气管或支气管断端修剪整齐，准确对位，在无张力情况下进行吻合。吻合完毕用心包或带蒂胸膜加固。术后予抗生素预防控制感染，在下颌固定体位练习进食和排痰，以减少术后吻合口张力。若患者一般情况差，不能立即行手术修补，可行气管造口延期处理，以便清除呼吸道分泌物，减少感染和阻塞，待情况好转后再做延期修补。由于气管造口不利于排痰，容易损伤吻合口，尽量不用。

慢性期支气管断裂的治疗原则为切除狭窄段支气管，重建气道，使肺重新复张。若支气管断裂远侧萎陷，肺已有不可逆性改变，肺不能复张，则应将受累肺叶或一侧全肺切除。支气管断裂慢性期一般粘连较重，解剖时发现的瘢痕区就是支气管破裂口处。需仔细耐心解剖出气管或支气管裂口，吸净远侧端支气管内的胶样分泌物，膨肺，鉴定远端肺能否重新复张。一般来讲，支气管完全断裂者，尽管病史有 2 年甚或更长，远侧肺仍可以恢复通气功能。继之，切除狭窄处瘢痕，修剪创缘，对合完好，做间断对端吻合。吻合后试验无漏隙，用心包或带蒂胸膜包盖吻合口。若支气管撕裂处无法修补或吻合，远端肺不能复张已丧失功能，或支气管不完全阻塞，存在支气管扩张或肺脓疡，则需行肺叶切除或一侧全肺切除。

十、食管穿孔和破裂

食管穿孔或破裂是一种严重的突发性疾病，发病率低，容易误诊，文献报道，误诊率可高达 66%～84%。食管穿孔可分为颈段、胸段和腹段三组。颈段食管穿孔通常在环咽区附近，胸段穿孔常在梗阻性食管病变的近段，腹部穿孔在远段食管或贲门部。食管穿孔破入纵隔或胸膜腔可在 10h 以内发生严重的急性纵隔炎或胸膜腔感染，如未及时治疗，患者可在起病后 1～2d 内死亡，后果极为严重，胸段食管穿孔的死亡率甚至高达 10%～20%，是胸外科的一种急症。因此，临床上应引起足够重视，全面掌握食管穿孔的临床表现、病因和发病机制、诊治原则及预后和经过，力求早期诊断并给予合理治疗，以挽救患者生命并使患者顺利恢复。

（一）病因和发病机制

食管穿孔病因复杂，有的比较明确，如医源性（器械、手术）、外伤性、异物性、腐蚀性、放射性、自发性等，其中常见病因为器械与异物所致。但是自发性、食管神经性病变或应激性食管穿孔、破裂，其发生原因和机制至今仍不完全清楚。

1. 医源性损伤

器械性穿孔多有明显原因，较易诊断，约占各病因所致食管穿孔的 60%，其中，主要为上消化道内镜检查和食管扩张术；安插鼻胃减压管，在食管癌合并严重梗阻的患者，引起梗阻近端食管穿孔并不少见；为食管静脉曲张合并大出血患者安插三腔管止血的操作，也可引起食管穿孔；在急诊室，即使在手术室的条件下做气管插管并发食管穿孔并不罕见。另外，食管附近的手术操作，如气管手术、甲状腺手术、纵隔镜检查等，也可造成食管穿孔。迷走神经切断术和全肺切除术所致的食管穿孔，其发生率为 0.5%。穿孔部位多见于食管的 3 个生理性狭窄部位，与器械和所进行的操作有关。食管有病变时穿孔发生率较高，如肿瘤、贲门失弛症、食管憩室、食管周围炎症、狭窄等。有报道认为，对贲门失弛症患者行气囊扩张中食管穿孔发生率可高达 1%～10%，可能与患者营养状态不良有关。

2.外伤性食管穿孔和破裂

包括钝击伤、贯穿伤、异物吞入和腐蚀性物质吞食等。穿透伤和钝性伤共占食管穿孔的 8%～15.8%。因胸部外伤性食管穿孔多为严重复合伤，其周围脏器如气管、血管常同时受损，且常因症状复杂而误诊误治，临床上应引起重视。食管异物，如咽下的义齿、鱼刺等，均可刺破食管；也有报道用番木瓜蛋白酶溶解嵌塞在食管内的食物时，引起严重的穿孔；腐蚀剂，特别是误饮或自杀使用的碱性液，对食管的损伤尤为严重。爆震伤和冲击波影响可以发生食管穿孔，由食管穿孔引起的气胸，呼吸道症状明显而易误诊为支气管、肺破裂。此类食管破裂常累及主动脉弓下食管段，临床应注意。

3.自发性损伤

自发性食管穿孔或破裂系指健康人突然发生食管破裂。自发性食管破裂的原因和机制尚未完全清楚。大多数患者先呕吐继而出现食管穿孔，所以呕吐仍为最重要的发病原因。与呕吐相联系的是饮酒，多数是过食、饮酒之后发生呕吐。其他自发性食管破裂的原因有分娩、车祸、颅脑手术后、癫痫、增加腹压动作等。自发性食管穿孔多在下段，裂口多呈纵形。

4.异物性损伤

异物性食管穿孔以老年人和婴幼儿多见。异物多为尖锐异物并与异物性状有关。南方多为鱼刺或家禽骨，北方多为枣核，西北地区多为肉块和羊骨。非食物性异物多为误吞或企图自杀或因精神失常。穿孔部位多在食管第一或第二生理性狭窄处。异物进入食管并停留在狭窄处后，可能强吞饭团或其他食物，企图将异物迫入胃内，其后果可能促使食管穿孔或其他并发症。异物可存留在食管腔内或已进入胃内，亦可挤出食管腔外。异物性食管穿孔异物本身尖锐或在食管内嵌顿、压迫，未及时取出或取出时均可损伤邻近气管或主动脉。主动脉穿孔可引起致死性大出血，是食管穿孔最严重的并发症。

5.食管本身疾病或其邻近器官疾患所致食管穿孔

食管疾患所引起穿孔最常见的原因为晚期食管癌，其次为食管结核、梅毒或溃疡。可穿至纵隔、气管或支气管，形成食管、气管或支气管瘘。食管周围脓肿、化脓性淋巴结炎破入食管壁或肿瘤复发感染直接侵犯亦可造成食管破裂或穿孔。另有报道，胸主动脉夹层动脉瘤破入食管致食管破裂。

(二)病理生理

肠道结构中的浆膜和黏膜下层含有抗张力的胶原和弹力纤维，由于食管没有浆膜层而不同于消化道的其他部位，使之更易于损伤。食管的颈段后壁黏膜被覆一层很薄的纤维膜，中段仅被右侧胸膜覆盖，下段被左侧胸膜覆盖，周围没有软组织支持，加上正常胸腔内压力低于大气压，这些是食管易于损伤的解剖因素。食管穿孔的部位多是环咽肌和咽括约肌连接处的颈部食管，有 50% 的食管穿孔发生在环咽部 Lannier's 三角，这个三角由咽括约肌和在颈椎

5、6 水平的环咽肌构成。当有颈骨刺和颈部过伸时,极易被损伤发生穿孔。另外,用器械易引起食管损伤的部位为上胸段食管,这个部位相对狭窄,部分与肺门、主动脉弓及左主支气管固定。其他易于损伤的部位是食管的远端与胃连接处,还有梗阻病变的近段、食管癌延伸的部位,以及进行检查或扩张的部位。

食管穿孔后口腔含有的大量细菌随唾液咽下,酸度很强的胃液、胃内容物在胸腔负压的作用下,较易经过穿孔的部位流入纵隔,导致纵隔的感染和消化液的腐蚀,严重的炎症可引起胸腔积液及少见的心包积液。因此,纵隔的感染程度及临床表现取决于穿孔的部位、大小、深度,以及周围组织污染的程度。颈部穿孔多引起食管周围炎或局限性食管周围脓肿,晚期可引流到后纵隔。胸段食管穿孔可较早引起纵隔炎,当穿孔波及胸腔时,胸腔内负压可使胃内容物进入胸腔进一步造成胸腔感染。继之可出现体液丢失、低血容量及败血症。纵隔感染还可累及邻近的气管或主动脉发生穿孔,亦可由异物直接压迫使动脉壁肌层和弹力层破坏变薄,形成假性动脉瘤,逐渐扩大,向食管穿破形成主动脉食管瘘而发生大出血死亡。腹部食管穿孔多不能局限,可造成腹腔污染及腹膜炎,并且很快发展成败血症及休克。

(三)临床表现

最常见的临床症状是疼痛,包括胸骨下后方及上腹部剧痛、吞咽痛,还可有发热、进食困难与皮下气肿。但由于穿孔或破裂的原因、部位、大小及穿孔后的时间不同,其临床表现也各不相同。

早期颈部食管穿孔表现为颈部僵硬、钝痛、血性呕吐和颈部皮下气肿,若合并邻近器官或组织损伤可出现相应的症状和体征。如气管损伤可出现喘鸣、声嘶和呼吸困难,胸膜顶穿破时可有气胸。稍晚形成气管食管瘘可出现咳嗽并咳出食物。

胸部食管穿孔则可很快形成纵隔气肿和纵隔感染,其症状常在数小时内出现,患者可有胸骨后疼痛、呼吸困难、吞咽困难,当出现皮下气肿,常提示胸内食管穿孔已扩大;当食管内容物经溃破的纵隔胸膜进入胸膜腔可造成胸腔感染、气胸和液气胸,此时患者还可出现低血容量、心动过速甚至全身脓毒血症和休克等表现;当气体进入胸壁软组织,可产生胸部、颈部及头面部皮下气肿,提示穿孔较大。

食管腹段穿孔相对较少见,一旦损伤,由于胃液进入游离腹腔,引起腹腔的污染。临床表现主要为急性腹膜炎的症状和体征,感染迅速发展可导致全身脓毒血症、休克。与胃和十二指肠穿孔相似,应注意胸段食管远段的损伤,也可以表现为这种情况。当污染不在腹腔而在后腹膜,急腹症临床表现可不典型,使诊断更加困难。另外,腹段食管穿孔常有上腹部疼痛和胸骨后钝痛并放射到肩部的较典型体征。

(四)辅助检查

1.实验室检查

早期血、尿常规和血生化检查可无明显变化;合并感染时白细胞总数大多增高,中性粒细胞增多有中毒颗粒及核左移现象;出现休克时尿常规可有少量蛋白、红细胞和管型;血生化检查注意有无水电解质、酸碱平衡紊乱。胸液生化检查可有淀粉酶增高及 pH 低于 6.0,可有大量的白细胞。

2.X 线检查

X 线平片检查最简便易行,尽管仅根据胸、颈、腹部的 X 线检查并不能做出诊断,但可以提示食管穿孔的可能性。根据穿孔的部位和原因做 X 线平片检查,颈部穿孔可以发现颈部筋膜平面含有气体,气管移位,食管后间隙增宽,正常的颈椎生理弯曲消失。在有些患者可以在食管后间隙发现有气液平,颈部或纵隔气肿以及气胸、气腹。胸部食管穿孔可发现纵隔影增宽,纵隔内有气体或气液平,胸腔内气液平。腹部食管穿孔时可发现膈下游离气体。必须注意的是,用普通 X 线检查,食管穿孔的 X 线征象受穿孔后时间的影响,有 20%～30%的患者呈阴性表现。

3.食管造影

许多患者就诊时并非都具有典型症状,而表现为严重的呼吸困难、低血压、败血症、休克、昏迷,或是模糊不清的急腹症或胸部急症。因此,应对怀疑有食管穿孔而一般情况允许的患者用食管造影来肯定诊断,对普通 X 线提示有食管穿孔的患者也应用食管造影来明确穿孔的大小和部位。在透视下口服造影剂可以显示食管腔,食管穿孔的部位、大小,与邻近脏器的关系及食管远端有无狭窄。一般用水溶性造影剂如泛影葡胺口服造影效果较好,刺激性小,外渗后很快被吸收,不会恶化已有的炎症。如使用钡剂一旦漏出食管外,手术清除困难。如果泛影葡胺造影没有看到瘘口,再加钡剂来进一步明确诊断。应注意,尽管使用造影作为常规诊断手段,但仍有 10%的假阴性,因此,当造影阴性时也不能完全除外食管穿孔。造影时摄正位、侧位和斜位片,临床医师最好亲自观察造影剂检查全过程,确定造影剂有无外逸,逸出的造影剂停留何处,是否穿破入胸膜腔,同时注意穿孔的大小、部位和与邻近脏器的关系。这些均为以后选择治疗方式和手术入路提供有价值的参考。

4.CT 检查

CT 检查对食管穿孔的诊断敏感性达 90%。在多发复发损伤患者,CT 检查有助于发现食管周围有无气体或纵隔气体,提供食管穿孔的间接证据。口服造影剂后行 CT 检查,可为食管穿孔提供直接证据。同时在保守治疗过程中可应用 CT 检查来观察患者病情变化,有助于准确判断并及时转为外科手术治疗。

5.纤维内镜检查

内镜检查不是确诊的必需手段,因食管充气可致纵隔内污染扩散,使小的穿孔扩大,且在合并其他食管病变时,难以全面观察病变情况,故仅用于临床高度怀疑而 X 线和食管造影呈阴性患者。纤维内镜也可用于治疗目的取出误吞的异物。

6.其他

食管穿孔患者由于唾液、胃液和大量消化液进入胸腔,诊断性胸腔穿刺抽出有臭味的胸液并含胃内容物或食物残渣、胸液生化检查淀粉酶增高及 pH 低于 6.0,即可诊断,是一项简单而有诊断意义的方法。在怀疑有食管损伤的患者口服小量亚甲蓝后可见胸腔穿刺引流液中有蓝色,同样有助于诊断。

(五)诊断与鉴别诊断

食管穿孔或破裂后的并发症和死亡率与从发病到诊断时间有明显关系,因此,早期迅速做出诊断是非常重要的。对所有行食管内器械操作及食管周围手术后出现颈部、胸部或腹部疼痛的患者,应想到发生食管穿孔的可能性。有 Mackler's 三联征即呕吐、下胸痛、下颈部皮下气肿时,更应迅速怀疑有食管破裂或穿孔的可能,并应做进一步检查。胸部创伤,特别是食管附近有创伤的患者,应常规检查是否有食管损伤。当重视并时常想到这种疾病发生时,结合有关病史、症状、体征及必要的辅助检查多可做出及时、正确的诊断。少数病例早期未能及时诊断,直至后期出现脓胸,甚至在胸穿或胸腔引流液中发现食物方做出诊断。

由于食管穿孔或破裂临床表现出来的大多是非特征性的症状、体征,早期立即做出诊断较困难,需要与下列疾病鉴别,如胃、十二指肠溃疡穿孔及胰腺炎,心肌梗死,降主动脉瘤,胸膜炎,肺炎,自发性气胸或液气胸等。

(六)治疗

1. 治疗原则

因导致食管穿孔或破裂的原因、穿孔部位、食管基础病变、局部及全身状况及就诊时间不同,临床上治疗处理的方法也有不同。食管穿孔或破裂可以用手术治疗或非手术治疗。不管用哪一种方法治疗基本目的在于防止从破口进一步污染周围的组织,清除已存在的感染,恢复食管的完整性和连续性,恢复和维持营养。要达到这 4 个目的,需根据损伤食管的情况,被损伤食管处组织是否正常、原发疾病是良性还是恶性、是否伴有穿孔远端梗阻、纵隔及胸腔污染情况、食管损伤后到治疗的时间等选择不同的方法。

2. 保守治疗

原则上对于新鲜穿孔,穿孔范围小、污染轻,不伴有食管肿瘤或梗阻,全身感染中毒症状轻的患者,目前多倾向于保守治疗,而保守治疗的前提是早期诊断,保守治疗的成功靠敏感广谱有效的抗生素应用以控制穿孔造成的感染,还靠各种综合治疗包括胃肠内和胃肠外营养。具体说来,对以下情况首先采用非手术治疗:器械引起损伤穿孔,特别是在颈部的穿孔;溃疡性狭窄和贲门失弛症或食管静脉曲张用硬化剂治疗后,在扩张时引起的穿孔,以及食管周围有纤维化形成,能限制纵隔的污染;从食管穿孔到诊断已经间隔几天,但症状轻微或患者已经耐受;早期诊断小的局限的穿孔;穿孔后引起的污染仅限于纵隔或纵隔与壁层胸膜之间,没有造影剂溢入附近体腔;从损伤到诊断未经口进食;患者临床情况稳定,症状轻微,无全身感染迹象。

保守治疗方法包括以下几个方面。

(1)引流:不论采用哪种治疗方法,有效的引流是必不可少的,特别是在广泛炎症和全身情况不佳时,必要时应在 CT 引导下置入引流管。这种方法在颈部穿孔和胸部穿孔患者都有效。有效的引流能使肺早期膨胀,也使修复成功的机会加大。

(2)禁食:在怀疑或一时诊断有食管损伤时,应立即禁食、禁饮至少 10d,并嘱患者尽可能减少吞咽动作。

(3)胃肠减压:常规使用胃肠减压,以减少胃液的潴留,采用多孔管置于食管穿孔的上下缘,以达到有效吸引,防止外渗的污染作用。除胃肠减压外有时还需经鼻腔间断吸引口咽部分泌物。但是需注意,胃肠减压管使食管下段括约肌不能完全关闭,有可能加重胃反流。

(4)抗感染:食管穿孔后引起的主要病理是食管周围组织的炎症感染,如纵隔炎,胸、腹膜炎,因此,一旦怀疑有食管损伤应早期选用广谱有效抗生素。必要时根据病原学检查、药敏试验选择敏感抗生素,需使用至少 7d。

(5)维持营养:由于食管穿孔的治疗时间较长,往往需停止经口进食 10d 以上,因此不论是否采用保守治疗,都需要在最初治疗时,同时建立预防性的胃肠外营养或有效的胃肠道营养如营养管置入或空肠造瘘等。

(6)对症支持治疗,及时纠正和维持水、电解质平衡。

(7)经食管灌洗:置胸腔引流进入脓腔,达漏口处,并用负压吸引。用呋喃西林溶液漱洗口腔,再口服含抗生素的无菌盐水(如庆大霉素),每小时 50~100mL。晚上 10 时到凌晨 6 时停服,胸腔引流出的液体污浊或量较多时,口服量增加。引流量少于 30～50mL 时,行食管造影或口服亚甲蓝,证实瘘口封闭,X 线胸片无积液,改为开放引流,逐步退出。这种方法有利于早期肺膨胀,消灭残腔,促进食管早期愈合。也可在不进食时将胃肠减压管放在穿孔部位,用生理盐水或抗生素溶液灌入冲洗。

(8)腔内支架封瘘术:食管破裂或穿孔治疗的关键在于减少溢漏和充分引流。食管腔内带膜支架封瘘术是近年发展的一种新技术。对于胸腔已有感染,或一般情况差、年龄较大及心、肺功能不良,暂时不能手术修补者或穿孔小、感染已局限者,或者经常规保守治疗引流无明显减少或外科手术修补失败者,均可实施。经胃镜置入带膜食管支架封堵食管破口,能有效减少溢漏,食管自愈后将支架取出。

总之,保守治疗的方法既是治疗的手段,又是观察病情变化的方法,同时也是手术治疗必不可少的术前准备。但是必须注意,保守治疗 24h 如果症状不见好转或有加重时,则应考虑进一步手术治疗。

3.手术治疗

(1)手术治疗的原则:清除所有炎症和坏死的组织;根据不同的部位,用适当的方法确切闭合穿孔;矫正并解除食管穿孔远端梗阻。当损伤发生在食管梗阻的近段或在梗阻的部位,或当诊断过晚(一般>24h),一般不直接修补损伤的食管。

(2)手术治疗的适应证:手术治疗的选择与以下因素有关:食管穿孔的原因、部位;是否同时存在其他食管疾病;从穿孔到诊断的时间;食管穿孔后污染的程度;炎症蔓延的情况;是否有邻近脏器损伤;患者年龄及全身情况的好坏;以及医院的条件及医生技术水平。对于诊断时间早;胸腔污染较轻;穿孔较大,穿孔伴有气胸、胸腔积液、气腹、纵隔气肿或脓肿;有异物存留;伴有食管恶性疾病和食管远端狭窄,且患者能耐受手术时可选择手术治疗。

(3)手术治疗的入路:依穿孔的部位不同而不同。

1)颈部穿孔:单纯缝合或引流是颈部食管穿孔的最好处理方法,在胸锁乳突肌前做切口,把颈动脉鞘拉向后外侧,甲状腺拉向前外侧,游离出食管。如果可能的话,闭合穿孔并行椎前间隙的引流。

2)胸部穿孔:食管中上段穿孔时可经 4、5 肋间进胸腔,下段穿孔则经 6、7 肋间进胸腔,如没有胸腔污染,中上段从右侧开胸,下段从左侧开胸。但若食管破入哪一侧胸腔时,则应从哪一侧开胸,以便于手术处理。

3)腹部穿孔:若胸腔没有污染,可直接经上腹部正中切口进行。不论穿孔在什么部位,显露食管后,可通过食管内的导管向食管腔内注入亚甲蓝或注入气体来确定穿孔的部位。

(4)手术治疗的方法:手术治疗胸部食管穿孔的方式较多,主要有以下几种。

1)一期缝合:一期缝合不是外科手术治疗食管穿孔常用的方法。在早期诊断的患者,当有手术适应证时,应行急诊手术缝合修补穿孔的食管。要达到一期严密缝合,术中应进一步切开肌层,充分暴露黏膜层的损伤,彻底清除无活力的组织,在良性病变大多数患者黏膜正常,手术时应将穿孔缘修剪成新鲜创缘,大的穿孔应探查纵隔,仔细找到穿孔的边缘,用 2-0 的可吸收缝线或不吸收的细线,间断缝合修补穿孔的食管,同时局部引流。分层闭合黏膜和肌层是手术修复成功的关键。没有适当暴露和严密缝合是术后发生瘘的主要原因,如果损伤时间较长,组织发生水肿,可以仅闭合黏膜层,并同时彻底冲洗和清除污染的组织。

2)加固缝合:由于一期缝合食管损伤有裂开和瘘的可能性,特别是当患者从穿孔到治疗时已隔了几个小时,因此有必要采用加固缝合的方法闭合食管穿孔。胸部有许多组织如食管周围炎性反应增厚的胸膜、网膜、带蒂肌瓣都可覆盖于穿孔处用于加固缝合。

3)同时处理食管疾病:穿孔发生在狭窄或肿瘤的上段、穿孔远端有梗阻时穿孔几乎不可能自行愈合。在患者能够耐受手术、病变的食管又可以切除的情况下,最好手术切除病变的食管。食管切除后,可根据污染的情况和病情决定采用一期或二期消化道再建。一旦决定做食管切除,应做颈部吻合。当病变或肿瘤不能切除时,在大多数患者食管穿孔将是致死的并发症。如同时存在贲门失弛症,或严重的反流性食管炎争取尽可能同时给以相应处理。

4)食管外置或旷置:诊断已延误、胸腔感染严重的患者,一般状况差,无法修补者应行食管旷置术。食管旷置后可杜绝胸腔感染来源。在胸腔引流通畅下,能促使肺扩张,瘘口愈合。这种手术包括:一是缝闭贲门,胸段食管自颈部拔出外置以减少胸内污染,后期再做空肠或结肠代食管术。二是在穿孔下方的腹段食管用一根粗尼龙线暂时阻断食管 3～6 周,同时用胃管引流食管腔。待造影证明食管穿孔愈合后,从腹壁将阻断食管的尼龙线拔去。食管外置或旷置的手术近年来已很少使用。

5)食管插管术:此法适用于一般情况差、裂口长、污染严重、估计修补不能成功而必须引流者。将"T"形管经裂口插入食管腔内,保持管腔通畅,围绕"T"管闭合裂口,另一端穿过肋间隙,近脊柱旁引出体外,产生一个可控的食管皮肤瘘做持续负压吸引。待 3 周后胸壁窦道形成、感染局限时,拔除"T"管,换药直至完全愈合。

(5)术后处理:术后禁食,持续胃肠减压,吸引口咽部、膈、胃内的分泌物,保持纵隔和(或)胸腔引流通畅,适时改闭式引流为开放引流,静脉维持营养和水、电解质平衡,继续使用敏感抗生素控制感染,注意观察并及时处理可能出现的并发症如肺或膈下脓肿,以及吻合瘘或修补处食管瘘。还应积极治疗其他并发症,如吸入性肺炎、化脓性心包炎以及纵隔炎症腐蚀大血管引起的大出血。

(七)预后

食管穿孔或破裂的预后差别较大,影响预后的因素有诊治是否延误,穿孔类型和部位,治疗方式和食管本身存在的疾病等。胸部食管穿孔虽是一种对患者生命威胁较大的疾病,但只要做到早期诊断,积极正确地治疗,仍可取得较满意的临床效果。

十一、食管化学烧伤

食管化学烧伤亦称为食管腐蚀伤,是由于吞服腐蚀剂如强碱或强酸等引起的食管损伤和炎症。这类损伤在临床中并不少见,后果极为严重,最终导致食管瘢痕性狭窄。食管腐蚀性烧伤在儿童及成人均可发生。食管腐蚀性损伤中 60％是因为误服强碱所致,10％为误服强酸。

(一)病理特点

1.腐蚀性食管烧伤的病理变化

与腐蚀物的种类及性质相关。食管腐蚀性烧伤以吞服碱性腐蚀剂最多见,是酸性腐蚀剂的 11 倍。强酸和强碱引起食管和胃的病理改变不同。强碱与消化道接触 10s 内就可对食管壁造成损伤。强碱能对食管组织产生液化性坏死,其损害程度较强酸更为严重。除能引起组织的水肿性反应外,强碱还向食管深层扩散,使组织蛋白溶解、脂肪皂化及组织脱水,并于溶解时产生大量热量,对组织也有损害作用。强酸可导致消化道表面组织的凝固性坏死,这些凝固物早期形成坚硬的焦痂,能够限制腐蚀剂向食管壁深层穿透。值得指出的是,强酸不同于强碱可被胃酸中和,因而引起胃的烧伤,特别是胃体。

2.食管腐蚀性烧伤的严重程度

与吞入腐蚀剂的剂量、浓度、性质及其与组织接触时间的长短等因素有密切关系。一般而言,腐蚀剂的强度(浓度)和在食管内停留的时间是造成食管损伤程度的关键因素。无论是酸性还是碱性腐蚀剂,浓度较高时均可对食管造成严重损害。可将其分为以下3度。

(1)Ⅰ度:食管黏膜和黏膜下层充血、水肿和上皮脱落,同时可有出血。一般不累及肌层,不形成瘢痕性狭窄。

(2)Ⅱ度:烧伤穿透黏膜下层而伤及肌层,黏膜严重充血、出血和出现水疱,表层坏死,深度溃疡,食管因此失去弹性和蠕动,因此分泌减少,大多形成瘢痕和狭窄。

(3)Ⅲ度:累及食管全层及周围组织,食管坏死穿孔而发生纵隔炎症,常致休克、中毒,甚至死亡,幸存者必致重度狭窄。

3.食管腐蚀性损伤的自然病程

分为3个阶段,各阶段有不同的演变特点。

(1)急性坏死期:吞服腐蚀剂后24h是腐蚀剂的作用阶段。误服后数小时内食管壁即出现剧烈炎性反应,食管黏膜充血、水肿,重者24h内黏膜高度水肿、出血、表面糜烂,覆以渗出物、血液及坏死组织。若腐蚀食管全层,可致食管穿孔、食管周围脓肿及并发纵隔感染、感染性休克,可导致患者死亡。更严重的损伤可累及纵隔及邻近器官,如可发生胃穿孔,主动脉可于伤后数分钟内破裂,患者死于大出血等。伤后72h是组织反应阶段,2～3d后水肿开始消退,坏死焦痂开始脱落,进入亚急性期脱痂时也可发生突然的大出血。

(2)溃疡及肉芽期:吞服腐蚀剂后1周组织反应逐渐停止,而代之以微弱的新生肉芽组织。10d后组织发生纤维性变,形成肉芽组织,吞咽困难减轻,进入症状缓解期。

(3)瘢痕期:2～3周后进入瘢痕形成期,食管腐蚀性狭窄逐渐形成并呈进行性加重。食管腐蚀性损伤造成的狭窄称为食管腐蚀性狭窄,多发生于伤后3～4周,也可发生于数月或多年之后。狭窄形成时间短者,食管损伤较轻,组织修复快,瘢痕形成早,狭窄较轻;时间长者,组织修复时间长,瘢痕形成时间晚,狭窄严重。食管瘢痕狭窄的高峰阶段,一般多在伤后6～8周。这一演变过程有的可长达1年之久。

(二)临床表现

症状的发展视食管损伤范围和程度而定。

1.急性期

病程为期4d。

(1)局部疼痛:吞服腐蚀物后立即引起唇、口腔、咽、颈部以及胸部中等度或重度疼痛,涎液横溢,呕吐,拒食。

(2)吞咽困难:早期因食管痉挛、水肿所致。

(3)呛咳、呼吸困难、呼吸道梗阻:早期由于腐蚀剂反流,可累及声门,引起声门水肿,患者有呼吸困难表现;亦可因反流误吸而发生肺部并发症,后期因瘢痕形成引起狭窄而发生呼吸道梗阻,并中毒而发热、心悸等。

(4)出血:呕血多说明食管或胃的烧伤严重,少量呕血多由创面渗血或坏死组织脱落出血引起,大量呕血除大片坏死组织脱落外,常由溃疡穿透至邻近大血管所致。大出血常发生在伤后 10d 左右,严重者多因无法控制而死亡。

(5)食管穿孔:强碱较强酸更容易引起食管穿孔,穿孔以下段食管多见,穿透纵隔可引起纵隔炎,穿入胸腔可引起一侧或两侧脓胸,患者迅速出现败血症、休克、呼吸困难等症状。亦有穿入气管,发生食管气管瘘。

2.亚急性期

为期约 20d。此期肿消,吞咽困难逐渐好转;热退,轻伤者症状消失而恢复正常。

3.瘢痕形成期

可持续数月至数年之久。烧伤 20d,胶原结缔组织收缩,肌层开始纤维化,并上皮化形成瘢痕。狭窄可为局限性、多发性,甚至全食管狭窄。此期症状以吞咽困难为主,与狭窄程度成一定比例;可有脱水及营养不良表现;其他并发症如吸入性肺炎、感染、肺不张等亦可出现。

(三)诊断

应仔细询问吞服腐蚀剂的剂量、浓度、性质(酸或碱)及原因(误服或企图自杀)等,对诊断损伤严重程度和治疗均有帮助。企图自杀的患者常吞服腐蚀剂的剂量较多,损伤甚为严重而广泛,病情也很严重。对这类病情,应严密观察,注意神志、血压、脉搏、呼吸的变化及中毒可能出现的症状及体征,以及胸、腹部的仔细检查,及早发现食管及胃坏死穿孔。值得注意的是有 20% 的患者没有口腔烧伤而有食管损伤,70% 有口腔损伤而无食管损伤。食管吞钡检查在急性期很少采用,一般可见到黏膜不规整,局部痉挛。但疑有食管穿孔患者可用碘油或水溶性碘制剂造影,如有食管穿孔,则可见造影剂外溢。纤维食管镜检查可以及早提供有价值的资料,最近多主张 24~48h 内施行,可早期明确损伤的严重程度,及时做出比较正确的处理对策,而且有经验的内窥镜专家进行这项检查并无多大危险。但在此后的 3~4 周内即食管化学性烧伤的第二阶段,不主张再做食管镜,因为此时的食管壁最为薄弱,容易发生食管穿孔。

(四)治疗

1.急救处理

吞服腐蚀剂很快来院就诊的患者,应根据病情的严重程度进行救治。严重患者,给予静脉输液、镇静、止痛,有喉及会厌损伤致呼吸困难者,应立即做气管切开。给患者饮用牛奶以稀释,饮用量不超过 15mL/kg,因为量过多可诱发呕吐,加重食管损伤。现不主张中和灌洗,认为中和可产生气体和热,加重损伤。对较重的患者应放置胃管,作为饲食维持营养及给予药物;尚可起到支撑,防止食管前、后壁粘连的作用。

2.急诊手术

对吞服腐蚀剂量多、浓度高的患者,特别是对企图自杀者,可有上消化道的广泛坏死、穿孔、严重出血,及时诊断、及时手术治疗可望挽救部分患者的生命,除切除坏死食管或胃外,尚需行颈段食管外置及空肠造口,后期再行食管或胃重建。

3.食管瘢痕狭窄的预防

食管腐蚀性烧伤早期就应注意如何减轻和防止瘢痕形成引起食管狭窄。目前研究或已用于临床的预防方法主要集中在药物和机械两方面。

(1)采用药物控制瘢痕形成:采用药物预防或减轻食管瘢痕形成在临床应用最广泛、时间最久的是肾上腺皮质激素,但目前对其疗效仍有不同的看法。多数人认为,早期应用皮质激素,对中等程度的食管腐蚀性烧伤仍有良好效果。皮质激素可以抑制纤维组织增生和瘢痕形成,减轻狭窄的程度,而且即使发生瘢痕狭窄也较松软。因而不少人仍认为抗生素、皮质激素和食管扩张是目前治疗食管烧伤的基本模式之一。

(2)食管扩张治疗：食管扩张在预防和减轻食管烧伤后瘢痕狭窄的疗效已得到公认，对瘢痕组织形成早期行食管扩张的效果较好，但严重、多发及广泛狭窄则效果不佳。目前对扩张时间仍有不同的看法，一些人认为过早施行扩张对有炎症、糜烂的食管创面会加重损伤，因而主张在食管再度上皮化后，开始进行扩张。有人用狗进行试验，长10cm的食管黏膜剥脱后需要8周才能再次上皮化。一般在食管烧伤后10d开始进行扩张，但近些年来，不少人主张早期扩张，其效果更为显著。为增强扩张治疗的效果，一般扩张时间需要半年至1年。有学者于扩张时在病灶内注射皮质激素，经临床病例对比观察，可减少扩张的次数，提高治疗效果。食管扩张的技术操作并不复杂，但要仔细操作，预防食管穿孔的并发症。

除采用扩张器进行食管扩张外，亦可采用循环扩张法，这种方法是先做胃造口及放入牵拉用的丝线，食管扩张可在表面麻醉下进行，扩张时将口端的丝线缚于橄榄形的金属探头或梭形塑料探子上，涂上或吞服少许石蜡油，探头另一端再缚上丝线，将探子从口腔经狭窄区拉入胃内，再由胃内拉出。扩张后将口端及胃端的丝线妥善固定，以免拖出，待下次扩张时使用。这种方法虽然早已用于临床，但最近国外仍有人采用。认为这种方法较为简单、方便，穿孔危险性较小，效果可靠，特别在我国一些经济不发达地区更为适用。

(3)食管腔内置管：食管腔内置管可以预防食管烧伤后瘢痕狭窄。

(4)外科手术：颈部食管狭窄在临床上较为多见，常见原因是结肠、胃与颈部食管吻合口狭窄和颈段食管腐蚀伤后局限性瘢痕狭窄，以结肠重建更为多见。虽然多数狭窄患者可经扩张治愈，但扩张无效，甚至成形术也难以处理的严重患者，需行复杂的重建手术。

采用单侧颈阔肌皮瓣修复严重颈部食管狭窄，均一期完成手术，肌皮瓣成活率高，并能早期恢复经口进食，是颈部食管狭窄修复安全有效的新方法。

4. 食管腐蚀性损伤主要并发症的治疗

食管腐蚀性损伤严重的并发症有以下几种。

(1)食管穿孔及食管-气管瘘：食管穿孔可发生于食管壁全层组织坏死后，是食管化学腐蚀伤治疗中的严重并发症，治疗不及时可危及患者生命，一般内镜检查可确定上皮坏死，但不能明确食管全层损伤的程度。食管腐蚀性损伤患者应在病程早期拍摄X线胸片，并做食管造影检查，造影最好用碘油。穿透性食管损伤的特征包括纵隔气肿、纵隔积液及液气胸。

当食管前壁穿孔并穿过气管食管间隙及气管后壁进入气管，可造成气管食管瘘，患者可出现胸痛和呼吸困难(叹息样呼吸，鼻翼扇动)等症状。一旦诊断明确，应及时采用足量的广谱抗生素控制感染，禁食，留置鼻饲管营养，保持水、电解质平衡，并给予血浆、白蛋白等支持疗法。穿孔较小者有望自行愈合；穿孔较大、不能自愈者需要开胸进行瘘管修补术。

(2)食管周围脓肿：食管周围脓肿是由于食管黏膜感染未得到控制，感染扩散到食管周围组织形成。X线检查对诊断有帮助。患者可出现高热、胸痛，常不能进食，多有水和电解质平衡紊乱，应及时补充纠正。其治疗可在X线透视下行脓肿穿刺抽脓，并局部注入抗生素治疗，也可在颈部行脓肿切开引流术。若患者有呼吸困难，可先行气管切开术，建立良好的呼吸通道后再进一步切开脓肿引流，这样可避免脓肿破溃，溢入气管内发生意外。颈部切开脓肿引流原则上应选择脓肿侧，切口可选择从胸锁乳突肌前缘入路，麻醉的选择可根据病情而定。但有些学者认为，由于颈部主要的血管、神经多位于这一手术路径中，术中容易造成误伤，如血管破裂出血、神经损伤等，危险性较大，且手术时间较长，脓液引流也可导致局部污染，使感染扩散等,因而主张从胸锁乳突肌后缘入路进行脓肿切开引流。通过这一入路沿颈椎前间隙钝性分离,能避开颈部主要的血管和神经,容易到达脓肿所在部位,手术时间较短,且便于术后引流和脓肿的冲洗,避免感染扩散的发生。

(3)气胸及纵隔气肿:气胸及纵隔皮下气肿是食管穿孔、破裂的严重并发症之一。在进行扩张时引起食管破裂,气体沿气管颈深筋膜及大血管鞘向上,形成皮下气肿,气体进入纵隔,形成纵隔气肿,空气进入胸膜腔引起气胸。其治疗原则是暂停食管顺行引线扩张术,禁食,纵隔引流;有气胸者安装胸腔闭式引流管,积极抗感染及支持疗法,静脉高营养,必要时行气管切开术,待症状缓解和病情稳定后再考虑下一步治疗问题。

(4)胃黏膜脱垂及幽门部分梗阻:这两种并发症较少见,多为吞食强酸所致。由于强酸使组织脱水、蛋白凝固、结痂,因此可减轻对组织深处的继续损害;但胃液不能中和酸性腐蚀剂,故对胃黏膜损伤较重,导致胃部黏膜脱垂或胃瘢痕收缩、幽门部分梗阻。主要表现为腹痛、消化道出血和消化不良等。其治疗为应用抗生素控制感染的同时行胃肠减压及营养支持疗法,待梗阻症状缓解后可进食易消化食物,服用解痉药及胃黏膜保护剂。

十二、膈肌损伤

根据致伤暴力不同,膈肌损伤可分为穿透性膈肌损伤或钝性膈肌损伤。穿透性膈肌损伤多由火器或刃器致伤,伤道的深度和方向直接与受累的胸腹脏器有关,多伴有失血性休克。钝性膈肌损伤的致伤暴力大,损伤机制复杂,常伴有多部位损伤,膈肌损伤往往被其他重要脏器损伤的表现所掩盖而漏诊,甚至数年后发生膈疝才被发现。

(一)穿透性膈肌损伤

下胸部或上腹部穿透性损伤都可累及膈肌,造成穿透性膈肌损伤。穿透性暴力同时伤及胸部、腹部内脏和膈肌,致伤物入口位于胸部,称为胸腹联合伤;致伤物入口位于腹部,称为腹胸联合伤。受损胸部脏器多为肺与心脏,受损腹部脏器右侧多为肝、左侧常为脾,其他依次为胃、结肠、小肠等。火器伤动能大、穿透力强,多造成贯通伤,甚至造成穹窿状膈肌多处损伤;刃器则多导致非贯通伤。穿透性暴力所致单纯膈肌损伤较为少见,胸腹联合伤或腹胸联合伤除了躯体伤口处大量外出血、失血性休克等临床表现外,一般多同时存在血胸、血气胸、心包积血、腹腔积血、积气和空腔脏器穿孔所致的腹膜炎体征。床旁 B 超检查可快速、准确地判断胸腹腔积血情况。胸腔穿刺术和腹腔穿刺术是判断胸腹腔积血简单而有效的措施。胸腹部 X 线检查和 CT 检查虽然有助于明确金属异物存留、血气胸、腹内脏器疝入胸腔、膈下游离气体和腹腔积血,但检查需耗费时间和搬动患者,伤情危重者需慎重选择。

穿透性膈肌损伤应急症手术治疗。首先处理胸部吸吮伤口和张力性气胸,输血补液纠正休克,并迅速手术。根据伤情与临床表现选择经胸切口或经腹切口,控制胸腹腔内出血,仔细探查胸腹腔器官,并对损伤的器官与膈肌予以修补。

(二)钝性膈肌损伤

多由于膈肌附着的胸廓下部骤然变形和胸腹腔之间压力梯度骤增引起膈肌破裂。交通事故和高处坠落是导致钝性膈肌损伤最常见的原因,随着汽车速度增加与安全带的使用,钝性膈肌损伤日益多见。90%的钝性膈肌损伤发生在左侧,可能与位于右上腹的肝减缓暴力作用和坐椅安全带的作用方向有关。钝性损伤所致膈肌裂口较大,有时达 10cm 以上,常位于膈肌中心腱和膈肌周边附着处。腹内脏器很容易通过膈肌裂口疝入胸腔,常见疝入胸腔的腹内脏器依次为胃、脾、结肠、小肠和肝。严重钝性暴力不但可致膈肌损伤,还常导致胸腹腔内脏器挫裂伤,并常伴有颅脑、脊柱、骨盆和四肢等多部位伤。血气胸和疝入胸腔的腹腔脏器引起肺受压和纵隔移位,导致呼吸困难、伤侧胸部呼吸音降低,叩诊呈浊音或鼓音等。疝入胸腔的腹内脏器发生嵌顿与绞窄,可出现腹痛、呕吐、腹胀和腹膜刺激症等消化道梗阻或腹膜炎表现。值得注意的是,膈肌破裂初期可能不易诊断,临床体征和胸部 X 线检查结果均缺乏特异性,CT 检查有助于诊断。由于进入肠道的气体和造影剂可将患者肠袢的部分梗阻转变为完全梗阻,故禁行肠道气钡双重造影检查。膈疝患者应慎做胸腔穿刺或闭式胸腔引流术,因为可能伤及患者胸腔的腹内脏器。怀疑创伤性膈疝者,禁用充气的军用抗休克裤,以免增加腹内压。

一旦高度怀疑或确诊为创伤性膈破裂或膈疝,而其他脏器合并伤已稳定者,应尽早进行膈肌修补术。视具体伤情选择经胸手术径路或经腹手术径路。无论选择何种手术径路,外科医师均应准备两种不同径路的手术野,以备改善术中显露之需。仔细探查胸腹腔内脏器,并予以相应处理。使用不吸收缝线修补膈肌裂口,清除胸腹腔内积液,并置闭式胸腔引流。

十三、现代胸部创伤治疗进展

(一)胸部创伤术前处理和切口选择

对于创伤患者的处理,不论是在创伤发生现场、创伤中心急诊抢救室,还是创伤急救中心、手术室、加强监护病房,都已经有了长足的进步。主要表现在以下几个方面:认识到对胸部创伤应进行限制性补液(不论是在受伤现场还是在急诊室、手术室);胸部血管损伤的手术入路选择;改进外科危重患者的护理等。最重要的提高是对于胸部伤及全身伤治疗入路观念上的转变。

1. 创伤中心、急救中心处理和复苏

全部外伤患者中,不足 10% 的患者是重度伤,需要在地区创伤中心处理。然而,这些患者需要直接送往创伤中心,不应在当地急诊室为稳定病情而过久停留。在送达创伤中心之前进行过度的复苏措施,如使用直升机运输,补充大量晶体液,气胸患者穿刺排气,心包穿刺,以及使用抗休克裤等,这些措施均未能够提高生存率,减少并发症。已有资料表明,在创伤中心的复苏阶段,审慎补液;尽量不使用白蛋白;以及直接观察来评估患者病情等,是治疗胸部创伤的有效方法。

对于某些伤后立即送来的胸部创伤患者,在急诊室施行紧急开胸已经成为了标准治疗。最初在急救中心急诊开胸的病例很多,前些年开胸指征放得比较宽。创伤后有心搏骤停的患者,入院前需进行体外心脏按摩,体外按摩过程中要密切监测。有材料表明,无气管插管患者体外心脏按摩超过 4min,有气管插管患者超过 10min,最终结果均是死亡。对心脏穿透伤患者施行紧急开胸直接心脏按摩,生存率可望提高到 30%。

过去在急诊室,有时在手术室,常采用剑突下心包切开来帮助临床诊断心包积血,同时也缓解了心脏压塞症状。现在外科医师在急诊室进行腹部超声检查,可以诊断心包积血,而且常在心脏压塞症状出现之前就可以做出诊断。采用心包穿刺术来缓解心脏压塞症状不仅不可靠,还可能造成医源性心脏损伤。许多创伤外科医师以及胸外科医师均认为,在目前医疗条件下,对于创伤性心包积血患者进行心包穿刺,无论是为诊断或治疗目的,既无必要也无帮助。

许多医院都有带戳孔器的胸腔引流管,但大多数创伤中心临床指南已将这种胸腔引流管删除了。因为这种戳孔式胸腔引流管管径小、侧孔少,对于血胸的引流效果不及其他类型的胸管;而且有 25% 的患者存在某种程度的胸膜粘连,使用带戳孔器的胸管容易造成医源性肺损伤,还有可能伤及胸部及上腹部的其他脏器。

面对胸部外伤患者,在急救中心就要决定是否需要手术处理。急诊开胸探查指征主要基于体格检查、监测结果、内镜发现以及影像学表现。目前对于胸部创伤的评估方式和治疗方法都发生了变化,以前常常提及的开胸探查指征出现了争论,现代临床医师无必要刻板地进行开胸探查。需要注意的是,对某些胸部创伤患者开始认为不必手术处理,在随后的一段时间内病情发生了变化,又需要进行开胸探查。

2. 手术切口选择

只有 15% 的胸部外伤患者需要正规的开胸手术。在手术室内处理创伤患者存在着手术野显露和如何修补的问题,这与确定的胸部手术操作完全不同,也与确诊的心脏病甚至复杂血管疾病的手术完全不同,对于外科医师来说这是一个严峻的挑战。如何摆放体位和选择切口对于胸部外伤处理更为重要。外科医师必须考虑到所有可能受伤的部位,包括头、颈、胸、腹、腹股沟、四肢。因为在处理胸部创伤的过程中可能需要同时处理这些部位的损伤,在摆放体位时就应想到上述情况。在实际工作中常常根据估计可能的损伤和(或)已记载的损伤来选择切口。

(1)前外侧开胸术:前外侧开胸切口适用于绝大多数胸部外伤患者。经此切口可以很容易探查心脏、肺门、膈肌和多数胸内大血管,甚至可以阻断降主动脉。如果合并肠管损伤,还可以另外做腹部切口。通常置患者于仰卧位,这样颈部、腹股沟和四肢均可以顾及到。如果术中发现后纵隔的食管或降主动脉也有损伤,可以先处理前侧胸内损伤,然后关闭前外侧切口,再做后外侧切口,这样可以在充分显露的条件下修补后纵隔损伤。

(2)双侧前外侧开胸术:双侧分别行前外侧剖胸切口(两切口互不相连),便于处理两侧胸腔内损伤。这种切口术后合并症较少,最适合怀疑双侧胸腔均有损伤而一侧胸腔仅行探查即可的患者。

(3)胸骨横断双侧前外侧开胸术:如果显露前纵隔或上纵隔病变有困难,首先采用左前外侧剖胸切口,然后将切口向右延长,横断胸骨到右侧前胸,操作时需注意在较高处离断胸骨,以便更充分地显露纵隔,也为了以后容易关胸。这种切口被形象地称作"蛤壳状切口"。所有上纵隔的血管,心脏的各个部分,都可以通过这一切口进行修补。经此切口也很容易建立体外循环。横断胸骨的切口一般用 Gigli 锯,施行这种切口需结扎双侧乳内动脉。

(4)左后外侧开胸术:处理下段食管损伤、降主动脉损伤和胸导管损伤最理想的入路是左后外侧剖胸切口,此切口也适用于左侧慢性凝固性血胸、脓胸以及左侧膈疝。

(5)右后外侧开胸术:右后外侧剖胸切口适用于上段食管损伤和气管分叉处损伤的处理,这种切口最适合探查奇静脉,实际上绝大多数奇静脉损伤往往是在前外侧切口开胸时被发现的。

(6)剑突下心包切开术:一些急诊医学和创伤医学的文章常引用这一术式,但是许多创伤科和胸外科医师还是不喜欢这种腹部"小孔"对于胸部创伤的治疗效果。腹部超声检查能清楚显示心包病变,在很大程度上减少了单纯为诊断目的而进行的剑突下心包切开术。即使确实存在心脏损伤,这种剑突下切口也无法获得满意的显露,仍需要进行正规的开胸探查。剑突下心包切开的唯一指征是心脏损伤和（或）心包积血时紧急减压。如果入院初期心脏压塞的体征尚未表现出来，而且主管医师也未怀疑到这一点，在进行腹部手术时出现严重的心脏压塞症状，唯一的急救措施是切开膈肌打开心包。

（7）胸骨正中切口：许多胸外科医师都推荐胸骨正中切口，包括那些很少处理创伤患者的胸外科医师。经胸骨正中切口处理胸部损伤也有很大的局限性，仅应用在少部分胸部创伤患者。前胸两乳头之间的刺伤，升主动脉损伤或主动脉分支大血管损伤，采用这种切口可以获得最好显露。胸部后侧及外侧的创伤通常伤及肺和肺门，此时，胸骨正中切口不能满意地显露手术野，妨碍了外科医师处理这些部位的损伤。

（8）胸骨正中切口合并颈部或锁骨上切口：处理胸廓出口处大血管复合伤的患者，常常需要将胸骨正中切口向上延伸至颈部或锁骨上区，从而获得更好的显露，便于阻断损伤血管的近端、远端，满意地施行血管重建手术。对于缺乏处理创伤经验的外科医师来说，处理胸出口结构损伤时，最保险的方法是选择最佳显露的那种切口。

（9）滑动门切口或书形切口：20世纪60年代，滑动门切口被描述为处理胸腔出口处血管损伤的手术入路，经此切口容易阻断近端血管并进行血管重建，特别是处理左锁骨下动、静脉损伤时最为方便。采用这种切口手术耗时长，术野显露较小且不能再扩大，需要一个助手用力牵拉胸壁切缘，对臂丛神经造成很大的牵张力并可致损伤，产生该侧上肢痛觉减弱或丧失，因此，目前不鼓励采用这种切口进行胸外伤处理。

（10）胸腹联合切口：20世纪50～60年代，许多教科书上提到采用胸腹联合切口处理上腹部和胸部创伤。胸腹联合切口做起来比较费时，要切断肋弓，切开横膈，对于胸腔显露较差，术后切口疼痛明显，有时肋弓断端愈合不佳，影响术后呼吸功能，现在已经不提倡经这种切口处理胸部（腹部）损伤。

（11）左侧前胸第2、第3肋间切口：极少数情况下，锁骨下动脉或腋动脉损伤时，经锁骨上入路阻断其远端血管之前，可行左侧前胸第2、第3肋间切口，用于阻断胸内部分的左锁骨下动脉近端，从而容易处理血管损伤。

（二）胸外伤急诊特殊处理

1. 入院前转送观念变化

美国创伤外科医师学会推荐地区性创伤治疗规范，在提供给创伤患者恰当治疗方面有了明显进步。不论市区还是郊区，都建立了创伤中心，这样，在当地抢救室不再进行"稳定病情"的处理，创伤中心可为严重创伤患者提供更多的生存机会。在这些地区，即使有直升机运送患者的条件，也不鼓励。一项研究显示，用私人汽车迅速将患者送到急救中心，比等待现场急救人员到来在急救车内进行抢救，效果更好。对于入院前现场进行穿刺抽吸心包积血，或胸腔置管引流等急救措施，仍存在较大争议。怀疑有胸部创伤的患者禁止使用抗休克裤，对大多数创伤患者也不适用。

2. 补液观念改变

在处理躯干损伤时，最大的观念改变是摒弃了在急救车或抢救室内补充大量晶体液进行复苏。有资料表明，对于躯干部位穿透伤和伤后低血压患者，补充过量晶体液不能提高生存率，反而增加并发症发生率。这一概念对于钝性伤患者是否有价值，现在尚在研究之中。在过去20年中，比较补充大量晶体液与限制晶体液输入两种方法抢救胸部钝性伤患者，前者产生的呼吸系统并发症更多。

3. 影像学技术

创伤患者进行术前评估,需将传统影像学检查(如普通胸部平片)与新出现的影像学技术进行审慎平衡。毫无疑问,创伤中心复苏室内的床头小型 X 线机即可拍摄常规仰卧位(偶尔立位)胸片,为外科医师提供尽可能多的信息帮助做出判断,在急诊室、手术室或监护病房内即可进行紧急处理。做出判决的第二步是将所有影像学结果进行综合分析。但是,许多医院内的急诊科医师和放射科医师往往偏重于那些新的复杂的检查,而忽略了最常用、最基本的影像学检查资料,结果耗费大量的时间、资源和经费。

4. 腹部快速超声

长期以来超声诊断仪是日本和欧洲创伤外科医师必备的医疗检查设备,现在超声诊断仪也是美国和中国创伤中心的必备之物。有了超声诊断仪,在中心静脉压升高之前或心脏压塞症状出现之前,医师就能够探查出心包积血。

5. 造影检查

动脉造影是评估胸主动脉钝性伤,或胸腔出口穿透伤或钝性伤的金标准。外科医师要求多方位投照,才能确保观察到所有可能存在的损伤。只有通过动脉造影检查,才能发现无名动脉与左颈动脉同时撕脱损伤。而且,只有通过动脉造影才能发现某些血管异常,如血管环、憩室以及右锁骨下动脉从降主动脉异常发出畸形。外科医师必须掌握这些异常情况,手术中一旦发现有这些异常,可以进行满意处理。但是,对于胸主动脉穿透性损伤,动脉造影检查作用不大,因为主动脉内造影剂浓度太淡,无法显示小的穿透伤破口,除非是 X 线束恰好直对着动脉破裂口。

6. 螺旋 CT

临床医师对胸部创伤患者常常过分使用 CT 检查,某些放射科医师偏爱新式的螺旋 CT 快速扫描来评估可能存在的胸内大血管损伤,对一些病情稳定的患者,又重复进行昂贵的动脉造影检查,他们担心 CT 扫描可能会遗漏某些异常情况以及合并损伤。对于胸部创伤晚期并发症,特别是肺部感染合症,CT 扫描有极为重要的价值。应用螺旋 CT 扫描进行胸部血管重建的作用,目前正在评估之中。

7. 经食管超声心动检查(TEE)

经食管超声心动检查可判断心脏功能,探查大血管损伤,临床应用越来越广泛。有资料显示,经食管超声检查能清楚地显示心内分流。目前心外科医师正在利用经食管超声心动检查作为主动脉壁异常的筛选工具。由于受到胸廓出口和升主动脉等部位盲区的限制,经食管超声检查的价值仅是一种筛选工具,尚不能完全用于特异性确诊目的。

(三)手术技巧进展

1. 肺切断术

穿透性肺损伤常需要开胸探查,因为肺实质组织往往有严重损害。以往这样的患者多接受保守治疗,或仅将体表的入口和出口重叠缝合。对于穿透性肺损伤,在支气管内压力增高的情况下,致命性动脉空气栓子对患者是严重威胁。施行肺切断术,即不管肺段的正常解剖关系,在肺穿透伤口两侧放置两把大号血管钳,于两钳之间切断,然后严密重叠缝合肺切缘,从而达到止血和防止漏气的目的。应用直线切割缝合器也可以满意地完成肺切断术,患者能够很好耐受,且无明显合并症发生。

2.胸主动脉损伤延期手术

在过去的 10 年中,部分诊断明确的胸主动脉损伤患者,因病情不稳定,伤后初期采取非手术治疗。最近,有报道,300 例诊断明确的急性降主动脉钝性损伤,进行了有目的的延期手术。每一例伤后血流动力学稳定期均超过 6h,而且无纵隔血肿。283 例中有 5 例在等待手术期间死于主动脉破裂,其中 2 例死于内科降低后负荷和控制血压的治疗阶段。另外 3 例死于主动脉血肿破裂,出现在高血压已经控制,降低后负荷的治疗已经停止之后。因此,对选择性患者,伤后血流动力学稳定已经超过 6h,收缩压不超过 120mmHg,纵隔"情况稳定"的患者,心外科医师考虑将手术推迟数小时、数天甚至数周、数月后进行,以确保手术能安全平稳完成。

3.胸主动脉损伤是主动分流还是钳夹/修补

胸主动脉远端损伤手术时如何处理,阻断主动脉时如何保护脊髓,哪种方法更好,一直存在争议。有人提出主动脉"安全"阻断时间为 30min,超过这一时限可能出现截瘫。另外一些医师提出,若在主动脉阻断期间采用主动脉分流,结果显示很少发生截瘫。目前至少有 4 种手术入路,包括常规体外循环、被动分流、主动分流以及单纯钳夹阻断。前 3 种方法手术均比较复杂。最近 Sweeny 报告了一个中心的资料,所有的患者均采用单纯钳夹/修补方法,其结果与主动分流(前 3 种方法中最佳者)结果相似或更好。因此,可以说没有哪一种治疗方案是最好的或是最差的,在外科医师手上,哪种技术都可以获得成功。

4.心脏伤口闭合

心脏穿透伤患者正在逐渐增加,通常在急救中心急诊开胸就能够成功地修补心脏损伤。但是在这种急诊手术中手套破损率高达 85%。城市创伤患者经常罹患某些病毒性疾病,携带病毒,如肝炎病毒或 HIV 病毒等。急诊开胸手术时,用大号针、丝线在心脏跳动情况下缝合心脏破口,或直视心脏按摩时,都很容易发生手套破损。使用闭合器闭合心脏创口可以降低手套破损率,并能加固心肌缝合缘,效果良好。这种方法有实用价值,值得推广。

5.胸廓出口血管损伤处理

处理胸廓出口处血管损伤有多种方法,但都很复杂。上纵隔血肿与主动脉峡部血肿容易鉴别,后者主要出现在左侧胸腔,掩盖了主动脉结,而上纵隔血肿经常表现为气管前方纵隔血肿影,或左侧或右侧,总是紧贴中线。无名动脉损伤,或近侧颈动脉损伤,或锁骨下动脉损伤都可以表现为这种血肿影。罕见的情况是在初始评估病情时,血管突发破裂可能表现为纵隔血肿影。必要时,需将患者转运到上级医院。手术操作包括经胸骨正中劈开切口显露,血管重建可以用单纯血管搭桥,而不需要低温、转机泵血和肝素化。

6.气管内支架

支架技术正在兴起并迅速发展。目前有许多新型金属支架用于气管或支气管软化或狭窄患者,支架也用于其他疾病。当病情不稳定而无大量漏气的病例,气管或支气管内放置支架可以争取时间,使患者从其他严重合并伤,包括肺挫伤中恢复过来,以后再择期处理气管病变。

7.血管支架

过去几年,人们对于血管内支架兴趣不断增加。血管检测技术以及病变部位应用各种补片和支架技术都有了很大改进。对于胸腔出口处血管损伤患者,慢性创伤性降主动脉瘤患者,安放血管支架例数越来越多,成为解决这种复杂问题的有效方法,目前这一技术正在逐渐被外科医师接受并掌握。

8.电视辅助胸腔镜外科(VATS)清除凝固性血胸

对于机化性血胸,在其演化为纤维胸之前进行血肿清除是公认的原则。应用胸腔镜(VATS)早期清除胸内凝血块是最理想的内镜应用技术之一。对于怀疑纵隔弹道伤而病情稳定患者,胸腔镜也是一种理想的评估工具。通过胸腔镜可以了解胸腔内情况,决定是否行开胸手术,并指导摆放体位、选择切口。

9.清除血管内异物

应用开胸术,偶尔借助体外循环,清除大血管内异物,效果良好。但是栓塞于右心室和肺动脉内的异物可以通过介入放射学方法成功取出。介入放射科医师、介入心内科医师、消化内镜科医师组成协作小组,与胸外科医师、创伤科医师合作一起为胸部创伤患者提供最理想的治疗。

(四)观念改变

1.改进无效治疗评估

对于末期心脏疾病、晚期肿瘤以及退化性疾病患者,治疗无效是众所周知的。对于创伤患者,治疗无效可见于各年龄段,而且无法预料。在实际工作中极为重要的是迅速采取正确复苏措施,以便争取时间做出合理判断病情有无可能逆转。另一方面,外科医师一定不要给那些治疗无望的患者增加新的不幸,或是人为地浪费金钱以及增加肉体痛苦,如致命性头颅损伤或不可逆的心脏、血管损伤。

2.人造血液

人们对输入库存血可能带来某些疾病的恐惧日益增加,有关复苏过程中什么是最恰当的液体讨论,促进了红细胞替代品研制迅速发展。最近,正在进行一项多中心临床实验评估琥珀酰水杨酸结合无人体血红蛋白基质溶液的效果。目前至少有 3 项技术正在进行实验室检测,从而发现能够给组织输送氧气、增加氧释放,而不产生氧自由基和血管活性因子的人造血液。

3.食管外置

早年教科书和文献提出,食管广泛损伤最好的处理是食管外置方法。其做法是在食管与胃交界处阻断,颈部行食管造口术。某些情况下,可在胸入口处阻断食管。目前认为,食管外置这种方法合并症较多。处理广泛食管损伤的另一种办法,是像处理食管瘘一样,采用食管腔内置入 T 形管,或者将食管撕脱出来,这样做较食管外置效果更好。

4.体循环空气栓子

体循环空气栓子是胸部创伤和(或)创伤复苏过程中一种少见的并发症,它更多是医源性的,发生在支气管内压超过 60mmHg,而且毗邻的细支气管和肺小静脉有损伤的患者。一旦冠状动脉、降主动脉、脑循环内出现空气栓子,死亡率非常高。对此合并症处理的最好方法是预防,避免氧气袋内压力过高,或者用那种有开关的氧气袋,将气袋内压设置在 40cmH$_2$O以下。

第五节　急性肠梗阻

急性肠梗阻是由于各种原因使肠内容物通过障碍而引起一系列病理生理变化的临床症

候群。由于病因多种多样,临床表现复杂,病情发展迅速,使诊断比较困难,处理不当可导致不良后果。中医学对肠梗阻也早有记载,如关格、肠结、吐粪等均指此病。近年来对该病的认识虽然有了提高,但绞窄性肠梗阻的死亡率仍高达10%以上,是死亡率较高的急腹症之一。

一、分类

(一)病因分类

肠梗阻由不同原因引起,根据发病原因可分为三大类。

1. 机械性肠梗阻

在临床中最为常见,是由于肠道的器质性病变,形成机械性的压迫或堵塞肠腔而引起的肠梗阻。机械性肠梗阻的常见原因有肠粘连、肿瘤、嵌顿疝、肠套叠、肠扭转、炎症狭窄、肠内蛔虫团或粪块、先天性肠畸形(旋转不良、肠道闭锁)等。

2. 动力性肠梗阻

是由于神经抑制或毒素作用使肠蠕动发生暂时性紊乱,使肠腔内容物通过障碍。根据肠功能紊乱的特点,又有麻痹性和痉挛性之分。麻痹性是由于肠管失去蠕动功能以致肠内容物不能运行,常见于急性弥漫性腹膜炎、腹部创伤或腹部手术后,这些原因去除后,肠麻痹仍持续存在即形成麻痹性肠梗阻。痉挛性是由于肠壁肌肉过度收缩所致,在急性肠炎、肠道功能紊乱或慢性铅中毒时可以见到。

3. 血运性肠梗阻

由于肠系膜血管血栓形成而发生肠管血液循环障碍,肠腔内虽无梗阻,但肠蠕动消失,使肠内容物不能运行。

在临床上,以机械性肠梗阻最多见,其次为麻痹性肠梗阻,而其他类型的肠梗阻少见。

(二)其他分类

(1)根据是否有肠管血运障碍,肠梗阻可以分为单纯性和绞窄性肠梗阻两种。肠梗阻的同时不合并有肠管血液循环障碍者称为单纯性肠梗阻,如肠腔堵塞、肠壁病变引起的狭窄或肠管压迫等一般无血运障碍,都属于单纯性肠梗阻。肠梗阻同时合并有血循环障碍者称为绞窄性肠梗阻,如嵌顿疝、肠套叠、肠扭转等随着病情发展,均可发生肠系膜血管受压,都属于绞窄性肠梗阻。在临床上鉴别肠梗阻是单纯性还是绞窄性对治疗有重要意义,绞窄性肠梗阻如不及时解除,可以很快导致肠坏死、穿孔,以致发生严重的腹腔感染和中毒性休克,死亡率很高。但有时鉴别困难,粘连性肠梗阻可能是单纯性的,也可能是绞窄性的。

(2)根据肠梗阻的部位,可分为高位小肠梗阻、低位小肠梗阻和结肠梗阻。梗阻部位不同,临床表现也有不同之处。如果一段肠袢两端受压,如肠扭转,则称为闭袢性肠梗阻,结肠梗阻时回盲瓣可以关闭防止逆流,也形成闭袢性肠梗阻。这类梗阻时,肠腔往往高度膨胀,容易发生肠壁坏死和穿孔。

(3)根据肠梗阻的程度,分为完全性肠梗阻和不完全性肠梗阻。

(4)根据梗阻发生的缓急,分为急性与慢性肠梗阻。

肠梗阻的这些分类主要是为了便于对疾病了解及治疗上的需要,而且肠梗阻处于不断变化过程中,各类肠梗阻,在一定条件下是可以转化的。如单纯性肠梗阻治疗不及时,可能发展为绞窄性肠梗阻。机械性肠梗阻,梗阻以上的肠管由于过度扩张,到后来也可发展为麻痹性肠梗阻。慢性不完全性肠梗阻,也可由于炎症水肿加重而变为急性完全性肠梗阻。

二、病理生理

肠梗阻急性发生后，肠管局部和全身都将出现一系列复杂的病理生理变化。

（一）局部变化

主要是肠蠕动增加，肠腔膨胀、积气积液，肠壁充血水肿、通透性增加而引起变化。

1. 肠蠕动增加

正常时肠蠕动由自主神经系统、肠管本身的肌电活动和多肽类激素的调节来控制。当发生肠梗阻时各种刺激增加而使肠管活动增加，梗阻近端肠管肠蠕动的频率和强度均增加，这是机体企图克服障碍的一种抗病反应。在高位肠梗阻时肠蠕动频率较快，每 3～5min 即可有一次，低位小肠梗阻时间隔较长，可 10～15min 1 次。因此，在临床上可以出现阵发性腹痛、反射性呕吐、肠鸣音亢进，腹壁可见肠型等。如梗阻长时间不解除，肠蠕动又可逐渐变弱甚至消失，出现肠麻痹。

2. 肠腔膨胀、积气积液

肠梗阻进一步发展，在梗阻以上肠腔出现大量积气积液，肠管也随之逐渐扩张、肠壁变薄，梗阻以下肠管则塌陷空虚。肠腔内气体 70% 是咽下的空气，30% 是血液弥散至肠腔内和肠腔内细菌发酵所产生的。这些气体大部分为氮气，很少能向血液内弥散，因而易引起肠腔膨胀。肠腔内的液体，一部分是饮入的液体，大部分则是胃肠道的分泌液。肠腔膨胀及各种刺激使分泌增加，但扩张、壁薄的肠管吸收功能障碍，因而使肠腔积液不断增加。

3. 肠壁充血水肿、通透性增加

若肠梗阻再进一步发展，则出现肠壁毛细血管和小静脉的淤血、肠壁水肿、肠壁通透性增加、液体外渗，肠腔内液体可渗透至腹腔，血性渗液可进入肠腔。如肠腔内压力增高，使小动脉血流受阻，肠壁上出现小出血点，严重者，可出现点状坏死和穿孔。此时肠壁血运障碍，细菌和毒素可以透过肠壁渗至腹腔内，引起腹膜炎。

（二）全身性病理生理变化

包括由于不能进食、呕吐、脱水、感染而引起的体液、电解质和酸碱平衡失调以致中毒性休克等。

1. 水和电解质缺失

大量体液丧失是急性肠梗阻引起的一个重要的病理生理变化。正常时胃肠道分泌液每天约 8000mL，绝大部分在小肠吸收回到血液循环，仅约 500mL 通过回盲瓣到达结肠。肠梗阻时回吸收障碍而液体自血液向肠腔继续渗出，于是消化液不断地积聚于肠腔内，形成大量的第三间隙液，实际上等于丧失到体外。再加上梗阻时呕吐丢失，可以迅速导致血容量减少和血液浓缩。体液的丢失也伴随大量电解质的丢失，高位肠梗阻时更为显著，低位肠梗阻时，积存在肠管内的胃肠液可达 5～10L。这些胃肠液约与血浆等渗，所以在梗阻初期是等渗性的脱水。胆汁、胰液及肠液均为碱性，含有大量的 HCO_3^-，加上组织灌注不良，酸性代谢产物增加，尿量减少，很容易引起酸中毒。胃液中钾离子浓度约为血清钾离子的两倍，其他消化液中钾离子浓度与血清钾离子浓度相等，因此，肠梗阻时也丧失大量钾离子，血钾浓度降低，引起肠壁肌张力减退，加重肠腔膨胀。

2. 对呼吸和心脏功能的影响

由于肠梗阻时肠腔膨胀使腹压增高，横膈上升，腹式呼吸减弱，可影响肺泡内气体交换。

同时可影响下腔静脉血液回流,使心输出量明显减少,出现呼吸循环功能障碍,甚至加重休克。

3.感染和中毒性休克

梗阻以上的肠内容物郁积、发酵、细菌繁殖并生成许多毒性产物,肠管极度膨胀,肠壁通透性增加,在肠管发生绞窄,失去活力时,细菌和毒素可透过肠壁到腹腔内引起感染,又经过腹膜吸收进入血液循环,产生严重的毒血症状甚至中毒性休克。这种感染性肠液在手术时如不经事先减压清除,梗阻解除后毒素可经肠道吸收迅速引起中毒性休克。再由于肠梗阻时,大量失水引起血容量减少,一旦发生感染和中毒,往往造成难复性休克,既有失液、失血,又有中毒因素的严重休克,可致脑、心、肺、肝、肾及肾上腺等重要脏器损害,休克难以纠正。

总之,肠梗阻的病理生理变化程度随着梗阻的性质和部位不同而有差别。高位小肠梗阻容易引起脱水和电解质失衡,低位肠梗阻容易引起肠膨胀和中毒症状,绞窄性肠梗阻容易引起休克,结肠梗阻或闭祥性肠梗阻容易引起肠坏死、穿孔和腹膜炎。梗阻晚期,机体抗病能力明显低下,各种病理生理变化均可出现。

三、临床表现

(一)症状

由于肠梗阻发生的急缓、病因不同、部位的高低以及肠腔堵塞的程度不同而有不同的临床表现,但肠内容物不能顺利通过肠腔而出现腹痛、呕吐、腹胀和停止排便排气的四大症状是共同的临床表现。

1.腹痛

腹痛是肠梗阻最先出现的症状。腹痛多在腹中部脐周围,呈阵发性绞痛,伴有肠鸣音亢进,这种疼痛是由于梗阻以上部位的肠管强烈蠕动所致。腹痛是间歇性发生,在每次肠蠕动开始时出现,由轻微疼痛逐渐加重,达到高峰后即行消失,间隔一段时间后,再次发生。腹痛发作时,患者常感觉有气体在肠内窜行,到达梗阻部位而不能通过时,疼痛最重,如有不完全性肠梗阻时,气体通过后则疼痛立即减轻或消失。如腹痛的间歇期不断缩短,或疼痛呈持续性伴阵发性加剧,且疼痛较剧烈时,则肠梗阻可能是单纯性梗阻发展至绞窄性梗阻的表现。腹痛发作时,还可出现肠型或肠蠕动波,患者自觉似有包块移动,此时可听到肠鸣音亢进。当肠梗阻发展至晚期时,梗阻部位以上肠管过度膨胀,收缩能力减弱,则阵痛的程度和频率都减低,当出现肠麻痹时,则不再出现阵发性绞痛,而呈持续性的胀痛。

2.呕吐

呕吐的程度和性质与梗阻程度和部位有密切关系。肠梗阻的早期呕吐是反射性的,呕吐物为食物或胃液。然后有一段静止期,再发呕吐时间视梗阻部位而定,高位小肠梗阻,呕吐出现较早而频繁,呕吐物为胃液、十二指肠液和胆汁,大量丢失消化液,短期内出现脱水、尿少、血液浓缩,或代谢性酸中毒。如低位小肠梗阻时呕吐出现较晚,多为肠内容物在梗阻以上部位郁积到相当程度后,肠管逆蠕动出现反流性呕吐,吐出物可为粪样液体,或有粪臭味。如有绞窄性梗阻,呕吐物为血性或棕褐色。结肠梗阻仅在晚期才出现呕吐。麻痹性肠梗阻的呕吐往往为溢出样呕吐。

3.腹胀

腹部膨胀是肠腔内积液、积气所致,一般在梗阻发生一段时间后才出现,腹胀程度与梗阻部位有关。高位小肠梗阻由于频繁呕吐,腹胀不显著,低位小肠梗阻则腹胀较重,可呈全腹膨胀,或伴有肠型。闭袢性肠梗阻可以出现局部膨胀,叩诊鼓音。而结肠梗阻如回盲部关闭可以显示腹部高度膨胀而且不对称。慢性肠梗阻时腹胀明显,肠型与蠕动波也较明显。

4.停止排便排气

有无大便和肛门排气,与梗阻程度有关。在完全性梗阻发生后排便排气即停止。少数患者因梗阻以下的肠管内尚有残存的粪便及气体,由于梗阻早期,肠蠕动增加,这些粪便及气体仍可排出,不能因此而否定肠梗阻的存在。在某些绞窄性肠梗阻如肠套叠、肠系膜血管栓塞,患者可自肛门排出少量血性黏液或果酱样便。

(二)体征

1.全身情况

单纯性肠梗阻早期多无明显全身变化。但随梗阻后症状的出现,呕吐、腹胀,丢失消化液,可发生程度不等的脱水。若发生肠绞窄、坏死穿孔,出现腹膜炎,则出现发热、畏寒等中毒表现。

一般表现为急性痛苦病容,神志清楚,当脱水或有休克时,可出现神志萎靡、淡漠、恍惚甚至昏迷。肠梗阻时由于腹胀使膈肌上抬,影响心肺功能,呼吸受限、急促,有酸中毒时,呼吸深而快。体温在梗阻晚期或绞窄性肠梗阻时,由于毒素吸收,体温升高,伴有严重休克时体温反而下降。由于水和电解质均有丢失,多属等渗性脱水,表现全身乏力,眼窝、两颊内陷,唇舌干燥,皮肤弹性减弱或消失。急性肠梗阻患者必须注意血压变化,可由于脱水、血容量不足或中毒性休克发生,而使血压下降。患者有脉快、面色苍白、出冷汗、四肢厥冷等末梢循环衰竭表现时,血压多有下降,表示有休克存在。

2.腹部体征

腹部体征可按视、触、叩、听的顺序进行检查。

急性肠梗阻的患者,一般都有不同程度的腹部膨胀,高位肠梗阻多在上腹部,低位小肠梗阻多在脐区,麻痹性肠梗阻呈全腹性膨隆。闭袢性肠梗阻可出现不对称的腹部膨隆。机械性梗阻时,常可见到肠型及蠕动波。

腹部触诊时,可了解腹肌紧张的程度、压痛范围和反跳痛等腹膜刺激征,应常规检查腹股沟及股三角,以免漏诊嵌顿疝。单纯性肠梗阻时腹部柔软,肠管膨胀可出现轻度压痛,但无其他腹膜刺激征。绞窄性肠梗阻时,可有固定性压痛和明显腹膜刺激征,有时可触及绞窄的肠袢或痛性包块。压痛明显的部位,多为病变所在,痛性包块常为绞窄的肠袢。回盲部肠套叠时,腊肠样平滑的包块常在右中上腹;蛔虫性肠梗阻时可为柔软的索状团块,有一定移动度;乙状结肠梗阻扭转时包块常在左下腹或中下腹;癌肿性包块多较坚硬而疼痛较轻;腹外疝嵌顿多为圆形突出于腹壁的压痛性肿块。

腹部叩诊时,肠管胀气为鼓音,绞窄的肠袢因水肿、渗液为浊音。因肠管绞窄腹腔内渗液,可出现移动性浊音,必要时腹腔穿刺检查,如有血性腹水,则为肠绞窄证据。

腹部听诊主要是了解肠鸣音的改变。机械性肠梗阻发生后,腹痛发作时肠鸣音亢进,随着肠腔积液增加,可出现气过水声,肠管高度膨胀时可听到高调金属音。麻痹性肠梗阻或机械性肠梗阻的晚期,肠鸣音减弱或消失。正常肠鸣音一般在 3～5 次/分,每分钟 5 次以上为肠鸣音亢进,少于 3 次为减弱,3min 内听不到肠鸣音为消失。

(三)实验室检查

单纯性肠梗阻早期各种化验检查变化不明显。梗阻晚期或有绞窄时,由于失水和血液浓缩,化验检查为判断病情及疗效可提供参考。

1.血常规

血红蛋白、红细胞压积因脱水和血液浓缩而升高,与失液量成正比。尿比重升高,多在1.025~1.030。白细胞计数对鉴别肠梗阻的性质有一定意义,单纯性肠梗阻正常或轻度增高,绞窄性肠梗阻可达$(15\sim20)\times10^9/L$,中性粒细胞亦增多。

2.血 pH 及二氧化碳结合力

二者均下降,说明有代谢性酸中毒。

3.血清 Na^+、K^+、Cl^- 等离子

在早期无明显变化,但随梗阻存在,自身代谢调节的作用,内生水和细胞内液进入循环而稀释,使 Na^+、Cl^- 等逐渐下降,在无尿或酸中毒时,血清 K^+ 可稍升高,随着尿量的增加和酸中毒的纠正而大量排 K^+,血清 K^+ 可突然下降。

(四)X 线检查

这是急性肠梗阻常用的检查方法,常能对明确梗阻是否存在,梗阻的位置、性质以及梗阻的病因提供依据。

1.腹部平片检查

肠管的气液平面是肠梗阻特有的 X 线表现。摄片时最好取直立位,如体弱不能直立时可取侧卧位。在梗阻发生 4~6h 后,由于梗阻近端肠腔内积存大量气体和液体,肠管扩张,小肠扩张在 3cm 以上,结肠扩张在 6cm 以上,黏膜皱襞展平消失,小肠皱襞呈环形伸向腔内,呈"鱼骨刺"样的环形皱襞,多见于空肠梗阻。而回肠梗阻时,黏膜皱襞较平滑,至晚期时小肠肠袢内有多个液平面出现,典型的呈阶梯状。根据 Mall 描述将小肠分布位置分为 5 组:第一组为空肠上段,位于左上腹;第二组为空肠下段,在左下腹;第三组为回肠上段,在脐周围;第四组为回肠中段,在右上腹;第五组为回肠下段,在右下腹。这样可以判断梗阻在小肠的上段、中段还是下段。结肠梗阻与小肠梗阻不同,因梗阻结肠近端肠腔内充气扩张,回盲瓣闭合良好时,形成闭袢性梗阻,结肠扩张十分显著,尤以壁薄的右半结肠为著,盲肠扩张超过 9cm。结肠梗阻时的液平面,多见于升结肠、降结肠或横结肠的凹下部分。由于结肠内有粪块堆积,液平面可呈糊状。如结肠梗阻时回盲瓣功能丧失,小肠内也可出现气液平面,此时应注意鉴别。

2.肠梗阻的造影检查

考虑有结肠梗阻时,可做钡剂灌肠检查。检查前清洁灌肠,以免残留粪块造成误诊。肠套叠、乙状结肠扭转和结肠癌等,可明确梗阻部位、程度及性质。多数为肠腔内充盈缺损及狭窄。在回结肠或结肠套叠时,可见套入的肠管头部呈新月形或杯口状阴影。乙状结肠扭转时,钡柱之前端呈圆锥形或鹰嘴状狭窄影像。另外钡剂或空气灌肠也有治疗作用。早期轻度盲肠或乙状结肠扭转,特别是肠套叠,在钡(或空气)灌肠的压力下,就可将扭转或套叠复位,达到治疗目的。

肠梗阻时的钡餐检查,由于肠道梗阻,通过时间长,可能加重病情或延误治疗,多不宜应用。而水溶性碘油造影,视梗阻部位,特别是高位梗阻时,可以了解梗阻的原因及部位。

（五）B 超检查

B 超检查有助于了解肠管积液扩张的情况，判断梗阻的性质和部位，观察腹水及梗阻原因。肠梗阻患者 B 超常见到梗阻部位以上的肠管有不同程度的扩张，管径增宽，肠腔内有形态不定的强回声光团和无回声的液性暗区。如为实质性病变显示更好，在肠套叠时 B 超横切面可见"靶环"状的同心圆回声，纵切面可显示套入肠管的长度，蛔虫团引起的肠梗阻可见局部平行旋涡状光带回声区。如肠管扩张明显，大量腹腔积液，肠蠕动丧失，可能发生绞窄性肠梗阻或肠坏死。

四、诊断与鉴别诊断

急性肠梗阻的诊断，首先需要确定是否有肠梗阻存在，还必须对肠梗阻的程度、性质、部位及原因做出较准确的判断。

（一）肠梗阻是否存在

典型的肠梗阻具有阵发性腹部绞痛、呕吐、腹胀、停止排气排便四大症状以及肠型、肠鸣音亢进等表现，诊断一般并不困难。但对于不典型病例、早期病例及不完全性肠梗阻，诊断时有一定困难，可借助 X 线检查给予帮助。一时难以确诊者，可一边治疗，一边观察，以免延误治疗。诊断时应特别注意与急性胰腺炎、胆绞痛、泌尿系结石、卵巢囊肿扭转等鉴别，应做相关疾病的有关检查，以排除这些疾病。

（二）肠梗阻的类型

需要鉴别是机械性肠梗阻还是动力性肠梗阻（尤其是麻痹性肠梗阻）。机械性肠梗阻往往有肠管器质性病变，如粘连、压迫或肠腔狭窄等，晚期虽可出现肠麻痹，但 X 线平片检查有助于鉴别。动力性肠梗阻常继发于其他原因，如腹腔感染、腹部外伤、腹膜后血肿、脊髓损伤或有精神障碍等，麻痹性肠梗阻虽有腹部膨胀，但肠型不明显，无绞痛，肠鸣音减弱或消失，这些与机械性肠梗阻的表现不同。

（三）肠梗阻的性质

需要鉴别是单纯性还是绞窄性肠梗阻。在急性肠梗阻的诊断中，这两者的鉴别极为重要，因为绞窄性肠梗阻肠壁有血运障碍，随时有肠坏死和腹膜炎、中毒性休克的可能，不及时治疗可危及生命。但两者的鉴别有时有一定困难，有以下表现时应考虑有绞窄性肠梗阻的可能：①腹痛剧烈：阵发绞痛转为持续性痛伴阵发性加重。②呕吐出现较早且频繁，呕吐物呈血性或咖啡样。③腹胀不对称，有局部隆起或有孤立胀大的肠袢。④出现腹膜刺激征或有固定局部压痛和反跳痛，肠鸣音减弱或消失。⑤腹腔有积液，腹穿为血性液体。⑥肛门排出血性液体或肛门指检发现血性黏液。⑦全身变化出现早，如体温升高，脉率增快，白细胞计数升高，很快出现休克。⑧X 线腹部平片显示有孤立胀大的肠袢，位置固定不变。⑨B 超提示肠管扩张显著，大量腹腔积液。单纯性与绞窄性肠梗阻的预后不同，有人主张在两者不能鉴别时，在积极准备下以手术探查为妥，不能到绞窄症状很明显时才手术探查，以免影响预后。

（四）肠梗阻的部位

需要鉴别高位小肠梗阻还是低位小肠梗阻，或是结肠梗阻。由于梗阻部位不同，临床表现也有所差异。高位小肠梗阻呕吐出现早而频，腹胀不明显；低位小肠梗阻呕吐出现晚而次数少，呕吐物呈粪样，腹胀显著；结肠梗阻，由于回盲瓣作用，阻止逆流，以致结肠高度膨胀形成闭袢性梗阻，其特点是进行性结肠胀气，可导致盲肠坏死和破裂，而腹痛较轻，呕吐较少，腹胀不对称,必要时以钡灌肠明确诊断。

(五)梗阻的程度

需要鉴别完全性还是不完全性肠梗阻。完全性肠梗阻发病急,呕吐频,停止排便排气,X线腹部平片显示小肠内有气液平面呈阶梯状,结肠内无充气;不完全性肠梗阻发病缓,病情较长,腹痛轻,间歇较长,可无呕吐或偶有呕吐,每有少量排便排气,常在腹痛过后排少量稀便,腹部平片示结肠内少量充气。

(六)肠梗阻的原因

肠梗阻的病因要结合年龄、病史、体检及 X 线检查等综合分析,尽可能做出病因诊断,以便进行正确的治疗。

1.年龄因素

新生儿肠梗阻以肠道先天性畸形为多见,1 岁以内小儿以肠套叠最为常见,1～2 岁嵌顿性腹股沟斜疝的发生率较高,3 岁以上的儿童应注意蛔虫团引起的肠梗阻,青壮年以肠扭转、肠粘连、绞窄性腹外疝较多,老年人则以肿瘤、乙状结肠扭转、粪便堵塞等为多见。

2.病史

如有腹部手术史、外伤史或腹腔炎症病史多为肠粘连或粘连带压迫所造成的肠梗阻;如患者有结核病史,或有结核病灶存在,应考虑有肠结核或腹腔结核引起的梗阻;如有长期慢性腹泻、腹痛应考虑有节段性肠炎合并肠狭窄;饱餐后剧烈活动或劳动考虑有肠扭转;如有心血管疾病,突然发生绞窄性肠梗阻,应考虑肠系膜血管病变的可能。

3.根据检查结果

肠梗阻患者除了腹部检查外,一定要注意腹股沟部检查,除外腹股沟斜疝、股疝嵌顿引起的梗阻,直肠指诊应注意有无粪便堵塞及肿瘤等,指套有果酱样大便时应考虑肠套叠。腹部触及肿块应多考虑为肿瘤性梗阻。大多数肠梗阻的原因比较明显,少数病例一时找不到梗阻的原因,需要在治疗过程中反复检查,再结合 X 线表现,或者在剖腹探查中才能明确。

五、治疗

肠梗阻的治疗要根据病因、性质、部位、程度和患者的全身情况来决定,包括非手术治疗和手术治疗。不论是否采取手术治疗,总的治疗原则:①纠正肠梗阻引起的全身生理功能紊乱,纠正水、电解质及酸碱平衡紊乱。②去除造成肠梗阻的原因,采用非手术治疗或手术治疗。

(一)非手术治疗

非手术治疗措施也适用于每一例肠梗阻患者,部分单纯性肠梗阻患者,经非手术疗法症状完全解除可免予手术,麻痹性肠梗阻,主要采用非手术疗法。对于需要手术的患者,以下措施为手术治疗创造条件也是必不可少的。

1.禁食、胃肠减压

这是治疗肠梗阻的重要措施之一。肠梗阻患者应尽早给予胃肠减压,有效的胃肠减压可减轻腹胀,改善肠管血运,有利于肠道功能的恢复。腹胀减轻还有助于改善呼吸和循环功能。胃肠减压的方法是经鼻将减压管放入胃或肠内,然后利用胃肠减压器的吸引或虹吸作用将胃肠中气体和液体抽出。由于禁饮食,下咽的空气经过有效的减压,可使扭曲的肠祥得以复位,肠梗阻缓解。减压管有较短的单腔管(Levin 管),可以放入胃或十二指肠内,这种减压管使用简便,对预防腹胀和高位小肠梗阻效果较好;另一种为较长的单腔或双腔管(Miller-Abbot管),管头端附有薄囊,待通过幽门后,囊内注入空气,利用肠蠕动,可将管带至小肠内梗阻部位,对低位小肠梗阻可能达到更有效的减压效果。缺点是插管通过幽门比较困难,有时需在透视下确定管的位置,比较费时。

2.纠正水、电解质和酸碱平衡紊乱

失水、电解质和酸碱平衡紊乱是肠梗阻的主要病理改变,必须及时给予纠正。补给的液体应根据病史、临床表现及必要的化验结果来决定,掌握好"缺什么,补什么;缺多少,补多少"和"边治疗、边观察、边调整"的原则。

(1)补充血容量:由于大量体液的丧失,引起血容量不足,甚至休克。应快速按"先快后慢"来补充液体。失水的同时有大量电解质的丧失,也应按"先盐后糖"(先补充足够的等渗盐水,然后再补充葡萄糖溶液)来补给,绞窄性肠梗阻患者有大量血浆和血液丢失,还需补充血浆或全血。一般按下列方法来计算补液量:

当天补液量＝当天正常需要量＋当天额外丧失量＋既往丧失量的一半

当天正常需要量:成人每天 2000～2500mL,其中等渗盐水 500mL,余为 5％或 10％葡萄糖溶液。

当天额外丧失量:指当天因呕吐、胃肠减压等所丧失的液体。胃肠液一般按等渗盐水:糖＝2:1 补给。

既往丧失量:指发病以来,因呕吐、禁食等所欠缺的液体量,可按临床症状来估计。

在补液过程中,必须注意血压、脉搏、静脉充盈程度、皮肤弹性及尿量和尿比重的变化,必要时监测中心静脉压(CVP)变化,在 CVP 不超过 $1.18kPa(12cmH_2O)$ 时认为是安全的。

肠梗阻时,一般会缺钾,待尿量充分时可适量补充钾盐。

(2)纠正酸中毒:肠梗阻患者大多伴有代谢性酸中毒,患者表现为软弱、嗜睡、呼吸深快,血液 pH、HCO_3^-、BE 均降低。估计碱量补充的常用方法如下:

补充碱量(mmol)＝(正常 CO_2-CP－测得患者 CO_2-CP)mmol×患者体重(kg)

$1gNaHCO_3$ 含 HCO_3^- 12mmol

1g 乳酸钠含 HCO_3^- 9mmol

补碱时可先快速给予 1/2 计算量,以后再根据血气分析结果及患者呼吸变化情况决定是否继续补充。

3.抗生素的应用

应用抗生素可以减低细菌性感染,抑制肠道细菌,减少肠腔内毒素的产生和吸收,减少肺部感染等。一般单纯性肠梗阻不需应用抗生素,但对绞窄性肠梗阻或腹腔感染者,需应用抗生素以控制感染。抗生素选择应针对肠道细菌,以广谱抗生素及对厌氧菌有效的抗生素为好。

(二)手术治疗

手术是急性肠梗阻的重要治疗方法,大多数急性肠梗阻需要手术解除。手术治疗原则:争取较短时间内以简单可靠的方法解除梗阻,恢复肠道的正常功能。手术大致有 4 种:①解决引起梗阻的原因。②肠切除肠吻合术。③短路手术。④肠造瘘或肠外置术。肠梗阻的手术方式应根据梗阻的性质、原因、部位及患者的具体情况决定,各种术式有其不同的适应证和要求,选择得当则可获得最佳临床效果。

1. 肠切除术

由于某种原因使一段肠管失去生理功能或存活能力,如绞窄性肠坏死、肠肿瘤、粘连性团块、先天性肠畸形(狭窄、闭锁)需要行肠段切除术。切除范围要视病变范围而决定。

绞窄性肠梗阻行肠切除时要根据肠襻的血运情况而决定部分肠切除术,合理判断肠壁生机是否良好,这是正确处理绞窄性肠梗阻的基础,如将可以恢复生机的肠襻行不必要的切除,或将已丧失活力的肠襻纳回腹腔,均会给患者带来损害,甚至危及生命。首先应正确鉴定肠壁生机,在肠襻的绞窄已经解除以后,用温热盐水纱布包敷 5～10min,或在肠系膜根部用0.5％奴夫卡因行封闭注射以解除其可能存在的血管痉挛现象,如仍有下列现象存在,可作为判断肠管坏死的依据:①肠管颜色仍为黯紫色或发黑无好转。②肠管失去蠕动能力,用血管钳等稍加挤压刺激仍无收缩反应。③肠管终末动脉搏动消失。根据这些特点,受累肠襻不长,应将肠及其内容物立即予以切除并行肠吻合术。但有时虽经上述处理,仔细观察,肠管生机界限难以判断,且受累肠襻长度较长时,应延长观察时间。可用布带穿过肠系膜并将肠管放回腹腔,维持观察半小时、1 小时乃至更长时间,同时维持血容量及正常血压,充分供氧,对可疑肠襻是否坏死失去生机做出肯定的判断,再进行适当处理。如患者情况极为严重,血压不易维持,可将坏死及可疑失去生机的肠襻做肠外置术,如以后肠管的色泽转佳,生机已恢复,或坏死分界更加明确后,再做适当的肠切除吻合术。

肠切除术大致可分 3 步:①处理肠系膜,在预定切除肠曲的相应肠系膜上做扇形切口,切断并结扎系膜血管,注意不要损伤切除区邻近肠管的供应血管,肠管在切除线以外清除其系膜约 1cm,确保系膜缘可做浆肌层缝合。②切除肠曲的两端各置有齿钳两把,可适当斜行钳夹,保证对系膜缘有较好的血供,并可加大吻合口。离两侧钳夹约 5cm 处,各放置套有橡胶管的肠钳一把,以阻断两侧肠内容物,切除病变肠段,吸去两端间肠内容物,肠壁止血。③将两断端靠拢,1 号丝线做间断全层内翻吻合,然后在前后壁做间断浆肌层缝合,缝闭肠系膜缺口,以防止形成内疝。

2. 肠短路术

肠短路术又称肠捷径手术,是适用于急性炎症期的粘连、充血水肿严重,组织脆弱易撕裂,不能切除的粘连性团块或肿瘤晚期不能切除而仅为解除梗阻的一种姑息性手术。其方法是在梗阻部位上下方无明显炎症、肠壁柔软的肠管间行短路吻合。肠短路手术有两种方式:一种是侧侧式,即在梗阻部位近、远端的肠管间做侧侧吻合;另一种是端侧式,即先将梗阻近侧胀大肠襻切除,远切端予以缝合关闭,近侧端与梗阻远端萎陷的肠襻做端侧吻合。两种术式的优劣各异,可根据病变的情况决定。如患者情况较差,手术已解除梗阻而病变不能再切除者或为完全性梗阻者,则以简单有效的侧侧吻合术为宜,以免在端侧吻合后梗阻近端的肠襻盲端有胀破的可能。如需做二期手术,且能根除梗阻病变者,作为二期病灶切除术前的准备手术,可行端侧式吻合。

3. 肠造瘘术

肠造瘘术包括小肠造瘘及结肠造瘘,主要用于危重患者,由于患者周身状况危急不能耐受更大手术操作时仍不失为一种有效地解除梗阻的外科疗法。但在小肠梗阻时,因术后营养、水电解质平衡都不易维持,造瘘口周围皮肤护理也甚麻烦,因此,应竭力避免小肠造瘘术。对不能切除的结肠肿瘤或直肠肿瘤所致梗阻,或肿瘤虽能切除但因肠道准备不足,患者情况较差等,适宜行结肠造瘘术或永久性人工肛门手术。

肠造瘘术分为 3 种:①断端造瘘,如为绞窄性肠梗阻,肠管已坏死,则须将坏死肠段切除,近端肠管从侧腹壁造瘘口处拖出并缝合固定,远端缝闭,待病情许可时再行二期手术。②双口造瘘:将梗阻上方肠管提出行双口造瘘,主要适用于结肠梗阻或粘连性梗阻,肠管虽无坏死但无法分离,造瘘目的为单纯减压。③插管造瘘:单纯插管造瘘解除肠梗阻效果不理想,只有在坏死肠管切除后一期吻合,预防术后发生吻合口瘘时,可在吻合口上端肠管内插入减压管,并包埋固定在侧腹壁的腹膜上,戳孔引出,术后减压,避免吻合口瘘的发生。小肠高位插管造瘘又可作为供给肠内营养的备用通道。

4.其他手术

①肠粘连松解术。②肠套叠复位术:使套叠的肠管退出并恢复原位。手术要求尽量在腹腔内操作,术者用手挤压套入部远端,轻柔地将套入部挤出。待完全复位后,仔细观察肠壁血运及蠕动情况,确认有无坏死表现。如为回结肠套叠,可将末端回肠与升结肠内侧壁稍予固定,以免再发生套叠。③肠扭转复位术:将扭转的肠管复位后,恢复原来的功能位置。复位前应注意肠管血运情况及肠腔内容物多少,当肠腔内积存大量液体气体时,应先行减压后再复位,以免突然复位而使大量毒素吸收导致中毒性休克。④肠减压术:如果术中见肠管极度扩张致手术有困难时,可先行肠管减压。常用减压方法有:穿刺减压,用一粗针头接上吸引装置,直刺入膨胀的肠管,尽可能吸出肠内气体和液体,拔针后缝合针眼。因针头易堵塞,减压不满意;橡皮管减压,在肠壁上做一小切口,置入橡皮管或导尿管,还可接上三通管,管周固定后进行吸引减压,可用生理盐水灌洗肠腔,减少中毒机会;切开减压,对较游离肠管可提至切口外,周围保护好后可直接切开肠管进行减压,这种方法减压效果好,但易污染腹腔。

总之,肠梗阻的手术治疗应视患者梗阻情况而定。单纯性肠梗阻可采用解除引起梗阻机制的手术,如粘连松解术、肠切开取出堵塞异物术等,如肠管的病变为肿瘤、炎症可行肠切除、肠吻合术,狭窄病变不能切除时可做肠短路术。绞窄性肠梗阻应尽快采取解除梗阻机制的手术,如肠套叠或肠扭转的复位术,肠管坏死应行肠切除吻合术等。结肠梗阻时由于回盲瓣关闭作用,形成闭袢型肠梗阻,结肠血供也不如小肠丰富,单纯性肠梗阻也容易发生局部坏死和穿孔,应早期进行手术治疗。如患者全身情况差,腹胀严重,梗阻位于左半结肠时,可先以横结肠造瘘,待情况好转再行肠切除吻合,如肠管坏死,应将坏死肠段切除,做肠造瘘术,待全身情况好转后二期手术。由于结肠梗阻时出现的问题较多,手术治疗时需审慎处理。

急性肠梗阻的预后与梗阻的病因、性质,诊治的早晚,术前术后的处理及手术选择是否得当相关,多数良性梗阻效果较好,但单纯性肠梗阻的死亡率仍在 3% 左右,绞窄性肠梗阻的死亡率在 8% 左右,如诊治过晚死亡率可达 25% 以上。死亡多见于老年患者,主要原因是难复性休克、腹膜炎、肺部并发症、肠道术后并发症及全身衰竭等,因此应及时诊断、恰当处理,以减少死亡率。

急性肠梗阻的预防在某些类型的肠梗阻是可能的。如术后粘连性肠梗阻,在进行腹部手术时,操作轻柔,尽量减少脏器浆膜和腹膜的损伤,防止或减少术中胃肠道内容物对腹腔的污染,术后尽早恢复胃肠道蠕动功能,对预防粘连性肠梗阻有积极作用。有报道近年来在腹部手术后,腹腔内置入透明质酸酶可有效减少肠粘连的发生。积极防治肠蛔虫病是预防蛔虫团堵塞性肠梗阻的有效措施。避免饱食后强体力劳动或奔跑,可减少肠扭转的发生。腹腔内炎症及结核等病变,应积极治疗,避免发展成粘连或狭窄。如患者存在发生肠梗阻的因素,应嘱患者注意饮食,以防止或减少肠梗阻的发病。

第六节　腹外疝

一、腹股沟疝

腹股沟疝可分为腹股沟斜疝和直疝。斜疝疝囊从腹壁下动脉外侧的腹股沟管内环突出，向前下斜行进入腹股沟管，穿过外环而进入阴囊。直疝疝囊从腹壁下动脉内侧的直疝三角区直接由后向前突出，不经内环，不进入阴囊。腹股沟疝在各类腹外疝中约占90%，其中斜疝约占腹股沟疝的95%，男性多于女性，右侧多于左侧。

（一）病因

1.腹股沟斜疝

有先天性和后天性两种。

（1）先天性斜疝：由于胚胎期睾丸下降过程中，将腹膜向前推移，形成腹膜鞘突，随着其后的睾丸一并降入阴囊。正常情况下，婴儿出生不久，鞘突自行萎缩闭锁，如鞘突不闭锁或闭锁不全，则鞘突与腹腔相通。在小儿啼哭等腹内压增高作用下，腹腔内脏器即可进入其中形成先天性斜疝（图2-1）。因右侧睾丸下降较迟，鞘突闭锁较晚，故右侧斜疝较左侧多见。

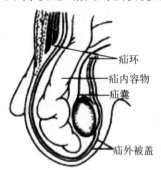

图 2-1　先天性斜疝

（2）后天性斜疝：发生原因为内环处缺陷和腹内斜肌及腹横肌薄弱，当腹内压增高时不能发挥保护作用，内环处的腹膜向外突出形成疝囊（图 2-2），腹内脏器或组织等随之由薄弱处突出。

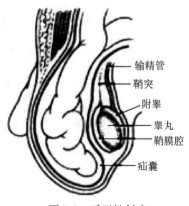

图 2-2　后天性斜疝

2.腹股沟直疝

老年人腹壁肌肉多较薄弱。若有长期咳嗽、排尿困难或慢性便秘等,使腹内压增高,就可能迫使腹内脏器由直疝三角向外突出,形成直疝。

(二)临床表现

1.腹股沟斜疝

(1)可复性斜疝:当腹内压增高时,于腹股沟区出现肿块,可日渐增大,并经腹股沟管进入阴囊或大阴唇。肿块呈梨形,平卧或用手将肿块向腹腔内推送,即可向腹腔内还纳而消失。回纳后用手指通过阴囊皮肤伸入外环,可感到外环松弛扩大,患者咳嗽,指尖有冲击感。用手指经腹壁皮肤紧压内环口,让患者站立并咳嗽,肿块不再出现;将手指松开,则肿块又可出现。疝内容物如为肠袢,则肿块表面光滑、柔软,叩诊呈鼓音,听诊有肠鸣音,回纳肠袢入腹腔时可听到咕噜声;若为大网膜,则肿块叩诊呈浊音,回纳较慢。做阴囊透光试验,疝块一般不透光。局部除坠胀感外一般无症状。

(2)难复性斜疝:局部除坠胀感稍重外,尚有疝块不能完全还纳。

(3)嵌顿性斜疝:常发生在腹内压骤然增高时。表现疝块突然增大,伴有明显胀痛。平卧或用手推送不能使肿块回纳。肿块紧张发硬,有明显触痛。嵌顿内容物如为大网膜,局部疼痛常较轻微;如为肠袢,不但有腹绞痛,还可伴有恶心、呕吐、停止排气排便、腹胀等机械性肠梗阻征象。如不及时处理,将发展成绞窄性疝。

(4)绞窄性疝:临床症状多较严重。若绞窄时间较长,由于疝内容物发生坏死感染,侵及周围组织,引起急性炎症。患者可有脓毒血症的全身表现,加之有肠梗阻等,则病情更为严重。

2.腹股沟直疝

多见于年老体弱患者。当患者站立或腹内压增高时,腹股沟内侧、耻骨结节外上方,出现一半球形肿块,不伴疼痛和其他症状。疝块容易还纳,极少发生嵌顿。还纳后指压内环,不能阻止疝块出现。疝内容物不降入阴囊。有时膀胱可进入疝囊,构成疝囊的一部分,成为滑动性直疝。

(三)鉴别诊断

1.腹股沟斜疝与直疝的鉴别见表 2-3。

表 2-3 腹股沟斜疝与直疝的鉴别要点

项目	斜疝	直疝
发病年龄	多见于儿童及青壮年	多见于老年
突出途径	经腹股沟管突出,可进入阴囊	由直疝三角突出,不进入阴囊
疝块外形	椭圆或梨形,上部呈蒂柄状	半球形,基底较宽
指压内环试验	疝块不再出现	疝块仍可突出
外环指诊	外环扩大,咳嗽时有冲击感	外环大小正常,无咳嗽冲击感
术中所见	精索在疝囊后方,疝囊颈在腹下动脉外侧	精索在疝囊前外方,疝囊颈在腹壁下动脉
嵌顿机会	较多	极少

2.应与腹股沟疝鉴别的其他疾病

(1)睾丸鞘膜积液:肿物完全在阴囊内,可清楚摸到上界无蒂,有囊性感,透光试验阳性,触不到睾丸,肿物出现后不能还纳。

(2)交通性鞘膜积液:见于小儿,常在起床后数小时才缓慢出现并增大,平卧或挤压肿块,因积液被挤入腹腔,其体积可逐渐缩小。阴囊肿大时触不清睾丸,透光试验阳性。

(3)精索鞘膜积液:腹股沟部精索位置有肿物,与体位变动无关,牵拉同侧睾丸时肿物随之移动,透光试验阳性。

(4)隐睾:睾丸下降不全可在腹股沟区形成肿块,边界清楚。阴囊内无睾丸,压迫肿物出现特有的胀痛感。

(四)治疗

腹股沟疝随着疝块逐渐增大,将加重腹壁缺损而影响劳动力。斜疝可因发生嵌顿或绞窄而威胁患者生命。因此一般均应尽早手术修补。

1.非手术疗法

婴儿腹肌可随躯体生长逐渐强壮,疝有自愈的可能,故半岁以下婴儿可暂不手术。可用棉线束带或绷带压住腹股沟管内环。如应用6个月后疝仍脱出,愈合无望则停用。

年老体弱或伴有引起腹内压增高等疾病不能手术者,可用特制的疝带。白天在回纳疝内容物后,带上医用疝带。但长期使用疝带可使疝囊因摩擦而肥厚,还可使疝内容物和疝囊发生粘连,形成难复性疝,甚至发生嵌顿。嵌顿一旦发生应行手术治疗,但在下列情况可试行手法复位:①嵌顿时间在3~4h内,局部无腹膜刺激征者。②年老体弱或伴有引起腹内压增高的疾病而估计肠袢未绞窄坏死者。复位方法是患者取头低足高位,注射止痛镇静剂,使腹肌松弛。然后托起阴囊,持续缓慢地将疝块推向腹腔,同时用左手按摩外环和内环,以协助疝内容物回纳。手法复位后,应严密观察腹部情况24h。如出现腹膜炎或肠梗阻的表现,应立即手术治疗。手法复位成功患者应择期手术修补,以防复发。

2.手术疗法

患者如有慢性咳嗽、排尿困难、便秘、腹水、妊娠等腹内压增高情况,术前应先处理,否则术后易复发。手术方法有疝囊高位结扎术、疝修补术和疝成形术等。

(1)疝囊高位结扎术:指在内环水平,高位结扎切断疝囊颈部,然后切去疝囊,或不切疝囊任其粘连闭合。适用于:①婴幼儿患者,因其腹肌尚在发育中,可逐渐强壮而使腹壁加强。②作为疝修补术或成形术的基本内容之一。③绞窄性疝因肠坏死且局部有感染者,通常仅行单纯疝囊高位结扎加局部引流,待炎症消退后再择期手术。

(2)疝修补术:在疝囊高位结扎基础上,利用邻近健康组织行内环和腹股沟管的修补。内环修补的方法是把内环处腹横筋膜缝合数针或做"8"字缝合,使内环仅容一指尖通过为度。腹股沟管壁的修补是疝修补术的主要内容,其方法很多,通常有精索原位修补法和精索移位修补法两类。

1)精索原位修补法:即精索留置原位不游离,手术是加强腹股沟管前壁,临床常用Ferguson法。是在精索前方将腹内斜肌下缘和联合腱缝在腹股沟韧带上,以消灭腹内斜肌弓状下缘与腹股沟韧带之间的空隙。适用于腹横筋膜无显著缺损、腹股沟管后壁尚健全的斜疝和一般直疝。

2)精索移位修补法:即游离精索并向前移,手术是加强腹股沟管后壁。常用方法有4种:①Bassini法:把游离精索提起,在其后方把腹内斜肌下缘和联合腱缝在腹股沟韧带上,置精索于腹内斜肌与腹外斜肌腱膜之间。②Halsted法:与Bassini法类似,同时把腹外斜肌腱膜也缝在精索后方,从而把精索移至腹壁皮下层内。③McVay法:是在移位的精索后方,把腹内斜肌下缘和联合腱缝在耻骨梳韧带上。④Shouldice 法：亦称多层加强疝修补术或加拿大疝修补术，方法是游离精索后，切断提睾肌，切开腹横筋膜为上、下两瓣，将下瓣连续缝合于腹直肌外侧缘的深面，再将上瓣连续缝合于腹股沟韧带返折部，最后，在耻骨结节处与第一层的缝线会合打结。再从内环开始，将联合腱缝于腹股沟韧带的深部，至内侧端返转，再将联合腱缝于腹股沟韧带上，腹外斜肌腹膜在精索前缝合，重建外环。

此外，尚有经腹腔镜行易复性腹股沟斜疝修补术。

（3）疝成形术：手术步骤按 Bassini 法进行。利用同侧腹直肌前鞘瓣向外下翻转，将其在精索后方与腹股沟韧带缝合，或用自体游离阔筋膜、聚丙烯网片、金属丝网等移植到腹股沟管后壁，以加强薄弱部分。适用于复发的巨大斜疝或直疝而腹股沟管后壁严重缺损而难以修补的患者。

（4）无张力疝修补术：是在分离出疝囊后，还纳疝内容物，将疝囊内翻入腹腔，无须疝囊颈高位结扎，然后用合成纤维网片制成一个圆柱形花瓣状的充填物，缝合固定在疝的内环处，以填充内环的缺损，再用一个合成纤维网片缝于腹股沟管后壁，以替代传统的加强后壁的修补法。目前此术式已得到广泛应用，甚至可在局部麻醉下施行。

（5）嵌顿性疝和绞窄性疝的手术处理原则：应紧急手术，以防止疝内容物坏死并解除并发的肠梗阻。如有水和电解质紊乱，术前应迅速予以纠正。术中应注意：①切开疝囊前应保护切口，以防疝囊内渗液污染切口。②详细检查疝内容物，注意有无逆行性嵌顿的肠管坏死。③正确判断疝内容物生命力，解除嵌顿后，凡肠管呈紫黑色、失去光泽和弹性、刺激后无蠕动和相应肠系膜无动脉搏动者，即属已坏死。如不能肯定是否坏死，可在肠系膜根部注射 0.2% 普鲁卡因 80mL，再用等渗温热盐水纱布覆盖热敷 30min；或将肠管暂送回腹腔，10min 后再行观察，如肠管转为红色、肠蠕动和肠系膜内动脉搏动恢复，则证明病变肠管尚具生命力，可回纳腹腔。如疝内容物为大网膜，可做切除。凡施行肠切除吻合术的患者，一般只做单纯的疝囊高位结扎，待感染控制后再择期做疝修补术。

疝手术后，均应使用阴囊托带或"T"形绷带抬高阴囊。切口加沙袋压迫 24h，以防渗血。术后卧床 3～5d，此外亦应预防局部感染。渗血和感染均可造成修复失败，复发性疝处理十分困难。应防治便秘、咳嗽等，3 个月内不宜参加体力劳动。

二、股疝

（一）概述

腹腔或盆腔内脏器经由股环进入股管或通过股管向股部卵圆窝突出的，为股疝。老年妇女尤其多次妊娠和分娩后多见。由于股管较窄和股环周围缺乏弹性韧带，疝内容物突出后易被嵌顿和绞窄。确诊后应及早手术。

（二）临床表现

（1）腹股沟韧带下卵圆窝处出现一半球形肿块。老年妇女多见。肥胖患者易被忽视。

（2）肿块突出后局部有胀痛下坠感。

（3）肿块嵌顿后有恶心、呕吐和腹痛等消化道症状。

（4）有一部分嵌顿股疝的病变为肠壁疝。此组患者的局部肿块较小，无典型肠梗阻表现，但多合并腹泻。有时由于被嵌顿的肠壁局部坏死并向皮肤破溃，可在局部流出恶臭液体或粪性液体。

（三）诊断要点

（1）腹股沟韧带下卵圆窝处出现一半球形肿块应高度怀疑，尤其老年经产妇，应详细追问病史和有否消化道症状。

（2）腹部 X 线检查确定有否肠梗阻的影像特征。

（3）局部 B 超检查有助于确定是否在肿块处有肠管征象。

（4）需要与腹股沟淋巴结肿大、大隐静脉曲张、腹股沟斜疝和局部脂肪瘤做鉴别诊断。

（四）治疗方案及原则

（1）一旦诊断为股疝，应积极手术治疗。对于已嵌顿或绞窄的股疝，除积极准备急症手术外要注意全身情况的处理，如高血糖，心功能不全和水、电解质紊乱等。

（2）做腹股沟上切口时常用斜疝修补切口，按解剖层次在腹横筋膜下寻得进入股管的疝囊。如返纳困难则应切开疝囊确认疝内容物无血运障碍，并返纳内容物后关闭疝囊。

（3）腹股沟下切口常用股部纵形切口，经卵圆窝处理疝囊，疝囊颈要尽量高位缝合结扎，处理多余疝囊后，缝合腹股沟韧带、阔筋膜镰状缘和耻骨肌筋膜，结扎线结扎时注意勿使股静脉受压。

（4）用人工合成材料修补股疝，仅适用于无嵌顿和无绞窄的股疝。无论腹股沟上切口或下切口处理疝囊后置网塞于股管内，网塞内瓣宜大部分切除，勿把网塞固定于股静脉，避免使股静脉受压。

三、腹部切口疝

腹部切口疝是指发生于腹部手术切口的疝，临床上相当多见，占腹外疝的第 3 位。

（一）发病机制

1.解剖基础

腹部纵切口除腹直肌外，切断了所有横行走向的腹壁各层肌肉、筋膜、腹膜、鞘膜组织纤维；在缝合后，又容易受到肌肉的横向牵引力而易发生裂开。即使是腹直肌，也因切断肋间神经而有损它的强度。为此，应尽量少用腹直肌旁切口，代之以横形切口、正中切口或旁正中切口。

2.直接诱因

（1）术中处理不当：例如术中缝合层次有误，对合不当，缝合不密，嵌入其他组织，或缝腹膜时留有缺口，麻醉效果不佳，强行拉拢创缘缝合引起组织撕裂。

（2）术后处理不当：手术后留置引流物过久合并切口发生感染。据统计，切口一期愈合，切口疝发生率少于 1%，一旦感染，发生率增至 10% 左右。

（3）手术后腹内压力升高：如手术后肠麻痹引起的腹胀、频繁呕吐，以及原有的老年慢性支气管炎和术后并发肺炎所致的剧烈咳嗽，均可使缝线撕脱或组织撕裂。

（二）诊断

（1）腹部切口疝一般多见于纵形切口，多发生于手术后几个月内。

（2）疝囊多不完整，疝环较大，不易发生嵌顿，内容物多为大网膜和小肠，可与疝囊壁发生粘连，形成难复性疝。

（3）症状及体征：①腹壁切口有肿块突出，在患者站立、行走、用力时更为明显，平卧时则消失。②小的切口疝无其他症状，大的和巨型切口疝可引起腹部不适和牵拉感，并有消化不良、腹胀、腹部隐痛和慢性便秘等。③切口瘢痕处可见肿块,柔软,大者直径可达 10～20cm,甚至更大。疝内容物回纳后,可清楚地摸到疝环边缘。有时疝内容物为小肠,可见蠕动波及听到肠鸣音。

(三)治疗

治疗主要是手术治疗,仅在年老体弱不能忍受手术,或有顽固性剧咳不能控制者使用弹性绷带包扎。手术疗法有两种:单纯修补和成形术。

四、脐疝

(一)婴儿脐疝

婴儿脐疝属先天性。脐部发育不全,脐环没有完全闭锁;或脐部的瘢痕组织薄弱,不够坚固。当腹压骤然增加时,内脏可从脐部突出而形成脐疝。婴儿腹压增加的主要原因有经常啼哭、包茎、咳嗽或便秘等。

1.诊断

(1)脐疝大多位于脐的上方,因为脐静脉位于脐部上缘,该处更趋薄弱。

(2)一般直径为 1～2cm,疝的内容物多是大网膜、小肠;被盖仅为瘢痕组织、皮下组织和皮肤。

(3)婴儿脐疝多属易复性疝,嵌顿少见。

(4)当婴儿啼哭、站立和用劲时,疝块增大、紧张,无其他症状。往往在洗澡、换衣服或无意中发现。

2.治疗

(1)在 2 周岁前,除非嵌顿,可以等待,或采取贴胶布疗法,因脐疝尚有迟至 1～2 岁时自行关闭的可能。

(2)已经满 2 周岁,脐疝环直径超过 1.5cm 者宜用手术治疗。

(二)成人脐疝

1.诊断

(1)多发生于中年肥胖的经产妇女。

(2)常见的诱因是妊娠、大网膜脂肪过多、慢性咳嗽、肝硬化腹水等。

(3)主要症状有脐部看到半球形疝块,内容可回纳,也有咳嗽冲击感。常伴有消化不良、腹部不适和隐痛。巨大的脐疝可呈悬垂状。

(4)疝内容物初期多为大网膜,随后还有小肠、结肠等,常因与疝囊壁发生广泛粘连,形成多房性间隙。

(5)成人脐疝较易嵌顿和发生绞窄,因其脐环一般较小,周围瘢痕组织较坚韧。

2.治疗

手术治疗。嵌顿时,应做紧急手术。

第三章　ICU 重症监护

第一节　呼吸系统功能的监护

随着机械通气治疗技术的发展,各种监测手段更加完善,呼吸系统的监测也渐趋于复杂化。临床采用何种监测手段,应视具体条件而定。

一、呼吸功能的监护

正常呼吸功能是维持机体内外环境稳定的重要生理活动之一,而呼吸系统的监测是判定呼吸功能状况、预防并发症和推测预后的必要手段,是临床危重患者治疗和监护的依据。

(一)一般监护指标

(1)潮气量:一次吸入或呼出的气量,正常成人为 500mL 左右,小儿为 $8\sim12$mL/kg。

(2)每分通气量:潮气量×呼吸频率,大于 12L 为过度通气,小于 3L 为通气不足。

(3)每分钟肺泡通气量(有效通气量):(潮气量-无效腔量)×呼吸频率。

(4)功能残气量:在生理上起着稳定肺泡气体分压的缓冲作用,减少了呼吸间歇对肺泡内气体交换的影响,即防止每次吸气后新鲜空气进入肺泡所引起的肺泡气体浓度过大变化。

(二)临床监护指标

患者的体征是临床监护的主要内容。

1.意识状态

清醒,蒙眬,浅昏迷或深昏迷。

2.呼吸状态

注意是否有自主呼吸以及患者呼吸频率、深浅度,是否有口唇、甲床发绀等。

3.肺部听诊

正常时双肺呼吸音清晰;呼吸音减弱常见于疼痛、肺不张、肺淤血、肺炎、气胸、气管插管不合适等;湿性啰音见于肺部感染;干性啰音见于气道狭窄如哮喘等,要及时报告医师并处理。

4.咳嗽反射

应注意记录咳嗽反射的程度,如消失、微弱、尚可、较强、强等。

5.观察记录痰的性状和量

粉红色泡沫样痰为肺水肿引起,大量稀薄血水样痰应考虑为呼吸窘迫综合征,黄绿色黏稠痰为感染时的分泌物,血丝或血块痰多为创伤所致。

(三)动脉血气监测

1.动脉血 pH

(1)概念:表示血浆中所含氢离子的浓度。由于氢离子浓度太低,约 4×10^{-8}/L,故一直沿用 pH(即氢离子浓度的负对数)来表示。

(2)正常值:健康人动脉血 pH $7.35\sim7.45$。

(3)临床意义:pH<7.35,酸中毒;pH>7.45,碱中毒。

2.动脉血二氧化碳分压($PaCO_2$)

(1)概念:物理溶解于血浆(血液)中的二氧化碳气体产生的压力。它反映动脉血液中CO_2的浓度。

(2)正常值:4.7～6.0kPa(35～45mmHg)。

(3)临床意义:$PaCO_2$下降,呼吸性碱中毒;$PaCO_2$升高,呼吸性酸中毒。

3.动脉血氧分压(PaO_2)

(1)概念:指血液中物理溶解的氧分子所产生的压力。

(2)正常值:9.97～13.3kPa(75～100mmHg)。

轻度缺氧:8～9.97kPa(60～75mmHg)。

中度缺氧:4.0～8.0kPa(30～60mmHg)。

重度缺氧:<4.0kPa(<30mmHg)。

(3)临床意义:低氧血症见于肺部疾病导致分流、通气血流比例失调、通气不足以及弥散障碍。高氧血症见于吸氧治疗和过度通气。

(四)脉搏血氧饱和度(SpO_2)监测

1.原理

脉搏血氧饱和度仪的发光二极管所产生的两个波长的光线可以透过波动的血管床被光学感受器接收。

2.准确性

当氧饱和度高于80%时,脉搏血氧饱和度的准确性为±(4～5)%;当氧饱和度低于80%时,测定准确性进一步降低。

3.局限性

(1)SpO_2不能很好地反映高氧血症。另外,氧饱和度也不是低通气的敏感指标。

(2)仪器和探头间的差异:不同厂家间有所差异,不同探头发光二极管的输出也存在差别。因此,患者应固定使用同一仪器以及探头。

(3)异常血红蛋白血症:氧血红蛋白会使测定结果偏高,高铁血红蛋白使测量值总是接近85%,而胎儿血红蛋白则不会影响测量结果。

(4)内源性和外源性染料:染料如亚甲蓝能够影响测量准确性,指甲油也是如此,而高胆红素血症对测量没有影响。

(5)皮肤色素:皮肤色素较深会影响测量结果。

(6)血流灌注:心排血量下降或严重的外周血管收缩,测量结果不可靠。

(7)贫血:重度贫血会使测量准确性下降。

(8)周围光线过强:周围光线过强会影响测量结果。

(9)脉搏异常:静脉波动和大的动脉波重搏切迹会影响测量准确性。

二、无创正压通气

无创正压通气(NPPV)是指无须建立人工气道的正压通气,常通过鼻/面罩等方法连接患者。NPPV可以减少急性呼吸衰竭的气管插管或气管切开以及相应的并发症,改善预后。

1.呼吸机的选择

要求能提供双相的压力控制/压力支持,其提供的吸气压力可达到20～30cmH₂O,能够提供满足患者吸气需求的高流量气体(60~100L/min),具备一些基本的报警功能;若用于Ⅰ型呼吸衰竭,要求能提供较高的吸氧浓度(>50%)和更高的流速需求。

2. 连接方式

无创通气以口/鼻面罩与患者相连。面罩种类包括:全脸面罩、口罩、鼻罩等。应根据不同患者选择合适的面罩。

3. 适应证

(1)呼吸窘迫伴呼吸困难,辅助肌群参与呼吸,腹部反常运动。

(2)pH<7.35 且 $PaCO_2$>45mmHg。

(3)呼吸频率>25 次/分。

4. 相对禁忌证

(1)呼吸停止。

(2)心血管状态不稳定。

(3)患者依从性差。

(4)面部、胃、食管手术。

(5)颅面部创伤或烧伤。

(6)误吸风险高。

(7)需要大剂量镇静者。

(8)极度肥胖。

(9)呼吸道大量分泌物。

5. 通气模式与参数调节

(1)通气模式

1)持续气道正压(CPAP):在自主呼吸条件下,整个呼吸周期气道保持正压。患者完成全部的呼吸功。

2)双水平正压通气(BiPAP):BiPAP 有自主呼吸通气模式(S 模式,相当于 PSV+PEEP)和后备控制通气模式(T 模式,相当于 PCV+PEEP)两种工作方式。BiPAP 的参数设置包括吸气压(IPAP)、呼气压(EPAP)及后备控制通气频率。当自主呼吸间隔时间低于设定值(由后备频率决定)时,即处于 S 模式;自主呼吸间隔时间超过设定值时,即由 S 模式转向 T 模式,即启动时间切换的背景通气 PCV。在 ACPE 患者首选 CPAP,如果存在高碳酸血症或呼吸困难不缓解可考虑换用 BiPAP。

(2)参数调节

1)BiPAP 参数调节原则:IPAP/EPAP 均从较低水平开始,待患者耐受后再逐渐上调,直到达到满意的通气和氧合水平,或调至患者可能耐受的最高水平。

2)参数设置常用参考值

IPAP/潮气量:(10~25)cmH_2O/(7~15)mL/kg。

EPAP:3~5cmH_2O(Ⅰ型呼吸衰竭时用 4~12cmH_2O)。

后备频率(T 模式):10~20 次/分。

吸气时间:0.8~1.2s。

6. 护理要点

(1)保证安全而有效的通气治疗:做好解释以充分取得患者的配合,确保连接质量,设置适当的参数,监测动脉血气及 SpO_2。

(2)保证足够的氧气和通气:做好各项监测,包括动脉血气、SpO_2、呼吸频率和状态、患者是否耐受呼吸机等。

(3)减少患者焦虑:做好解释工作,指导患者使用呼吸机。

(4)减轻患者不适:包括面部压迫、磨损,眼不适,胃肠胀气等。

(5)密切观察并发症的发生:误吸、呼吸衰竭、意识水平下降等。

三、机械正压通气

机械通气最早是作为肺脏通气功能的支持治疗手段,经过多年来医学理论的发展及呼吸机技术的进步,已经涉及气体交换、呼吸做功、肺损伤、胸腔内器官压力及容积环境、循环功能等,可产生多方面影响的重要干预措施。并主要通过提高氧输送、保护肺脏、改善内环境等途径成为治疗多器官功能不全综合征的重要治疗手段。

(一)机械通气的生理与临床目标

合理的机械通气首先必须明确机械通气的目标。明确有创机械通气的生理和临床目标,既有助于解决指征问题,以免延误治疗,又能使机械通气治疗实现个体化,获得最佳疗效。

1.改善或维持动脉氧合

改善低氧血症,提高氧输送是机械通气最重要的生理目标。吸入氧浓度适当的条件下,动脉血氧饱和度$>90\%$,或动脉氧分压$>60mmHg$是保证氧输送的前提。

2.支持肺泡通气

使肺泡通气量达到正常水平,将动脉二氧化碳分压水平维持在基本正常的范围内,是基本生理目标之一。根据病情需要,可保持二氧化碳分压低于或高于正常范围。

3.维持或增加肺容积

通过应用控制性肺膨胀、间歇性高水平呼气末正压、俯卧位通气等肺泡复张手段,可明显增加呼气末肺泡容积(功能残气量),改善呼吸窘迫和低氧血症。

4.减少呼吸功

机械通气替代患者呼吸肌做功,降低呼吸肌氧耗,有助于改善其他重要器官和组织的氧供。

5.机械通气的临床目标

(1)纠正低氧血症。

(2)纠正急性呼吸性酸中毒。

(3)缓解缺氧和二氧化碳潴留引起的呼吸窘迫。

(4)防止或改善肺不张。

(5)防止或改善呼吸肌疲劳。

(6)保证镇静和肌松剂使用的安全性。

(7)减少全身和心肌氧耗。

(8)降低颅内压。

(9)促进胸壁的稳定,维持通气和肺膨胀。

(二)机械通气中应遵循的原则

(1)个体化原则:不同疾病和不同病程,机械通气的设置应有所不同。

（2）氧输送原则:机械通气的根本目的是保证全身氧输送,改善组织缺氧。

（3）肺保护原则:机械通气不当可引起呼吸机相关性肺损伤等严重并发症。

（4）动态监测原则:机械通气过程中,应动态监测潮气量、气道压力、呼吸频率、分钟通气量、PEEP及内源性PEEP等呼吸生理参数。

（5）MODS防治原则:机械通气不当不但可加重肺损伤,而且可引起或加重肺外的多器官功能障碍（MODS）。

（三）机械通气的基本模式

1.分类

（1）根据吸气向呼气的切换方式不同可分为"定容"型通气和"定压"型通气。

1）定容型通气:呼吸机以预设通气容量来管理通气,即呼吸机送气达预设容量后停止送气,依靠肺、胸廓的弹性回缩力被动呼气。

常见的定容通气模式有容量控制通气（VCV）、容量辅助-控制通气（V-ACV）、间歇指令通气（IMV）和同步间歇指令通气（SIMV）等,也可将它们统称为容量预置型通气（volume preset ventilation,VPV）。VPV能够保证潮气量的恒定,从而保障分钟通气量;VPV的吸气流速波形为恒流波形,即方波,不能和患者的吸气需要相配合,尤其是存在自主吸气的患者,这种人机的不协调增加镇静剂和肌松剂的需要,并消耗很高的吸气功,从而诱发呼吸肌疲劳和呼吸困难;当肺顺应性较差或气道阻力增加时,产生过高的气道压,易致呼吸机相关性肺损伤（VILI）。

2）定压型通气:以气道压力来管理通气,当吸气达预设压力水平时,吸气停止,转换为呼气,故定压性通气时,气道压力是设定的独立参数,而通气容量（和流速）是从属变化的,与呼吸系统顺应性和气道阻力相关。

常见的定压型通气模式有压力控制通气（PCV）、压力辅助控制通气（P-ACV）、压力控制-同步间歇指令通气（PC-SIMV）、压力支持通气（PSV）等,将它们统称为压力预置型通气（pressure preset ventilation,PPV）。PPV时潮气量随肺顺应性和气道阻力而改变;气道压力一般不会超过预置水平,利于限制过高的肺泡压和预防呼吸肌相关性肺损伤（VILI）;易于人机同步,减少使用镇静剂和肌松剂,易保留自主呼吸;流速多为减速波,肺泡在吸气早期即充盈,利于肺内气体交换。

（2）根据开始吸气的机制分为控制通气和辅助通气。

1）控制通气（controlled ventilation,CV）:呼吸机完全代替患者的自主呼吸,呼吸频率、潮气量、吸呼比、吸气流速完全由呼吸机控制,呼吸机提供全部的呼吸功。

CV适用于严重呼吸抑制或伴呼吸暂停的患者,如麻醉、中枢神经系统功能障碍、神经肌肉疾病、药物过量等情况对患者呼吸力学进行监测时,如静态肺顺应性、内源性PEEP、呼吸功能的监测,也需在CV时进行,所测得的数值才准确可靠。

如潮气量、呼吸频率等参数设置不当,可造成通气不足或过度通气;应用镇静剂或肌松剂可能导致低心排、低血压、分泌物廓清障碍等;长时间应用CV将导致呼吸肌萎缩或呼吸机依赖。

2）辅助通气（assisted ventilation,AV）:依靠患者的吸气努力触发或开启呼吸机吸气活瓣实现通气,当存在自主呼吸时,气道内轻微的压力降低或少量气流触发呼吸机,按预设的潮气量（定容）或吸气压力（定压）将气体输送给患者,呼吸功由患者和呼吸机共同完成。

AV 适用于呼吸中枢驱动稳定的患者,患者的自主呼吸易与呼吸机同步,通气时可减少或避免应用镇静剂,保留自主呼吸可避免呼吸肌萎缩,有利于改善机械通气对血流动力学的不利影响,有利于撤机过程。

2.常见模式

(1)辅助控制通气:辅助控制通气(assist-control ventilation,ACV)是辅助通气(AV)和控制通气(CV)两种通气模式的结合,当患者自主呼吸频率低于预置频率或无力使气道压力降低或产生少量气流触发呼吸机送气时,呼吸机即以预置的潮气量及通气频率进行正压通气,即 CV;当患者的吸气用力可触发呼吸机时,通气以高于预置频率的任何频率进行,即 AV。结果,触发时为辅助通气,无触发时为控制通气。参数设置如下。

1)容量切换:触发敏感度、潮气量、通气频率、吸气流速/流速波形。

2)压力切换:触发敏感度、压力水平、吸气时间、通气频率。

(2)同步间歇指令通气:同步间歇指令通气(synchronized intermittent mandatory ventilation,SIMV)是自主呼吸与控制通气相结合的呼吸模式,在触发窗内患者可触发和自主呼吸同步的指令正压通气,在两次指令通气周期之间允许患者自主呼吸,指令呼吸可以以预设容量(容量控制 SIMV)或预设压力(压力控制 SIMV)的形式来进行。

参数设置:潮气量、流速/吸气时间、控制频率、触发敏感度,当压力控制 SIMV 时需设置压力水平及吸气时间。

(3)压力支持通气:压力支持通气(pressure support ventilation,PSV)属于部分通气支持模式,是患者触发、压力目标、流量切换的一种机械通气模式,即患者触发通气并控制呼吸频率及潮气量,当气道压力达预设的压力支持水平时,且吸气流速降低至低于阈值水平时,由吸气相切换到呼气相。

参数设置:压力、触发敏感度,有些呼吸机有压力上升速度、呼气敏感度(ESENS)。

(4)持续气道正压:持续气道正压(continuous positive airway pressure,CPAP)是在自主呼吸条件下,整个呼吸周期以内(吸气及呼气期间)气道均保持正压,患者完成全部的呼吸功,是呼气末正压(PEEP)在自主呼吸条件下的特殊技术。

参数设置:仅需设定 CPAP 水平。

(5)双水平气道正压通气:双水平气道正压通气(biphasic positive airway pressure,BiPAP)是指自主呼吸时,交替给予两种不同水平的气道正压,高压力水平(Phigh)和低压力水平(Plow)之间定时切换,且其高压时间、低压时间、高压水平、低压水平各自独立可调,利用从 Phigh 切换至 Plow 时功能残气量(FRC)的减少,增加呼出气量,改善肺泡通气。

参数设置:高压力水平(Phigh)、低压力水平(Plow)即 PEEP、高压时间(Tinsp)、呼吸频率、触发敏感度。

3.机械通气参数的调整

(1)潮气量的设定:在容量控制通气模式下,潮气量的选择应确保足够的气体交换及患者的舒适性,通常依据体重选择 6~8mL/kg,并结合呼吸系统的顺应性、阻力抗进行调整;依据肺机械参数,维持气道压最低时的 VT,其压力最高应低于 30~35cmH_2O,可避免气压伤及呼吸机相关性肺损伤(VILI);在压力控制通气模式下,潮气量是由选定的目标压力、呼吸系统的阻力及患者的自主呼吸方式决定的;依据 P-V 曲线将 VT 设定于 P-V 曲线陡直段。

依据肺机械参数,以维持气道压最低时的 VT,其压力最高应低于 35cmH_2O。最终应以血气分析进行调整。

(2)呼吸频率的设定:呼吸频率的选择根据通气模式、死腔/潮气量比、代谢率、目标 $PaCO_2$ 水平及自主呼吸强度等决定,原则上成人通常设定为 $12\sim20$ 次/分,急/慢性限制性肺疾病时也可根据分钟通气量和目标 $PaCO_2$ 水平超过 20 次/分。

(3)流速调节:理想的峰流速应能满足患者吸气峰流速的需要,成人常用的流速可设置在 $40\sim60L/min$,根据分钟通气量和呼吸系统的阻力和肺的顺应性调整,控制通气时由于吸气时间的限制,峰流速可低于 $40L/min$,压力控制型通气模式下流速由选择的压力水平、气道阻力及患者的吸气努力决定。流速波形在临床常用恒流(方波)或减速波。

(4)吸气时间/吸呼比(I∶E)的设置:I∶E 的选择是基于患者的血流动力学、氧合状态及自主呼吸水平,适当的设置能保持良好的人机同步性。根据血流动力学、氧合、自主呼吸选择吸气时间或吸呼比,自主呼吸患者通常设置吸气时间为 $0.8\sim1.2s$ 或吸呼比为 $1∶(1.5\sim2)$。

(5)触发灵敏度调节:一般情况下,压力触发常为 $-0.5\sim-1.5cmH_2O$,流速触发常为 $2\sim5L/min$,合适的触发灵敏度设置将明显使患者更舒适,促进人机协调。

(6)吸入氧浓度(FiO_2):机械通气初始阶段,可给高 FiO_2(100%)以迅速纠正严重缺氧,然后依据目标 PaO_2、PEEP 水平、MAP 水平和血流动力学状态,酌情降低设定 FiO_2 至 50% 以下,并设法维持 $SaO_2>90\%$。若不能达上述目标,即可加用 PEEP,增加平均气道压,应用镇静剂或肌松剂;若适当 PEEP 和 MAP 可以使 $SaO_2>90\%$,应保持最低的 FiO_2。

(7)PEEP 的设定:设置 PEEP 的作用是使萎陷的肺泡复张,增加平均气道压,改善氧合,减少回心血量,减少左室后负荷。虽然 PEEP 设置的上限没有共识,但下限通常在 P-V 曲线的低拐点(LIP)或 LIP 之上 $2cmH_2O$。

4.机械通气过程中的监测与管理

(1)进行常规呼吸功能监测

1)观察胸廓运动情况。

2)听诊肺部判断呼吸音情况。

3)观察口唇、肢端颜色,判断有无缺氧现象。

4)观察甲床按压后恢复时间,判定血流灌注时间,一般在 0.5s 恢复。

5)观察精神症状及神经状况。

6)观察有无颈外静脉怒张情况,可判断胸内压高低和右心功能状态。

(2)呼吸功能的监测:潮气量、呼吸频率、每分通气量、吸呼比值、气道平均压、血气分析、血氧饱和度。

5.机械通气的并发症

机械通气是重要的生命支持手段之一,但机械通气也会带来一些并发症,甚至是致命的并发症。合理应用机械通气将有助于减少甚至避免并发症的产生。

(1)人工气道相关的并发症:人工气道是将导管直接插入或经上呼吸道插入气管所建立的气体通道。临床上常用的人工气道是气管插管和气管切开。

1)导管异位:插管过深或固定不佳,均可使导管进入支气管。因右主支气管与气管所成角度较小,插管过深进入右主支气管,可造成左侧肺不张及同侧气胸。

2)气道损伤:困难插管和急诊插管容易损伤声门和声带,长期气管插管可以导致声带功能异常、气道松弛。气囊充气过多、压力太高,压迫气管,气管黏膜缺血坏死,形成溃疡,可造成出血。

3)人工气道梗阻:人工气道梗阻是人工气道最为严重的临床急症,常威胁患者生命。导致气道梗阻的常见原因包括导管扭曲,气囊疝出而嵌顿导管远端开口,痰栓或异物阻塞管道,管道坍陷,管道远端开口嵌顿于隆突、气管侧壁或支气管。

4)气道出血:人工气道的患者出现气道出血,特别是大量鲜红色血液从气道涌出时,往往威胁患者生命,需要紧急处理。气道出血的常见原因包括气道抽吸、气道腐蚀等。

5)气管切开的常见并发症:根据并发症出现的时间,可分为早期、后期并发症。

早期并发症:指气管切开 24h 内出现的并发症。主要包括:①出血:是最常见的早期并发症。②气胸:是胸腔顶部胸膜受损的表现,胸膜腔顶部胸膜位置较高者易出现,多见于儿童、肺气肿等慢性阻塞性肺疾病患者等。③空气栓塞:是较为少见的并发症,与气管切开时损伤胸膜静脉有关。④皮下气肿和纵隔气肿:是气管切开后较常见的并发症。皮下气肿和纵隔气肿本身并不会危及生命,但有可能伴发张力性气胸,需密切观察。

后期并发症:指气管切开 24~48h 后出现的并发症,发生率高达 40%。主要包括:①切口感染。②气管切开后期出血。③气道梗阻。④吞咽困难。⑤气管食管瘘。⑥气管软化。

(2)正压通气相关的并发症

1)呼吸机相关肺损伤:呼吸机相关肺损伤指机械通气对正常肺组织的损伤或使已损伤的肺组织损伤加重。包括气压伤、容积伤、萎陷伤和生物伤。

2)呼吸机相关肺炎:呼吸机相关肺炎是指机械通气 48h 后发生的院内获得性肺炎。气管内插管或气管切开导致声门的关闭功能丧失,机械通气患者胃肠内容物反流误吸是发生院内获得性肺炎的主要原因。

3)氧中毒:氧中毒即长时间吸入高浓度氧导致的肺损伤。当患者病情严重必须吸高浓度氧时,应避免长时间吸入,浓度尽量不超过 60%。

4)呼吸机相关的膈肌功能不全:呼吸机相关的膈肌功能不全特指在长时间机械通气过程中膈肌收缩能力下降。保留自主呼吸可以保护膈肌功能。机械通气患者使用肌松剂和大剂量糖皮质激素可以导致明显肌病的发生,所以机械通气患者应尽量避免使用肌松剂和糖皮质激素,以免加重膈肌功能不全。

(3)机械通气对肺外器官功能的影响

1)对心血管系统的影响:①低血压与休克:机械通气使胸腔内压升高,导致静脉回流减少,心脏前负荷降低,其综合效应是心排出量降低,血压降低。②心律失常:机械通气期间,可发生多种类型的心律失常,其中以室性和房性期前收缩多见。

2)对其他脏器功能的影响:①肾功能不全:机械通气引起患者胸腔内压力升高,静脉回流减少,导致抗利尿激素释放增加,机体水钠潴留;同时机械通气导致静脉回流减少,使心脏前负荷降低,导致心排血量降低,使肾脏血流灌注减少。可能导致肾脏功能不全。②消化系统功能不全:机械通气患者常出现腹胀,卧床、应用镇静剂和肌松剂等原因可引起肠道蠕动降低和便秘,咽喉部刺激和腹胀可引起呕吐,肠道缺血和应激等因素可导致消化道溃疡和出血。另外,PEEP 的应用可导致肝脏血液回流障碍和胆汁排泄障碍,可出现高胆红素血症和转氨酶轻度升高。③精神障碍:极为常见,表现为紧张、焦虑、恐惧,主要与睡眠差、疼痛、恐惧、交流困难有关,也与对呼吸机治疗的恐惧、对治疗的无知及呼吸道造成的强烈刺激有关。

(4)与镇静剂相关的并发症:镇静剂的应用可导致血管扩张和心排血量降低,导致血压降低、心率加快。镇静不足不能达到镇静目的,镇静过度抑制了咳嗽反射,使气道分泌物易发生潴留而导致肺不张和肺部感染。

(四)撤离呼吸机的指征

呼吸机的撤离指征如下:

(1)导致机械通气的病因好转或被去除。

(2)氧合指标 $PaO_2/FiO_2 \geqslant 150 \sim 200$;$PEEP \leqslant 5 \sim 8cmH_2O$;$FiO_2 \leqslant 0.40$;对于 COPD 患者:$pH > 7.30$,$FiO_2 < 0.35$,$PaO_2 > 50mmHg$。

(3)血流动力学稳定,无心肌缺血动态变化,临床上无明显低血压(不需要血管活性药物治疗或只需要小剂量药物,如多巴胺$< 5\mu g/kg \cdot min$)。

(4)有自主呼吸能力,存在咳嗽和吞咽反射。

(五)撤离呼吸机的方法

1. 直接撤机

适用于机械通气前肺功能良好,因手术等突发因素或急性疾病行机械通气的患者。

(1)降低呼吸机辅助条件:包括 PEEP、PSV 水平达到撤机标准;降低 FiO_2 至 0.40 以下。

(2)呼吸机参数降至以上水平后,患者通气及氧合指标满意($PaO_2 > 60mmHg$,$SaO_2 > 93\%$),可考虑撤除呼吸机。

2. 分次或间断撤机

(1)根据临床状况及血气分析指标逐渐降低 FiO_2。

(2)采用 SIMV 通气方式:在呼吸较弱期间给予辅助,随着自主呼吸增强,辅助呼吸次数逐渐减少直到自主呼吸完全恢复。当 SIMV 频率降至 5 次/分,如果患者呼吸平稳,血气大致正常,能较好地维持通气和氧合,可考虑撤机。

(3)采用 PSV 通气方式:开始可逐渐增加 PSV 的压力支持水平,利于肺的充分膨胀。以后再逐渐降低压力支持水平,至撤机水平后,可考虑脱机。

(4)采用 CPAP 通气方式:方法与 PSV 通气模式基本相同,逐渐降低压力支持水平,如自主呼吸频率过快时,应寻找原因,必要时更换通气模式。

(5)间断脱机:每日分次脱机,并根据病情逐渐延长脱机时间和增加脱机次数,直至完全脱机。

(六)应用呼吸机的注意事项

(1)呼吸机安装完毕后调示各参数,开机顺序为:压缩空气→氧气→主机。中心供氧和供气情况下,先连接氧气、空气,再开主机。进行试机后处于待用状态,并请第二人查对。

(2)使用前重新检查呼吸机性能,调试参数及运转情况,用检测模肺试行通气,确保准确无误后连接患者。

(3)定期听双肺呼吸音,检查通气效果。

(4)检查呼吸机监测指标和管道有无故障并排除。

(5)机械通气 30min 后查血气分析,根据结果调整各项参数。

(6)密切注意相关脏器功能状态、记录血压、心率、呼吸、尿量等。

(七)机械通气过程中异常情况的处理

1. 漏气

因导管气囊充气不足、缓慢逸气、破裂和呼吸机管道连接松脱所致。

(1)临床所见:呼吸机容量监控报警装置发出声光报警指示潮气量下降,胸廓活动幅度减少,气道压力明显下降。

(2)处理:应排除气囊漏气的可能,如属气囊内气体的缓慢逸散,应注意经常充气。气囊破裂应更换气管导管。寻找呼吸机本身常见漏气原因,如雾化罐水槽是否旋紧,呼吸机管道系统连接有无松脱等。如找不到漏气原因,考虑呼吸机机械装置失灵所致,应断离呼吸机,暂由手控呼吸囊给氧并更换呼吸机。

2.通气停止

如呼吸机与气管导管接头处及本身管道的完全脱开或扭曲致通气完全停止。气源或电源的突然中断及呼吸机管道接错可致致命性危险。

预防:应用呼吸机前,应对呼吸机的运转功能及管道连接进行全面检查,确认一切正常方可使用,并注意应用中的监护。

3.报警失灵

在机械通气中,如呼吸机报警失灵或关闭后就有可能忽视一些可能发生的问题。因而强调注意临床观察,不能完全依赖报警装置。

(八)呼吸机相关性肺炎与呼吸机集束干预策略

呼吸机相关性肺炎(VAP)是患者使用呼吸机 48h 后出现的一种院内感染性肺炎。有研究显示,接受呼吸机给氧的患者出现 VAP 的概率是 22.8%,而使用呼吸机的患者比未使用呼吸机的患者出现肺炎的风险高 3~10 倍。还有研究显示,VAP 可使患者住院天数增加、住院成本增加及病死率增加。

1.VAP 的病理

VAP 分为早期 VAP 及后期 VAP。早期 VAP 出现于插管后 48~96h 内,通常与抗生素敏感的微生物有关。常见的微生物有:金黄色葡萄球菌、肺炎链球菌、流感嗜血杆菌、变形杆菌、黏质沙雷菌、肺炎克雷伯菌、大肠杆菌。后期 VAP 出现于插管后 96h 后,并与抗生素耐药的微生物有关。常见的微生物有:绿脓杆菌、金黄色葡萄球菌、不动杆菌属。一般 VAP 的预防应在插管前开始施行,直到拔管时为止。

2.产生 VAP 的原因及途径

(1)细菌定植:细菌定植是指肺内发现有细菌,但没有产生活跃的宿主反应或感染。细菌可以从身体的其他部位传到肺部,包括口咽、鼻腔、牙石、消化道、呼吸机管道及气管插管等。气管插管(ETT)会使细菌定植更加容易发生。首先,ETT 会产生旁路使细菌直接经 ETT 绕过上呼吸道进入肺部;口腔分泌物积聚于 ETT 的气囊上,当气囊充气不足时,气囊上方分泌物会流入肺部。ETT 插管 12h 后在插管内壁形成一层生物膜,在肺部物理治疗或吸痰时,因注入生理盐水而被推至肺部。患者咳嗽、咳痰及 ETT 管移动时生物膜的细菌可被送入肺部,增加 VAP 的风险。

(2)误吸:误吸是指患者胃内容物在呕吐时误吸入肺部。

由于 ICU 患者大部分带胃管,使胃部括约肌不能有效关闭,使误吸的风险加大;鼻饲使胃的 pH 增高,偏碱性和碱性环境使细菌繁殖增快;过量的鼻饲饮食使胃内容量增大,易导致误吸的风险。

3.VAP 预防措施

(1)呼吸机集束干预策略:研究显示,实施呼吸机集束干预策略能平均减低 VAP 发生率的45%。集束干预策略译为集束治疗策略或集束干预策略,是指集合一系列有循证的治疗及护理措施,处理某种难治的临床疾患。呼吸机集束干预策略是指执行一系列有循证的治疗及护理措施,以预防 VAP 的发生。需要强调的是,在临床工作中一定要对所选择的患者持续地执行集束干预策略中的每一项措施,而不是间断地执行或选择其中一两项来执行,才能真正实施集束干预。呼吸机集束干预策略包括以下 4 项措施。

1)抬高床头:将患者床头抬高 30°~40°,防止因床头过低产生的误吸。另外抬高床头可改善患者的通气功能,有利于呼吸;已脱机患者,抬高床头使患者更容易用力作自主式呼吸。除非患有颈椎骨折,一般情况均可将床头抬起。护理中应注意抬高床头后,患者身体会出现下滑使背部皮肤受损,所以,抬高床头后,要将床尾稍抬高,使患者感到舒适。

2)镇静休假:指每天暂时停止使用镇静药物及试行脱机和拔管,也称"每天唤醒"。因为越早脱机,VAP产生的机会越小。执行"镇静休假"计划时,护理应注意观察患者有无疼痛、躁动、焦虑等不适症状,防止出现呼吸机对抗及意外拔管。

3)消化道溃疡的预防:危重患者若出现消化道溃疡及其他相关并发症,如消化道出血、消化道缺血坏死、消化道感染等,不但延长患者使用呼吸机天数及住院时间,还会大大增加 VAP 的发生。H_2 受体抑制剂能有效减低消化道溃疡。

4)中心静脉栓塞的预防:危重患者假若不采取预防中心静脉栓塞发生的措施,出现中心静脉栓塞及肺栓塞的机会可能会增加。预防措施一般采用弹性袜子或应用下肢顺序加压泵,增加下肢静脉内血液回流。高风险患者有骨科术后患者、老年患者等。

(2)预防细菌定植的措施

1)口腔护理:用牙刷清除牙石或用含有抗微生物的漱口水进行口腔护理。

2)避免经气管插管滴注生理盐水:研究显示,采用生理盐水冲洗气管插管,不但不能稀释痰液,反而引起患者氧合下降、血压升高和心率加快,颅内压升高及发生 VAP 风险增大。护理中应采取其他方法稀释痰液,如增加静脉补液量、适当采用呼吸道湿化及化痰药物等。

3)预防误吸的措施:①气管插管气囊压力保持在 25~30cmH_2O,避免气囊上方分泌物及细菌经插管流入肺内。②声门下吸痰。为了避免声门下分泌物积聚,建议插管超过 3d 应采用声门下吸痰,以清除声门下分泌物。③监测胃部残余容量。胃管进食建议采用滴注泵持续慢速喂饲,避免胃部容量过大。每4h 经胃管抽出胃内残余物,以确定胃部是否过度膨胀,胃内容物是否排入肠道,以降低呕吐及误吸的风险。如 4h 经胃管抽出胃内残余物超过 200mL,会增加呕吐及误吸的风险。处理方法:把其中 200mL 注回胃内,剩余的丢弃。

(3)其他措施

1)正确的手卫生:保持手部卫生是最基本和最有效的减低交叉感染的措施。最有效的方法是洗手,但如果手部没有明显的污染,可以进行手部消毒液擦手。在以下 5 种情形下应进行洗手或擦手:①接触患者前。②接触患者后。③接触患者物品后。④为患者进行有创操作前。⑤接触患者的血液或体液后。

2)更换气管插管:一般留置气管插管的时间是 10d~2 周,或患者有呼吸系统感染症状才更换气管插管。专家建议使用表面为硝酸银镀制的气管插管可能会减低 VAP。

3)呼吸机管道的更换:呼吸机的管道也会产生细菌定植。频繁更换(每天更换)呼吸机管道不会降低 VAP。研究发现,每 7d 更换呼吸机管道与每隔 2d 更换在感染率上没有区别。

4)吸痰:采取开放式吸痰和密闭式吸痰在 VAP 发生率上没有明显分别。

5)加湿系统:加湿系统包括加热加湿器及加湿交换器,研究显示,加湿交换器会使 VAP 发生率降低。

6)患者体位:定时(每 2h)为患者翻身,不但可以预防压疮,也可肺部引流降低 VAP 发生。

第二节　循环系统功能的监护

循环系统是人体最重要的系统之一,其功能是推动血液流经人体的每一个部分,以达到输送氧及营养物质、运送代谢产物的目的。对循环系统的监护包括监测基本指标如血压、中心静脉压等,及血流动力学监测。

一、无创血压监测

无创血压监测(NIBP)是通过加压袖带阻断动脉血流,在持续放气时测定袖带压力振荡,或袖带放气时血流继续流经动脉时的压力。

(一)测量技术

1.手动法

尽管手动法测定无创血压耗时较长且个体差异较大,但由于其操作简便,成本低廉,仍得到广泛应用。

(1)听诊法:首先利用袖带加压阻断血管血流,随着袖带压力降低,血管内逐渐形成湍流,而产生 Korotkoff 音,通过听诊可以确定收缩压,而当血流声音消失时的压力即为舒张压。

(2)示波测量法:该方法将袖带与压力表相连,随着袖带逐渐放气,第一个振荡出现时的压力即为收缩压,而振荡消失时的压力即为舒张压。

2.自动无创测量技术

此法由于使用方便而得到广泛应用。多数自动测量血压设备均采用示波测量技术。一般而言,袖带充气至超过前次收缩压 40mmHg(或达到约 170mmHg),此后在逐渐放气的同时用传感器监测袖带内的压力振荡。最大振荡出现时的最低压力与 MAP 有很好的相关性。收缩压和舒张压可通过运算法确定,但通常分别与最大振荡波形的初始上升和最后下降相对应。

(二)注意事项

操作注意事项如下:

(1)袖带宽度适中:袖带宽度应覆盖上臂或大腿长度的 2/3,即袖带宽度相当于肢体直径的 120%。袖带过窄可导致测量值过高,袖带过宽可导致测量值过低。

(2)停止活动:活动可能导致测量时间过长,此时部分仪器甚至无法测量血压。

(3)常规监测时测量周期不应少于 2min,如果设定测量血压过于频繁,可能导致静脉淤血;某些仪器设有 STAT 模式,可快速反复测量血压,但可能影响肢体灌注并损害外周神经。

(4)心律失常患者有时没有正常的心脏搏动,因此在袖带逐渐放气时可能无法记录实际血压。血压很低或很高,电子测压仪很难感知压力振荡。

(5)在一次血压测量完毕后,将袖带完全放气,需等待 30s,方可进行下一次血压测量。

(6)血压计袖带内垫一次性衬布,每 4h 松开袖带片刻或更换肢体进行血压测量,以减少因持续充气而对肢体血液循环产生的影响，并减轻给患者带来的紧张与不适。

（7）无论电子测压仪还是手动血压计，因长时间使用，精确度会降低，因而每半年有专业技师检测一次准确度。当电子测压仪测量血压异常与患者体征不相符时，要用人工测量法进行核实。

（8）患者转出 ICU 时，血压计袖带放臭氧消毒柜消毒后备用。

二、有创动脉血压监测

有创血压监测（invasive blood pressure monitoring，IBPM）是将动脉导管置入动脉内直接测量动脉内血压的方法。IBPM 为持续的动态变化过程，不受人工加压、减压、袖带宽窄及松紧度的影响，准确、直观，可根据动脉波形变化来判断及分析心肌的收缩力。患者在应用血管活性药时及早发现动脉压的突然变化，有利于医务人员根据动脉压的瞬间变化及时调整治疗。还可以反复动脉抽血监测血气分析，避免反复动脉穿刺，减轻患者痛苦和护士工作量，也可为临床诊治提供可靠监测数据。

（一）概念

IBPM 为直接感知血液内的压强，将套管针置于动脉血管内连接延长管、传感器及监护仪，传感器将导管内液体压转换为电信号输入监测仪，最终将其转换成数字和波形，显示于屏幕上。有创压较无创压高 5～20mmHg（1mmHg＝0.133kPa）。一般股动脉收缩压较桡动脉高 10～20mmHg，而舒张压低 15～20mmHg，足背动脉收缩压可能较桡动脉高 10mmHg，而舒张压低 10mmHg。

（二）置管方法

穿刺部位首选桡动脉，因为桡动脉位置表浅，易触及、易定位、易观察，易于护理和固定。其次是股动脉、足背动脉、肱动脉等。以桡动脉为例，操作时，常规消毒铺巾，操作者左手示指、中指扣及患者桡动脉搏动，右手持穿刺针，在搏动最强处进针，穿刺针与皮肤成 30°～40°角，若有鲜红色的血液喷至针蒂，表明针芯已进入动脉，此时将穿刺针压低 15°，再向前进针约 2mm，如仍有回血，送入外套管，拔出针芯，有搏动性血液喷出，说明导管位置良好，即可连接测压装置，此为直接法。如果不再有回血表明已经穿透血管，再进少许针，退出针芯，接注射器缓慢回吸后退，当回血通畅时，保持导管与血管方向一致，捻转推进导管，此为穿透法。

（三）IBPM 管道的管理

1. 测压管道的连接

在穿刺成功后，应立即连接冲洗装置，调整压力传感器的高度平右心房的水平，一般放在腋中线第 4 肋间。压力袋内的肝素盐水（配置浓度为 2～4U/mL）24h 更换 1 次。压力袋外加压至 300mmHg，主要起抑制动脉血反流的作用。

2. 压力换能器的调零

监测取值前实施调零操作（关近端，通大气，归零，关闭大气，打开近端），最好 4h 调零 1 次。测压过程中如对数值有疑问，需随时调零。如监护仪上动脉波形消失，可能是动脉堵塞引起，应用注射器抽吸，如无回血，需立即拔出动脉导管，严禁动脉内注射加压冲洗。

3. 从测压管抽取血标本

从测压管抽取血标本时，应先将管道内液体全部抽出后再取血，以避免因血液稀释而影响检查结果。

4. 严防气体进入血液

在测压、取血、调零或冲洗管道等操作过程中，要严防气体进入血液而造成动脉气栓。

5. 注意事项

定时冲洗管道，保持通畅，防止血液凝固堵塞，确保动脉测压的有效性和预防动脉内血栓形成。

（四）波形的识别与分析

正常动脉压力波形分为升支、降支和重搏波。升支表示心室快速射血进入主动脉，至顶峰为收缩压，正常值为 90～130mmHg（1mmHg＝0.133kPa）；降支表示血液经大动脉流向外周，当心室内压力低于主动脉时，主动脉瓣关闭与大动脉弹性回缩同时形成重搏波。之后动脉内压力继续下降至最低点，为舒张压，正常值为 60～90mmHg。从主动脉到周围动脉，随着动脉管径和血管弹性的降低，动脉压力波形也随之变化，表现为升支逐渐陡峭，波幅逐渐增高。

（五）常见并发症的预防及护理措施

1. 防止血栓形成

实施 IBPM 引发血栓形成的概率为 20％～50％，其主要是由于置管时间过长、导管过粗或质量较差、反复穿刺或血肿形成以及重症休克或低心排综合征等因素引起。因此，为防止血栓形成应做到：①避免反复穿刺损伤血管。②发现血凝块应及时抽出，禁止注入，如抽出有困难，立刻拔管。③取血标本后立即将血液冲回血管内。④发现缺血征象如肤色发白、发凉及有疼痛感等异常变化，应及时拔管。⑤动脉置管时间长短与血栓形成相关，一般不宜超过7d。⑥防止管道漏液，应把测压管道的各个接头连接紧密。

2. 预防感染

IBPM 诱发的感染通常主要是由于导管直接与血管相通，破坏了皮肤的屏障作用，导管放置时间长，细菌容易通过三通或压力传感器进入体内。为预防此类感染发生，穿刺过程要求严格执行无菌技术，局部皮肤感染应及时拔管更换测压部位。在留取血标本、测压及冲洗管道等操作时，应严格执行无菌操作原则。每日消毒穿刺点及更换无菌贴膜1次。密切观察穿刺部位有无出血，防止细菌从导管入口进入血液而导致逆行感染发生菌血症及败血症。三通管应用无菌巾包好，24h 更换。拔管后要进行常规导管尖端细菌培养。

3. 预防出血和血肿

套管针脱出或部分脱出、拔除导管后压迫时间过短、接头衔接不牢或脱离等，易导致局部出血、渗血或形成血肿。因此在进行各项治疗护理工作时，避免牵拉导管，将动脉置管处暴露，加强巡视。同时因肝素在肝脏代谢，大部分代谢物从肾脏排出，对老年人及肝肾功能不良者尤应注意出血倾向。对于意识不清和烦躁患者给予约束带约束置管侧肢体，固定牢套管针。拔管后，局部按压 5～10min，再用绷带加压包扎，30min 后予以解除。如果出现血肿可局部用 30％硫酸镁湿敷。

4. 预防动脉空气栓塞

由于冲洗装置排气不彻底、管道系统连接不紧密以及更换肝素帽或采集血标本时，空气很容易进入。残留的空气不仅能引起空气栓塞，还会影响测压数值，因为气泡常使机械信号减弱或衰减，从而导致一个减幅的类似波和错误的压力读数。因此在实施护理时，要拧紧所有的接头，确保开关无残气；避免增加不必要的开关和延长管；应在取血或调零后，快速冲洗开关处。

三、中心静脉压监测

中心静脉压(central venous pressure,CVP)是指腔静脉与右心房交界处的压力,是反映右心前负荷的指标。将导管经颈内静脉或锁骨下静脉插入上腔静脉,导管末端再与充满液体的延长管和换能器相连,通过测压装置与多功能监护仪相连,即可由监护仪上获得中心静脉压的波形与数值。CVP 由 4 种成分组成:①右心室充盈压。②静脉内壁压力即静脉内血容量。③作用于静脉外壁的压力,即静脉收缩压和张力。④静脉毛细血管压。CVP 是临床观察血流动力学的主要指标之一。

(一)正常值及临床意义

CVP 正常值为 $5\sim12cmH_2O(2\sim8mmHg)$。CVP$<2\sim5cmH_2O$ 常提示右心房充盈欠佳或血容量不足,CVP$>15\sim20cmH_2O$ 时,则表示右心功能不良,心脏负荷过重。当患者出现左心功能不全时,CVP 也就失去了参考价值。CVP 结合其他血流动力学参数综合分析,在ICU 中对患者右心功能和血容量变化的评估有很高的参考价值,因而在输血补液及使用心血管药物治疗时连续观察 CVP 的变化极为重要。临床上根据 CVP 与血压、尿量的关系来分析病情,特别是心脏大手术后患者 CVP 与血压、尿量受各种因素影响而变化。因此,ICU 护士必须具备高度的责任心和丰富的临床经验,根据不同的情况及时配合医师采取相应的急救措施。

1.CVP 与血压、尿量的关系及病情分析

CVP 与血压、尿量的关系见表 3-1。

表 3-1　CVP 与血压、尿量的关系及病情分析

CVP	血压	尿量	临床提示	处理原则
↓	↓	↓	血容量不足或血管扩张	充分补液
↓	正常	↓	回心血量不足,周围血管收缩	适当补液
↑	↓	↓	血容量相对过多,心肌收缩无力或输液量过多	给予强心药,纠正酸中毒,舒张血管
↑	↑	↓	右心功能不全,肺循环阻力增加,血管收缩或肾功能不全	舒张血管
正常	↓	↓	右心功能不全,血管收缩,心输出量降低	补液试验
↑	↑	↑	血容量过多,组织间液回流量大	

(1)补液试验:取等渗盐水 250mL,于 $5\sim10min$ 内经静脉滴入,若血压升高而 CVP 不变,提示血容量不足;若血压不变而 CVP 升高 $3\sim5cmH_2O(0.29\sim0.49mmHg)$,则提示心功能不全。

(2)Weil"5-2 法则":也是补充血容量治疗中的指导方法之一。在输液中如 CVP 值升高超过原基础值 $5cmH_2O$,应暂停输液;如输液后 CVP 值升高低于 $5cmH_2O$,但高于 $2cmH_2O$,则短时间暂停输液,如 CVP 值持续升高 $2cmH_2O$ 以上,应进行监护观察;如 CVP 值升高随后降至 $2cmH_2O$ 以下,可再开始冲击补液。

2.不同病情对 CVP 的要求不尽相同

例如,某些左心手术或左心功能不全的患者,虽然左房压已超出正常范围,但 CVP 仍可能为正常或低于正常,而有些右心手术患者,CVP 虽然已超出正常范围,但仍存在容量不足。临床上要调节和保持最适合患者病情需要的 CVP。

（二）适应证

CVP 监测适用如下几种情况：

（1）各类大型手术，尤其是心血管、颅脑和胸部大而复杂的手术。

（2）各种类型的休克。

（3）脱水、失血和血容量不足。

（4）右心功能不全。

（5）大量静脉输血、输液。

（三）CVP 的监测方式及注意事项

1.CVP 的监测方式

（1）经玻璃水柱测定

1）将 T 形管和三通分别连接患者的中心静脉导管、有刻度数字的消毒测压管和静脉输液系统，柱内充满输液液体。

2）测压计垂直地固定在输液架上。

3）水柱零点通常在第 4 肋间腋中线部位，平右心房水平，水柱向中心静脉压开放。

4）至水柱逐渐下降停止，在呼气末时读取水柱对应的刻度数字的数值即为中心静脉压值（cmH_2O）。

5）机械通气患者应关闭 PEEP 后测定或者按 PEEP 每 $4cmH_2O$ 约 1mmHg 计算。

（2）经换能器测定

1）留置中心静脉导管成功。

2）测压装置与导管接头应连接紧密，妥善固定，以防滑脱。

3）每次测压前要先抽吸测压管有无回血，如回血不畅或无回血应考虑导管是否已脱出，或导管紧贴静脉壁，或为静脉瓣所堵塞，此时应及时调整导管位置后方可测定。

4）确保管道通畅：每间隔 2～4h，快速滴注 10～15mL 液体，以确定管道的通畅性，必要时可用肝素溶液冲洗。同时导管连接要紧密牢固，防止因接头松脱而导致出血。

5）保持测压的准确性：每次测压均应调整零点。使换能器指示点对准腋中线与腋前线之间与第 4 肋间的交叉点，以此点作为右心房水平，旋转三通，使换能器与大气相通，校对零点；对好零点后，再次旋转三通，使中心静脉导管与测压装置相通，待显示器显示的数值稳定后，即为此刻 CVP 值。

2.注意事项

（1）判断导管插入上、下腔静脉或右心房无误。

（2）将零点置于第 4 肋间右心房水平腋中线。

（3）确保静脉内导管和测压管道系统内无凝血、空气，管道无扭曲等。

（4）测压时确保静脉内导管畅通无阻。

（5）加强管理，严格无菌操作。

（四）影响 CVP 的因素

1.CVP 上升的常见因素

（1）右心泵功能低下，如充血性心力衰竭、心源性休克。

（2）心包填塞。

（3）肺循环阻力升高，如肺水肿、严重肺不张、肺循环高压。

（4）药物影响，如使用强烈收缩血管的药物时，小动脉收缩，回心血量相对增加，致使中心静脉压上升。

（5）胸内压升高，如气胸、血胸或使用呼吸机正压通气时，气管内吸引或剧烈咳嗽时。

（6）电解质紊乱或酸碱平衡失调时，可影响心血管功能。

（7）三尖瓣狭窄或反流时右房扩大，压力上升，即使在血容量不足时，中心静脉压也升高或正常。

（8）补液量过多或过快。

2.CVP下降的常见因素

（1）血容量不足。

（2）应用血管扩张剂的影响。

（五）CVP监测护理

CVP监测护理内容有如下。

（1）根据病情或医嘱监测中心静脉压，并注意观察变化趋势。

（2）预防感染：导管置入过程中严格遵守无菌操作原则，压力监测系统保持无菌，避免污染。如穿刺部位出现红肿、疼痛等情况，应立即拔出导管。

（3）调定零点：导管置入后，连接充满液体的压力延长管及换能器，换能器应置于腋中线第4肋间水平。每次测压前应调定零点。患者更换体位后应重新调定零点。

（4）测压通路应尽量避免滴注升压药或其他抢救药物，以免测压时药物输入中断引起病情波动。

（5）穿刺部位护理：密切观察穿刺部位情况，每日用安尔碘消毒一次，特殊情况随时消毒。局部以透明敷贴覆盖以利于观察，并视具体情况随时更换。

（6）接受正压呼吸机辅助呼吸的患者，吸气压>25cmH$_2$O时胸内压增高，会影响中心静脉压值，咳嗽、呕吐、躁动、抽搐或用力时均可影响中心静脉压，应安静10～15min再进行测定。

（六）并发症及防治

1.感染

中心静脉置管感染率为2%～10%，因此在操作过程中应严格遵守无菌技术，加强护理，每天更换敷料，每天用肝素稀释液冲洗导管。

2.出血和血肿

颈内静脉穿刺时，穿刺点或进针方向偏向内侧时，易穿破颈动脉，进针太深可能穿破椎动脉和锁骨下动脉，在颈部形成血肿，肝素化后或凝血机制障碍的患者更易发生。因此，穿刺前应熟悉局部解剖，掌握穿刺要点，一旦误穿入动脉，应做局部压迫，对肝素化患者，更应延长局部压迫时间。

3.其他

包括气胸、血胸、气栓、血栓、神经和淋巴管损伤等。虽然发病率很低，但后果严重。因此，必须加强预防措施，熟悉解剖，认真操作，一旦发现并发症，应立即采取积极治疗措施。

四、有创血流动力学监测

有创血流动力学监测用于心肌梗死、心力衰竭、急性肺水肿、急性肺栓塞，各种原因导致的休克,心跳呼吸骤停、严重多发伤、多器官功能衰竭、严重心脏病围手术期等需严密监测循环系统功能变化的患者,可以提供可靠的血流动力学指标,指导治疗。

1. 用品

(1)Swan-Ganz 导管:目前常用四腔导管,有 3 个腔和 1 根金属线。导管顶端用于测量肺动脉压;近端开口距离顶端 30cm,用于测量 CVP;与气囊相通的腔;气囊附近有一热敏电阻,用于热稀释法测定心排血量。

(2)多功能床旁监护仪。

(3)测压装置:包括换能器、压力延长管、三通、加压输液袋、0.2% 肝素盐水等。

2. 肺动脉压力监测

(1)肺动脉压(PAP):由导管肺动脉压力腔测得。肺动脉收缩压正常情况下与右室收缩压相等,正常值为(15~28)mmHg/(5~14)mmHg。升高见于低氧血症、肺栓塞、肺不张、肺血管疾病等;降低见于低血容量性休克。

(2)肺小动脉楔压(PCWP):测压管连接于肺动脉压力腔,向气囊内注入 1.2mL 气体,导管顶端进入肺动脉分支,此时测得的压力为 PCWP,正常值为 8~12mmHg。PCWP 可较好地反映左房平均压及左室舒张末压。PCWP 升高见于左心功能不全、心源性休克、二尖瓣狭窄或关闭不全、胸腔压力增加、使用升压药物等;降低见于血容量不足、应用扩张血管的药物。

(3)右心房压(RAP):由导管中心静脉压腔测得,正常值为 2~8mmHg。反映循环容量负荷或右心房前负荷变化,比 CVP 更为准确。心包积液及心力衰竭时可造成相对性右室前负荷增加,右室注入道狭窄(如三尖瓣狭窄)时右房压不能完全代表右室前荷。

(4)右室压(RVP):在导管进出右室时测得。正常值为(15~28)mmHg/(0~6)mmHg。舒张末期压力与右房压相等。

(5)心排血量(CO):利用热稀释法测得。向右房内快速而均匀注入 5~10mL 室温盐水或冰盐水,导管尖端热敏电阻即可感知注射前后导管尖端外周肺动脉内血流温度之差,此温差与心排血量之间存在着一定的关系,通过多功能监护仪的计算便可直接显示心排血量。此方法所得结果有一定误差,因此,至少应重复 3 次,取平均值。静息状态下正常值为 4~8L/min。CO 降低常见于各种原因引起的心功能不全,以及脱水、失血、休克等原因引起的心排血量降低。

3. 与 CO 有关的血流动力学指标

(1)心排血指数(CI):为 CO/BSA。正常值为 2.8~4.2L/(min·m²)。经体表面积化后排除了体重不同对心排血量的影响,更准确地反映心脏泵血功能。<2.5L/(min·m²)提示心功能不全,<1.8L/(min·m²)会出现心源性休克。CI 升高见于某些高动力性心力衰竭,如甲亢、贫血等。

(2)每搏输出量(SV):正常值为 50~110mL。SV 反映心脏每搏泵血能力,影响因素有心肌收缩力、心脏前负荷、心脏后负荷。一些作用于心肌细胞膜内 β 受体及能改变心肌浆网钙离子释放的药物能明显增加 SV。在一定范围内,增加心脏的前负荷或后负荷亦可适当增加SV,但在心肌有严重损伤时心肌耗氧量会增加。

(3)肺血管阻力(PVR):正常值为 15~25kPa·s/L。PVR 反映右心室后负荷大小,肺血管及肺实质病变时亦可影响结果。表示为:PVR=(MPAP−PCWP)×8/CO。

(4)全身血管阻力(SVR):正常值为 90~150kPa·s/L。反映左心室后负荷大小。左室衰竭、心源性休克、低血容量性休克、小动脉收缩等使 SVR 升高；贫血、中度低氧血症使 SVR 降低。表示为：$SVR=(MAP-CVP)\times8/CO$。

4.监测指标的临床意义

(1)循环功能的判断：根据血流动力学指标，大体可了解循环灌注状况、心脏泵血功能、循环容量和心脏前负荷、循环阻力或心脏后负荷等。

(2)帮助临床鉴别诊断：心源性与非心源性肺水肿的鉴别，在排除影响 PCWP 因素后，可用 PCWP 指标来鉴别，PCWP>2.4kPa(18mmHg)时心源性可能性大，>3.3kPa(25mmHg)时则心源性肺水肿可以肯定，<1.9kPa(14mmHg)则可基本排除心源性肺水肿。急性肺栓塞临床表现类似心源性休克，血流动力学均可表现为 PAP、PVR 升高，MAP、CI 降低，但前者PCWP 偏低，后者 PCWP 偏高。急性心包填塞与缩窄性心包炎时均可出现 SV、CI、MAP 下降，RAP 与 PCWP 升高值相似，但后者 RAP 监测波形呈"平方根号"样特征性改变。血流动力学监测对区别不同类型休克亦有鉴别意义。心源性休克常出现 CI 下降、心脏前负荷增加；低血容量休克表现为心脏前负荷下降、CI 降低、SVRI 增加；过敏性休克时全身血管扩张而阻力降低、心脏前负荷下降、CI 减少；感染性休克按血流动力学可分为高心排低阻力型和低心排高阻力型休克。

(3)指导临床治疗：危重患者血流动力学监测的目的是确定输液量、血管活性药物应用的种类和剂量以及利尿剂的应用，以便维持有效的血液灌注，保证充足的氧供，同时又不过多增加心脏负担和心肌氧耗量，故应根据监测指标综合分析，及时解决主要矛盾。

1)一般型：$CI>2.5L/(min\cdot m^2)$、PCWP<2.0kPa，本组患者尤需特殊处观，当心率>100 次/分，可考虑应用镇静剂或小剂量 β 受体阻滞剂。

2)肺淤血型：$CI>2.5L/(min\cdot m^2)$、PCWP<2.015mmHg，治疗目标为降低 PCWP，可应用利尿剂、静脉扩张药。

3)低血容型：$CI<2.5L/(min\cdot m^2)$、PCWP<15mmHg，治疗目标为适当静脉输液，增加心脏前负荷，提高心排血量。

4)左心功能不全型：$CI<2.5L/(min\cdot m^2)$、PCWP>15mmHg，治疗目标为提高 CI、降低PCWP，使用血管扩张剂、利尿剂，必要时加用正性肌力药物。

5)心源性休克型：$CI<1.8L/(min\cdot m^2)$、PCWP>30mmHg，治疗目标为提高 CI、降低PCWP，以正性肌力药及血管扩张药为主，同时可采用主动脉内气囊反搏治疗。

6)右心室梗死型：$CI<2.5L/(mm\cdot m^2)$，CVP 或 RAP 升高，PCWP<CVP(或 RAP)，治疗目标是提高 CI，以静脉补液为主，维持 RAP 在 18mmHg 以下为宜，有利于提高左心室心排量，禁用利尿剂。

(4)了解肺换气功能及全身氧动力学状况：根据动脉和混合静脉血血气结果、吸入氧浓度等，可经有关公式计算出肺的换气功能和全身动力学。

5.监测及管理

(1)根据病情需要，及时测定各项参数，换能器应置于心脏水平，每次测压前应调整零点。通过压力波形确定导管所在部位。

(2)肺动脉导管和右房导管应间断以 0.2% 肝素液 3mL/h 静脉滴注，防止凝血。

(3)导管固定应牢固，防止移位或脱出。当波形改变时，应及时调整，使之准确。必要时，拍 X 线床旁片，以确定导管位置。

（4）严格执行无菌操作原则,测压和测心排血量时应注意预防污染。病情好转后应尽早拔除。

（5）持续监测心律的变化,测量肺小动脉楔压时,充气量不可超过 1.5mL,且应间断、缓慢地充气。气囊过度膨胀或长时间嵌楔,血管收缩时气囊受压,可致导管内血栓形成。应持续监测肺动脉压力波形,定时拍胸片检查导管尖端位置,预防肺栓塞。肺动脉高压的患者,其肺动脉壁脆而薄,气囊充气过度可引起肺出血或肺动脉破裂。

（6）漂浮导管拔除时,应在监测心率的条件下进行。拔管后,施行局部压迫止血。

五、脉搏指示持续心排血量监测

脉搏指示持续心排血量监测（pulse-indicated continuous cardiac output,PiCCO）,依据质量守恒定律即某特定物质在系统末端流出的量等于该物质流入端的量与系统流入端与流出端之间减少或增加的量之和,将单次心排血量测定发展为以脉搏的每搏心排血量为基准的连续心排血量监测技术。与其他 CO 监测方法相比,具有微创伤、低危险、简便、精确、连续等优点。可监测胸腔内血容量、血管外肺水含量、每搏输出量变异度等容量指标,从而反映机体心脏前负荷及肺水肿状态。

1.方法

为患者行中心静脉置管,于股动脉放置一根 PiCCO 专用监测导管,中心静脉导管及温度感知接头与压力模块相连接,动脉导管连接测压管路,与压力及 PiCCO 模块相连接。测量开始,从中心静脉注入一定量的冰生理盐水（2~15℃）,经过上腔静脉→右心房→右心室→肺动脉→肺静脉→左心房→左心室→升主动脉→腹主动脉→股动脉→PiCCO 导管接收端。监护仪可将整个热稀释过程描绘成曲线,再对曲线波形进行分析,得出一参数,再结合测得的股动脉压力波形,计算出一系列数值。热稀释测量需进行 3 次,取平均值作为常数,以后只需连续测定主动脉压力波形下的面积,即可得出患者的连续心排血量。

2.监测参数

包括如下监测参数。

（1）经肺温度稀释:心排血量（CO）、胸内血容量（ITBV）、血管外肺水（EVLW）。

（2）脉波轮廓计算:连续心排血量（CCO）、心搏容积（SV）、心搏容积变量（SVV）、外周血管阻力（SVR）。

3.适应证

凡需要心血管功能和循环容量状态监测的患者,诸如外科、内科、心脏、严重烧伤以及需要中心静脉和动脉插管监测的患者,均可采用 PiCCO。

（1）休克。

（2）急性呼吸窘迫综合征（ARDS）。

（3）急性心功能不全。

（4）肺动脉高压。

（5）心脏及腹部、骨科大手术。

（6）严重创伤。

（7）脏器移植手术。

4.禁忌证

有些为相对禁忌证,例如股动脉插管受限的可考虑腋动脉或其他大动脉,下列情况有些是测定值的变差较大,也列入了其中。

(1)出血性疾病。

(2)主动脉瘤、大动脉炎。

(3)动脉狭窄,肢体有栓塞史。

(4)肺叶切除、肺栓塞、胸内巨大占位性病变。

(5)体外循环期间。

(6)体温或血压短时间变化过大。

(7)严重心律紊乱。

(8)严重气胸、心肺压缩性疾患。

(9)心腔肿瘤。

(10)心内分流。

六、主动脉内气囊反搏术

20世纪中期是应用科学技术和生物医学工程飞速发展的起步时期,一些研究人员致力于研究应用机械方法支持衰竭的心室和改善冠状动脉血流灌注。早在1953年Kantrowitz兄弟就提出了体外反搏的概念。1961年Clauss及其同事、1962年Moulopoulos及其同事相继在实验室获得了"舒张期反搏"的效果。1968年Kantrowitz等报道了首次在临床应用主动脉内气囊反搏并获得成功。主动脉内气囊反搏(intro-aortic balloon pump,IABP)导管植入术最初需要外科操作,1980年Bregman和Casarella介绍了采用鞘和扩张器的经皮气囊导管植入术,此后科学家们对插管技术和导管设计、制造以及工艺和材料等进行了不断的革新和改造,以使IABP治疗更适用,同时降低潜在并发症的发生率。目前IABP多用于经药物治疗无法改善的心源性休克或心脏手术后无法脱离体外循环支持的危重患者。它的使用是临时性的,通过一段时间的辅助或使心脏功能改善,或为终末期心脏病患者行心脏移植术赢得一些准备的时间,是临床应用比较广泛和有效的一种机械循环辅助装置。

(一)原理

IABP是利用"反搏"原理与心脏的心动周期同步运行,使冠状动脉的血流量增加和心脏的后负荷下降的装置。将带有一个气囊的导管植入降主动脉近心端,在心脏收缩期,气囊内气体迅速排空,造成主动脉压力瞬间下降,心脏射血阻力降低,心脏后负荷下降,心排血量增加,心肌耗氧量减少。舒张期主动脉瓣关闭同时气囊迅速充盈向主动脉远、近两端驱血,使主动脉瓣根部舒张压增高,增加了冠状动脉血流和心肌氧供,全身灌注增加。总的效果是:使心肌氧供/氧需比率得到改善,并伴有外周灌注的增加。

(二)适应证

主动脉内气囊反搏术适用于:

(1)各种原因引起的泵衰竭,如急性心肌梗死并发心源性休克、围手术期发生的心肌梗死、心脏手术后难以纠正的心源性休克、心脏挫伤、病毒性心肌炎等。

(2)急性心肌梗死后的各种并发症,如急性二尖瓣关闭不全、梗死后室间隔缺损、乳头肌断裂、大室壁瘤等。

（3）内科治疗无效的不稳定型心绞痛。

（4）缺血性室性心动过速。

（5）其他高危患者行各种导管及介入和手术治疗、心脏移植前后的辅助治疗、人工心脏的过渡治疗。

（三）禁忌证

主动脉内气囊反搏术应用禁忌如下：

（1）主动脉瓣反流。

（2）主动脉夹层动脉瘤。

（3）脑出血或不可逆性的脑损害。

（4）心脏病或其他疾病的终末期。

（5）严重的凝血机制障碍。

（四）主动脉气囊反搏的安装使用程序

1. 主动脉气囊反搏导管的选择

现在使用中的主动脉气囊反搏导管采用的是硅酮化多聚氨基甲酸乙酯材料，具有很好的柔韧性并可将在气囊表面血栓形成的危险减少到最小。在选择导管时应考虑气囊充气时可阻塞主动脉管腔的 90%～95%。目前有多种型号的导管可供选择，主要为 4.5～12.0F，气囊容积为 2.5～50.0mL，临床可以根据患者的体表面积和股动脉的粗细选择气囊的大小。

2. 主动脉气囊反搏插入技术

（1）主动脉气囊反搏导管的插入方法

1）经皮股动脉穿刺是目前使用最广泛的方法。插入前评价患者股动脉和足背动脉搏动，双下肢皮肤颜色、温度等有助于气囊插入后对肢体缺血的迅速识别。采用严格无菌技术在腹股沟韧带下方穿刺股动脉，送入导引钢丝后拔除穿刺针，沿导引钢丝送扩张器扩张股动脉穿刺口后撤除扩张器。再沿导引钢丝送入鞘管至降主动脉胸段，将主动脉气囊反搏导管插入引导鞘管，使其顶端位于左锁骨下动脉开口以下 1～2cm 气囊的末端在肾动脉开口水平以上。可通过胸部 X 线片观察导管尖端是否位于第 2 至第 3 肋间，将鞘管退出至留在体内 2～4cm 后固定，连接压力传感器和床旁反搏机。

2）经股动脉直视插入：手术暴露股动脉，将一段长 5cm，直径 8～10mm 的人工血管以 45°至股动脉，将主动脉气囊反搏导管经人工血管插入动脉，同前所述定位后，用带子结扎人工血管固定气囊反搏导管。

3）经胸骨正中切开插入：当有腹主动脉瘤或严重的外周血管病变而不能经股动脉插入主动脉气囊反搏导管时，可在行心脏手术时经胸骨正中切开，直接将气囊反搏导管插入升主动脉或主动脉弓，经主动脉弓将气囊推进至降主动脉胸段。

（2）主动脉气囊反搏导管插入前的准备和插入过程中的监护

1）主动脉气囊反搏导管插入前的准备：①协助医生评价患者情况，包括：双下肢皮肤颜色、温度，动脉搏动，基础感觉和运动能力以及患者插管前的血流动力学状态，并进行全面的神经系统检查。向患者及家属简单、概括地解释与 IABP 治疗相关的问题，如治疗的目的、反搏的原理、可能出现的并发症、使用中如何配合等，取得患者及家属对操作的理解，消除他们的恐惧，并签署知情同意书。②保持静脉通路开放，以备在导管插入过程中出现紧急情况可以快速给药；检查患者正在使用的仪器设备的运行是否正常以及报警设备是否正确，如呼吸机、心电监护仪、输液泵以及负压吸引装置等。护士应常规进行备皮准备,协助医生进行皮肤消毒。插管前提醒医生检查气囊是否存在漏气情况。

2)主动脉气囊反搏导管插入过程中的监护:主动脉气囊反搏导管插入过程中可能发生的并发症包括栓塞、动脉内膜剥脱、主动脉穿通、气囊位置放置错误等。监护护士必须密切观察、测量并记录患者的血压、心率、心律、尿量及双下肢皮肤温度、颜色及动脉搏动等,对患者出现的每一个临床表现尤其是疼痛有所警觉(如胸前或后背疼痛均提示主动脉内膜剥脱),及早发现和处理并发症。插管后常规立即进行床旁 X 线胸片检查,明确主动脉气囊反搏导管的位置。

3. 主动脉气囊反搏泵主机的准备

(1)触发方式的选择:触发时生理性的相关信号,使得放置在主动脉内的气囊进行充气和放气时相连续不断地切换。触发启动点在主机显示屏上的一个时间点上标明,指示气囊充气或排气,并且可以听到主机发出的声音。一般的主动脉内气囊反搏泵常采用心电图 R 波作为触发的识别标志,同时还具备更精细、复杂的系统使之可以采用其他触发方式,如根据动脉压力波形触发、心室或房室起搏器起搏信号触发等方式。主动脉气囊反搏泵还可以由操作者选择内部强制触发方式,例如当进行心肺复苏时,患者的心电和血压均不足以触发反搏而采取的内部强制触发方式。基本的触发方式有以下几种。

1)心电图触发方式:是最常用的触发方式,心电图 R 波信号反馈到一个微程序处理器,经过整合后将控制信号传递到气体传输系统,驱动气囊充气和排气。外部的电干扰如起搏器发出的起搏信号、电刀干扰等可能严重干扰触发启动探测的可信性,现在许多主动脉气囊反搏装置已经安装有滤波装置,以保证在这些不利情况下保持适当的触发和时相判定。

2)压力触发方式:各种原因心电图不能有效触发或心电图信号不清楚时,可选择压力触发方式,触发的信号标志可以从气囊导管中心测压腔获得,要求收缩压>50mmHg,脉压>20mmHg。因为不规则的心律可导致动脉压力波形形态发生变化,所以不建议用于不规则的心律。

3)起搏状态触发方式:当患者正在应用起搏器进行心房起搏、心室起搏或房室顺序起搏时,可以选择利用起搏信号触发模式。在这种触发方式下,高尖的起搏信号成为触发识别的信号,因此既要兼顾主动脉气囊反搏达到最大效益,同时又要让起搏器继续起搏。

4)内部强制触发方式:主动脉气囊反搏主机还设有一个非同步的触发方式,其用于患者不能产生心脏输出时,如心脏骤停时心脏的电活动和搏动不足以启动主动脉内气囊反搏泵,此时主机强制触发反搏可以固定的频率(自动状态为 80 次/分)触发产生冠状动脉的血流灌注。为了防止相反的作用,主机自动监测患者心脏的自主电活动,并在监测到 R 波时排气。一旦患者出现自主的心脏电活动,可将触发模式转换回心电图触发方式。

(2)时相转换:在反搏过程中,时相转换适当可以使主动脉内气囊在每个心动周期中的充气和排气协调地相互交替发生作用。理想的反搏结果是:产生高的动脉舒张压(理想的 PDA),从而增加冠状动脉的灌注;降低主动脉舒张末压(后负荷),从而减少心肌氧耗,增加心排血量。达到理想的舒张期增量不仅仅依靠充气时相,而且还取决于气囊的位置、气囊充气的速度、排血量的多少、主动脉的顺应性以及主动脉瓣的情况等。

气囊充气起始点在主动脉波形重脉切迹(DN 点)处,产生显著的舒张压增高,舒张末期压力降低,收缩峰压下降。

气囊排气时相假设预期在收缩期有一个使心肌氧需求下降的结果,气囊排气刚好在心室射血期前主动脉内血液容积突然锐减,致使主动脉内压力下降,从而有效降低左心室后负荷,最终减少心肌对氧的需求。

主动脉内气囊反搏充气/排气时相转换适当地获得安全有效应用的前提,是监护室医生和护士具有有关心动周期的基础知识和操作上的一些技巧。首先,操作者一定要能够明确舒张期的开始。在主动脉压力波形上表示舒张期开始的标志是重脉切迹((di-croticnotch),它代表主动脉瓣关闭,气囊充气最好在此点稍前。

其次,操作者一定要能够确定收缩期的开始。动脉压力波形向上快速升高表示主动脉瓣开放、心室射血,气囊排气最好发生在此之前。

主动脉瓣内气囊充气/排气时相设置不当会造成以下 4 种情况。

1)充气过早:IABP 在主动脉瓣关闭之前充气→主动脉瓣提前关闭→每搏输出量减少(CO 减少)。

2)充气过迟:PDP 低于理想状态。主动脉舒张压放大效果降低,冠状动脉的灌注量减少(疗效欠佳)。

3)排气过早:APSP=PSP,BAEDP 处成"U"形。后负荷未减轻,心肌耗氧未减轻。

4)排气过迟:BAEDP 大于 PAEDP。左室的后负荷增加→心肌耗氧量增加、CO 减少。

为了能够达到理想的充气/排气时相和简化临床操作,现代的主动脉内气囊反搏仪具有自动控制时相的功能,它可以在心率和心律的变化中自动校正时相对衰竭的心脏进行支持。

(五)主动脉内气囊反搏治疗患者的监护要点

在接受 TABP 支持治疗患者的整个治疗监护过程中,重症监护室(ICU)护理人员的作用是非常重要的。进行 IABP 支持治疗的患者需要 24h 不间断的监护,他们的病情一般都非常严重,随时可能发生变化,所以监护人员必须做到正确、安全地处理各种病情变化。监护人员对 IABP 技术掌握的熟练程度、对解剖学和病理生理学知识的理解程度决定了他们在监护过程中是否可以及时提供极其重要的信息,对医生做出应用 IABP 支持治疗的选择、在整个过程中正确处理病情变化和调整 IABP 支持治疗非常有帮助。

1. 妥善固定插管

无菌敷料包扎插管部位,并妥善固定,当 IABP 治疗开始以后,监护人员要按照无菌原则对插管部位进行包扎处理,将主动脉气囊反搏导管固定在患者的大腿上,防止脱位。每 24h 更换敷料,必要时随时更换。

2. 体位和活动

对安装 IABP 的患者,监护人员一定要强调其绝对卧床。插管侧大腿弯曲不应超过 30°,床头抬高也不应超过 30°,以防导管打折或移位。但是护理人员还是应鼓励和协助在限制允许的范围内多移动。

3. 心理护理

患者应用 IABP 支持治疗时对其病情和治疗现状感到焦虑,经常会提出有关治疗和预后方面的问题;患者也可以因为在自己体内存在一个治疗装置而感到困惑或不安,还可以为经济、家庭关系等方面的问题而焦虑。护士应耐心解释患者提出的问题,安慰鼓励患者,为患者创造一个安静、能够充分休息的环境非常重要。在条件允许的情况下可以遵医嘱给予镇静药。

4. 血流动力学状态的监测

根据需要每15～60min评估并记录患者血流动力学状态。主要观察和记录的数据包括：生命体征、中心静脉压、肺动脉压、肺毛细血管楔压（PCWP）、心排血量、液体出入量、血气分析及其他实验室检查。在IABP支持治疗开始15min各种血流动力学指标可以得到改善。

5. 主动脉血管并发症的预防

IABP治疗中最常见的并发症是主动脉血管并发症，发生率在6%～24%。通常与插入操作有关，主要危险因素有糖尿病患者、高血压患者、女性患者和外周血管疾病患者。护士应该密切观察患者是否出现血管性并发症的症状和体征，如突然剧烈的疼痛、低血压、心动过速、血红蛋白下降、肢体末梢凉等，并及时向医生报告。

6. 下肢缺血的预防

下肢缺血发生率在5%～19%。监护室护士对应用IABP支持治疗的患者应加强观察其穿刺侧肢体的脉搏，皮肤颜色、感觉，肢体运动，皮肤温度等。在主动脉内气囊导管插入后第1小时内每隔15min观察判断一次，此后每一小时测量、判断一次。当发生插入术后的下肢缺血时，应撤出气囊导管。

7. 预防血栓、出血和血小板减少症

注意要把主动脉气囊反搏泵因故障不工作的时间控制在15min内，1：3 IABP不超过1h。观察足背动脉情况、下肢温度及颜色变化；观察尿液变化如尿量减少、尿比重低，应考虑是否肾衰竭或肾动脉栓塞。正确执行肝素抗凝治疗及全身凝血酶原激活时间（ACT）监测，维持ACT在180～200s。监测血小板计数、血红蛋白、血细胞比容。如果发生出血，根据需要进行输血，必要时输血小板。

8. 预防感染

按照无菌原则进行伤口换药，注意伤口有无红、肿、热、痛和分泌物。常规预防性使用抗生素。对患者进行细致的生活护理，包括口腔护理、中心静脉插管护理、导尿管护理等。密切监测患者的体温、白细胞总数等，必要时进行血培养。

9. 保持最佳的主动脉内气囊反搏效果

IABP治疗的有效性取决于患者的血流动力学状态和仪器有关参数的正确选择。监护人员可以通过IABP治疗期间主动脉压力波形的变化来判断辅助治疗效果。另外监护人员还要知道如何判断主机工作状态和常见问题和故障的排除。

10. 其他治疗

在施行IABP期间，应同时执行其他有关治疗，如补足血容量、纠正酸中毒、纠正心律失常、应用血管活性药物维持血管张力和呼吸机治疗等。

（六）（撤离）主动脉内气囊反搏

1. IABP撤离的指征

(1)心排血指数>2.0L/(min·m²)。

(2)动脉收缩压>90mmHg。

(3)左心房和右心房压<20mmHg。

(4)心率<100～110次/分。

(5)尿量>0.5～1.0mL/(kg·h)。

(6)正性肌力药物支持或用量<5μg/(kg·min)。

2.酌情早期撤离

有主动脉血管内并发症、下肢缺血、气囊导管内形成血栓等并发症时,应酌情早期撤离 IABP。

3.撤离步骤

(1)撤离 IABP 的过程:要在医生的指导下逐步减少主动脉内气囊反搏的辅助比例,从 1∶1减少到 1∶2最终到 1∶4,并逐渐减少抗凝剂的应用,在拔除气囊导管前 4h 停止使用肝素,确认 ACT<180s,这样可减少出血并发症。

(2)给予少量镇静药,剪断固定缝线。

(3)停机后用 50mL 注射器将气囊内气体抽空,将气囊导管与鞘管一起拔除。

(4)让血液从穿刺口冲出几秒或 1~2 个心动周期,以清除血管内可能存在的血栓碎片。

(5)局部压迫 30min,继以沙袋压迫 8h。护士应嘱患者平卧 6~12h,严密观察穿刺部位出血情况,最初 30min 观察一次,2~3h 后可适当延长观察时间。

(6)在拔除气囊导管后,护士应立即检查远端动脉搏动情况和患者血流动力学状态等,及早发现异常并及时处理。

第三节　急性呼吸衰竭的监护

急性呼吸衰竭是由于某些突发的致病因素,如严重肺疾患、创伤、休克、电击、急性气道阻塞等,使肺通气和(或)换气功能迅速出现严重障碍,在短时间内引起的呼吸衰竭。因机体不能很快代偿,若不能得到及时抢救,患者会出现生命危险。

一、病因

病因包括中枢神经及其传导系统疾病,如电击、脑血管意外、颅脑外伤、脑炎、脑膜炎、化学及药物中毒等直接抑制呼吸中枢;脊髓及神经肌肉疾病,如脊髓灰质炎、肌萎缩侧索硬化、多发性神经炎、重症肌无力等导致呼吸肌无力、潮气量减低。呼吸器官疾病,如溺水、窒息、胸部外伤、手术创伤、严重广泛肺部病变、急性广泛肺栓塞、大量胸腔积液、气胸和各种原因导致的成人呼吸窘迫综合征,可引起呼吸停止或通气不足,或胸廓活动及肺扩张受限、肺弥散障碍、通气/血流比例失调导致呼吸衰竭。

二、病情判断

(一)病史

原来肺脏是健康的,有突发原因如溺水、电击、外伤、药物中毒或物理化学刺激及急性呼吸窘迫综合征等病史。

(二)临床表现

急性呼吸衰竭主要表现为缺氧,部分有二氧化碳潴留,对机体威胁程度前者比后者要重。临床表现与缺氧发生速度、持续时间和严重程度等密切相关,而心、脑、肺对缺氧极为敏感。临床上缺氧和二氧化碳潴留的表现许多是相似的,两者常同时存在。

1.呼吸困难

可为呼气性、吸气性或者混合性呼吸困难,患者感觉空气不足,客观表现为呼吸用力,伴有呼吸频率、深度与节律的改变。

2.发绀

口唇、甲床、耳垂和口腔黏膜呈现青紫色。

3.精神神经症状

初期有头痛、兴奋躁动、肌肉抽搐、夜间失眠而白天嗜睡,逐渐出现反应迟钝、语言和定向力障碍、谵妄,甚至昏迷。

4.水、电解质紊乱和酸碱平衡失调

可出现呼吸性酸中毒、呼吸性碱中毒,也可同时合并代谢性酸碱失衡及电解质紊乱。

5.循环系统症状

心率加快、血压升高、多汗、球结膜充血水肿、浅表静脉充盈。严重缺氧可以出现心肌损害、各种类型的心律失常甚至心搏骤停,也可引起血压下降,周围循环衰竭、四肢厥冷、休克等。

6.其他脏器功能障碍

黄疸,转氨酶升高,尿中出现蛋白以及管型,血浆尿素氮以及肌酐升高,呕血、黑便等。

7.动脉血气分析

$PaO_2 < 60mmHg$,伴(或不伴)$PaCO_2 > 50mmHg$。

8.其他

引起呼吸衰竭基础疾病的临床症状与体征。

(三)实验室及其他检查

血气分析:动脉血 $PaO_2 < 7.89kPa$、$PaCO_2 > 6.65kPa$,动脉血氧含量接近正常,动脉血氧饱和度降低,$pH < 7.30$,二氧化碳结合力根据酸碱紊乱情况有所变化。

(四)诊断

诊断标准如下:

(1)原来的肺脏是健康的,由于突发原因,如溺水、电击、外伤、药物中毒或物理化学刺激及成人呼吸窘迫综合征等,使呼吸功能突然衰竭,引起缺氧、呼吸急促和发绀。

(2)静息时动脉血氧分压(PaO_2)$<8kPa$,伴或不伴有动脉血二氧化碳分压($PaCO_2$)$> 6.7kPa$。

判定:具备第1项即可诊断,兼有第2项即可确诊。

三、急救

急性呼吸衰竭的治疗以改善通气、纠正缺氧、防止重要脏器功能的损害为主。

1.改善通气

急性呼吸衰竭大多突然发生,故应及时采取抢救措施,防止和缓解严重缺氧、二氧化碳潴留和酸中毒,注意保护心、脑、肾等重要脏器的功能。纠正缺氧的主要方法是改善通气,迅速清理口腔分泌物,保持呼吸道通畅,并立即开始人工呼吸,可行口对口人工呼吸、胸外按压人工呼吸、经面罩或气管插管接简易人工呼吸器,必要时做气管插管行机械通气,如发生心搏骤停,还应采取有效的体外心脏按压等有关心肺复苏的抢救措施。

2.高浓度给氧

对于急性呼吸衰竭的患者,必须及时使用高浓度或纯氧以缓解缺氧。纠正缺氧是保护重要器官和抢救能否成功的关键。但要注意吸氧浓度和持续时间,以避免长时期高浓度给氧引起氧中毒。氧中毒会导致急性肺损伤和急性呼吸窘迫综合征,其发生机制可能与吸入高浓度氧后超氧阴离子的生成增多有关。

3. 高压氧治疗

在急性呼吸衰竭中应用机会较少,而在一氧化碳中毒中应用较多,在肺部厌氧菌感染引起的低氧血症偶有应用。

4. 膜肺

以膜式氧合器在体外进行气体交换,替代严重损害的肺,为组织提供氧。但由于操作较复杂,花费较大,目前尚不能广泛开展。

5. 监测血气

以此指导临床呼吸机的各种参数调整和酸碱紊乱的处理。

6. 肾上腺皮质激素

在急性呼吸衰竭中应用较广泛,能有效防止诱发 ARDS 的补体激活、中止白细胞裂解、防止氧自由基的产生和释放、避免毛细血管损伤导致渗漏等,但在复杂创伤、严重感染时需同时采取有效抗感染措施,防止二重感染。故激素剂量要适当,使用时间宜短。

7. 一般支持疗法

电解质紊乱和酸碱平衡失调的存在,可以进一步加重呼吸系统及至其他系统器官的功能障碍,并可干扰呼吸衰竭的治疗效果,因此应及时加以纠正。急性呼吸衰竭较慢性呼吸衰竭更易合并代谢性酸中毒,应积极纠正。对重症患者常需转入 ICU,集中人力物力积极抢救。危重患者应监测血压、心率,记录液体出入量。采取各种对症治疗,预防和治疗肺动脉高压、肺源性心脏病、肺性脑病、肾功能不全和消化道功能障碍等,特别要注意防治多器官功能障碍综合征(MODS)。

四、护理要点

(一)一般护理

(1)给患者安排安静的病房,嘱患者绝对卧床休息。

(2)协助患者保持最佳舒适体位,身体尽量坐直,以利呼吸。

(3)遵医嘱给氧,给氧的过程中观察氧疗效果,若呼吸困难缓解、心率下降、发绀减轻表示给氧有效。若呼吸过缓或意识障碍加重,提示二氧化碳潴留加重,应立即通知医生,并准备呼吸兴奋剂和辅助呼吸器。

(4)保持呼吸道通畅,防止舌根后坠,有假牙应将假牙取出。

(5)有计划地安排各种护理和治疗的操作时间。保证患者有充足休息时间,以增强机体的抗病能力。

(6)安排专人陪护患者,减轻患者的焦虑与不安。

(7)对神志清醒的患者进行简单的解释,必要时经气管插管吸痰。

(8)对一般治疗无效的患者,准备做气管插管、气管切开或辅助呼吸。备好各种抢救物品,如气管插管、气管切开包、人工呼吸器、吸痰器、呼吸兴奋剂、强心剂、氧气等。

(二)病情观察与护理

1. 严密观察呼吸的变化

注意呼吸节律和频率的改变,防止发生呼吸骤停。一旦发生呼吸骤停,需迅速吸痰,行气管插管或气管切开术。

(1)潮式呼吸:当患者出现潮式呼吸时,表明呼吸中枢功能降低,由呼吸中枢缺氧引起,常见于中枢神经系统疾病,如脑膜炎、脑血管意外等,护理上要及时观察,正确迅速给氧,改善缺氧状况。

(2)毕奥式呼吸(间歇呼吸):是呼吸停止前的表现,常见于重症脑循环障碍,如脑膜炎、尿毒症等,护理上要严密观察呼吸变化,及时通知医生,并做好抢救准备。

(3)中枢性呼吸:是呼吸衰竭中期的表现,呼吸深而均匀,一般每分钟 30～60 次,常见于脑栓塞,护理上应仔细观察呼吸的变化。

(4)延髓呼吸:是呼吸衰竭的晚期表现,呼吸的幅度及间隔时间不规则,每分钟小于 12 次,常见于延髓和脊髓高位颈段水平的锥体系损伤患者。易发生呼吸骤停,应严密观察,随时进行抢救。

(5)叹气样呼吸:临床常见于脑血管栓塞、出血和脑肿瘤,应做好抢救准备。

2. 观察心率、心律、血压的变化

如患者心率增加、呼吸加快是缺氧的早期表现;如心率减慢、心律不齐,表明缺氧进一步加重。应正确用氧,警惕心搏骤停的发生,及时报告医生,给予处理。

3. 观察肝肾功能变化

当患者出现尿量减少,24h 少于 500mL,尿中有蛋白、管型,提示为肾缺氧引起的肾衰竭。护理中应明确记录尿量,及时检查,预防肾功能进一步恶化,并协助医生做好抢救准备。肝肿大或肝功能不良为肝损害,注意保肝治疗。

4. 观察意识障碍和精神状态

当患者出现白天嗜睡、晚上失眠,神志模糊,定向力减退,精神失常或昏迷,瞳孔缩小,对光反射迟钝等二氧化碳潴留的表现时,应立即通知医生,并给予低流量吸氧。

5. 观察发绀情况

在护理观察中发现患者有口唇、耳轮、指(趾)端发绀,及时给氧气吸入,改善缺氧症状,发绀可减轻或好转。

6. 酸碱平衡失调和电解质紊乱的观察

如发现患者有恶心、呕吐、食欲不振、全身无力、低血压时应考虑水、电解质平衡失调,应通知医生及时给予纠正。

7. 观察痰量和颜色

发现患者痰量增多,呈黄色或脓样痰,多为继发感染,应按医嘱给予有效抗生素治疗。发现痰量突然减少,呼吸及发绀明显加重,说明痰液黏稠阻塞细支气管,一边要报告医生进行处理,一边应迅速清除痰液。对无力咳嗽、痰不易咳出的患者,应定时帮助患者翻身,一般 1～2h 翻身一次。为了使痰液排出通畅,可同时以手掌轻拍患者的背部和前胸部,以震动黏附于管壁上的痰栓,使痰易于排出。拍背时动作要轻巧,不可用力过大,可自外向内、自上而下,边拍背边鼓励患者尽量咳嗽,以使痰液排出。如痰液仍不能排出,可口服祛痰剂或超声雾化吸入治疗。吸痰时严格遵守无菌操作规程,插入吸痰管时阻断负压,吸痰动作要轻柔、迅速,左右旋转,向上提拉,避免黏膜损伤,每次吸痰时间不超过 15s,以免加重缺氧。

8. 观察大便及呕吐物的变化

发现患者大便呈黑色或呕吐咖啡样物,常提示消化道出血,可按消化道出血予以护理。

9. 呼吸兴奋剂的应用及观察

呼吸兴奋剂刺激呼吸中枢或周围化学感受器,通过增强呼吸中枢兴奋,增加呼吸频率和潮气量以改善通气。①尼克刹米可直接兴奋呼吸中枢和通过刺激颈动脉窦化学感受器,反射性兴奋呼吸中枢,增加通气量,亦有一定的苏醒作用。用药过程中,密切观察患者的睫毛反应、神志改变、以及呼吸频率、幅度和节律的改变,如果出现多汗、呕吐、面色潮红、面肌抽搐、烦躁不安提示药物过量,应及时减量或停药。②山梗菜碱可刺激颈动脉体化学感受器,反射性兴奋呼吸中枢,作用快,不良反应少,维持时间短,过量时可致心动过速、呼吸麻痹、血压下降等。③氨茶碱除有利尿、解痉、降低肺动脉高压作用外,还有兴奋呼吸中枢的作用,剂量过大可引起恶心、呕吐、心动过速,静脉滴注时速度宜缓慢。

10. 抗生素使用的观察

肺、支气管感染绝大部分是引起呼吸衰竭的主要原因,而呼吸衰竭时,呼吸道分泌物积滞,又易继发感染,故及时控制感染十分重要。因此在进行痰标本采集时,应注意严格无菌操作,并要求患者用力咳出气管深处的痰液,装入无菌培养盒内,即刻送检。进行血培养标本采集应在应用抗菌治疗之前,操作中注意严格无菌。

临床上常用的抗生素为青霉素,一般每日 160 万～480 万 U,也可以庆大霉素每日 16 万～24 万 U 联合治疗。一般使用抗生素时间长,用药期间需密切注意不良反应的观察。如使用庆大霉素应观察尿量,输入液体或饮水量须充足。

11. 碱剂使用的观察

呼吸衰竭失代偿常伴有酸碱失衡,而酸中毒更为常见。酸中毒可能继发于通气不足、CO_2 潴留,也可能是组织缺氧而引起代谢性酸中毒。主要应迅速解决通气和氧疗,原则上不宜补碱。但临床上出现呼吸性酸中毒合并代谢性酸中毒且 pH<7.20 者,可以少量多次静脉注射 5%碳酸氢钠,要求每次注射前后进行动脉血气分析,动态监测各项指标变化。一旦出现 $PaCO_2$ 升高,则应停用碱剂,增加通气量。同时要进行电解质的监测,防止出现严重低钾、低钠、低氯。

12. 呼吸器使用的护理观察

当氧疗及其他综合治疗仍不能改善重度缺氧和二氧化碳持续增加时,需通过气管插管或气管切开使用人工呼吸机等方法缓解症状,护士应做好气管插管和气管切开的护理,熟悉所使用呼吸机的性能和特点,做好呼吸机的管道管理及消毒工作,及时清除报警,保障呼吸机的正常工作。对建立人工气道和使用呼吸机的患者,护士应经常询问患者的自然感受,可用手势、点头或摇头、睁闭眼等方法交流,也可做一些卡片和患者交流,以便及时了解患者的心理活动,必要时也可请患者家属与患者进行交流,有时会使患者获得更大的精神支持。

13. 其他

出现肺水肿或脑水肿应用利尿药和脱水药时,注意观察药物的不良反应,并记录出入液量。仔细观察瞳孔、结膜水肿的变化,以确定脱水药的用量,同时及时抽血检查钾、钠、氯等电解质变化,以防发生脱水及低钾、低钠、低氯性碱中毒。发现异常及时报告医生。心功能不全的患者,静脉输液量不宜过多,滴速不宜过快,以免发生肺水肿。中心静脉压测定对输液的速度有指导意义。

第四节　急性呼吸窘迫综合征的监护

急性呼吸窘迫综合征(ARDS)是指由心源性以外的各种肺内、外致病因素导致的急性进行性缺氧性呼吸衰竭,临床上表现为急性呼吸窘迫、难治性低氧血症和肺水肿。ARDS 是一个连续的病理过程,其早期阶段为急性肺损伤(ALI)。ARDS 可诱发或合并 MODS 或 MOF。

一、病因

诱发 ARDS 的致病因素包括肺部疾病,如误吸、重症肺部感染(包括流感病毒、肺孢子虫病等)、肺外伤、肺栓塞(脂肪、羊水)和毒害气体吸入(光气、烟雾)等。肺外疾病,如创伤、败血症、各种原因引起的休克、体外循环、大量输库存血、急性胰腺炎、DIC、长期高浓度氧($>70\%$)吸入等。ARDS 的发病机制目前未完全明了,一般认为下列环节有重要作用。

1.肺水肿的产生

各种致病因素使肺血流灌注不足,直接损害肺泡、毛细血管上皮,引起肺泡毛细血管膜的通透性增加,血液循环中的粒细胞、血小板及组织巨噬细胞释放的各种炎症介质将加重上述损害。液体及蛋白质等漏出血管外,导致肺水肿形成,影响通气/灌注比率,导致低氧血症。

2.肺微小血管栓塞

休克时毛细血管血流缓慢,血液黏滞度增加,易引起微循环血小板、白细胞和红细胞聚集,加上酸中毒等因素可导致 DIC 及肺微小血管血栓形成。在严重感染、创伤情况下亦可见到类似变化。肺微血栓形成后阻塞微循环,使毛细血管内皮细胞及肺泡上皮细胞受损,导致 ARDS 形成。创伤时可造成肺血管脂肪栓塞,脂肪被肺产生的脂酶溶解,分解产物脂肪酸可损害毛细血管内皮,减少肺泡表面活性物质,导致 ARDS。

3.肺表面活性物质减少

肺表面活性物质衬附在肺泡表面,具有降低肺泡表面张力,保持肺泡顺应性,稳定肺泡内压,防止肺毛细血管内液体渗入肺泡内的作用。它由Ⅱ型肺泡上皮细胞的线粒体合成及分泌,其主要成分为二棕榈酰亚磷脂,一般 $18\sim24h$ 更新一次。ARDS 发病时,由于上述肺小血管痉挛及肺微小血管栓塞所致的肺血流减少,影响Ⅱ型肺泡上皮细胞代谢,磷脂合成发生障碍;或由于水肿液、脂肪酸、氧中毒等因素的直接破坏作用,使肺表面活性物质减少,表面张力增高,肺泡缩小、陷闭,形成肺不张,同时肺毛细血管内液体渗入肺间质及肺泡。

二、病理生理

本病的主要病理生理特点是肺微血管壁通透性增加,间质水肿和出血,气体弥散障碍;肺表面活性物质缺失,表面张力降低,肺泡群萎陷,使通气血流比例失调,导致难以纠正的低氧血症。

三、病情判断

(一)临床表现

多数无心肺疾病既往史,在严重休克、创伤、感染等病程中突然发生进行性呼吸窘迫、气急、发绀,常伴有烦躁不安、焦虑表情、出汗等。其呼吸窘迫的特点在于不能用通常的氧疗法使之改善,亦不能用其他原发心肺疾病(如气胸、肺气肿、肺不张、肺炎等)解释。呼吸音早期正常,有时可听到干性啰音,病情进展可出现湿性啰音、管状呼吸音,呼吸音减低。胸部 X 线检查早期多正常或轻度间质改变,表现为纹理增多,边缘模糊。继之出现斑片状以至融合成大片状阴影,大片阴影中可见支气管充气征。

(二)实验室及其他检查

1.血液气体分析

呼吸空气时,$PaO_2 < 7.98kPa(60mmHg)$,肺泡气-动脉血氧分压差[$P(A-a)O_2$]$> 3.99kPa(30mmHg)$,早期 $PaCO_2 \leqslant 4.66kPa(35mmHg)$,晚期 $PaCO_2 > 6.65kPa(50mmHg)$。吸纯氧后,$PaO_2 < 46.55kPa(350mmHg)$,$P(A-a)O_2 > 13.3kPa(100mmHg)$。

2.X 线检查

早期可无异常,或有肺纹理增多及肺纹理边缘模糊。随着病情发展可见沿肺纹理分布的散在点片状阴影及大片融合阴影,其间可见支气管充气征。

3.肺泡气-动脉血氧分压差[$P(A-a)O_2$]

显著增大,吸纯氧 15min 后仍 $>26.70kPa(200mmHg)$ 有诊断意义。

4.肺毛细血管楔压

不增高,一般 $<1.60kPa(12mmHg)$。临床上也无左心疾病的症状和体征,可与急性左心衰所致的肺水肿鉴别。

5.功能残气量

减少,呼吸器官总顺应性减低,$<50mL/cmH_2O$,其中多数为 $20\sim30mL/cmH_2O$(正常值为 $80\sim100mL/cmH_2O$)。

(三)诊断

凡是符合以下 5 项可诊断为 ALI 或 ARDS。

(1)具有发病的高危因素,如严重感染、创伤、休克和误吸等。

(2)急性起病,呼吸频数和(或)呼吸窘迫。

(3)顽固性低氧血症,常规给氧方法不能缓解。ALI 时氧合指数(PaO_2/FiO_2)$\leqslant 300mmHg$,ARDS 时 $PaO_2/FiO_2 \leqslant 200mmHg$。

(4)X 线胸片示双肺有浸润阴影。

(5)肺毛细血管楔压 $\leqslant 18mmHg$ 或临床上能除外心源性肺水肿。

(四)鉴别诊断

主要与急性肺水肿鉴别。急性肺水肿时,患者咳嗽,咳粉红色泡沫样痰,双肺底可听到湿啰音,吸氧、强心剂、利尿剂治疗效果好。ARDS 时临床表现为进行性呼吸困难,咳稀血水样痰,急性呼吸窘迫,高流量吸氧,氧分压持续下降。

四、急救

ARDS 治疗的目标包括:改善肺氧合功能,纠正缺氧,保护器官功能,以及治疗并发症和基础病。常规治疗包括:监护、氧疗、机械通气以及水电解质紊乱的治疗等。

(一)加强监护

应对 ARDS 患者进行特别监护。动态监测生命体征的变化,包括呼吸、血压、脉搏、体温以及神志改变等。

（二）积极治疗原发疾病

原发疾病是 ARDS 发生和发展最重要的病因,必须及时治疗。

（1）积极控制感染:严重感染是引起 ARDS 的首位高危因素,又是影响 ARDS 的首要原因。因此,在危重患者抢救过程中,应严格无菌操作,撤除不必要的血管内导管和尿管,预防皮肤溃疡,寻找并处理外科感染,以减少院内感染。对 ARDS 并发感染征象的患者,应加强对感染部位的寻找,并应结合血、尿、痰细菌培养和临床情况,选择强有力的抗生素治疗。

（2）积极抢救休克。

（3）静脉输液避免过多过快,晶体液与胶体液以 1:1 为宜,参考中心静脉压、血压、肺动脉楔压、脉压与尿量,随时调整输入液体量。

（4）尽量少用库存血。

（5）及时地骨折复位、固位。

（6）危重患者抢救应吸氧,但应避免长时间高浓度的氧吸入,一般吸氧浓度 40%～50%,维持 PaO_2 60mmHg。

（三）氧疗

氧疗是有效纠正缺氧的重要措施。需要高浓度给氧,才能使 $PaO_2>60mmHg$ 或 $SaO_2>90\%$。一般多用面罩给氧,部分患者可在机械通气的同时给氧。

（四）机械通气

1. 呼气末正压通气（PEEP）

对 ARDS 患者是一种支持疗法,单纯使用间歇正压机械呼吸效果不大,采用呼气末正压呼吸治疗可提高动脉氧分压,疗效较好。PEEP 是在呼气末增加气道和肺泡压力,扩张小气管和肺泡,阻止肺泡关闭,使萎陷的肺泡复张,减少肺内分流;同时 PEEP 可使肺泡内液体变为扁平,有利于气体交换,以上作用可提高氧合效果,纠正低氧血症。经用 PEEP 治疗后,当临床病情稳定,FiO_2 为 40%,$PaO_2\geqslant9.33kPa(70mmHg)$时,可试行逐步撤离 PEEP。先降低 PEEP 值 0.49kPa(5cmH_2O);10min 后复测动脉血气,如 PaO_2 值稳定不变或较原值降低<20%,即可根据病情逐步予以撤离;如 PaO_2 值明显降低,则需恢复原 PEEP 值进行治疗。使用 PEEP 时应注意有无充血性心力衰竭、低血压、尿量减少、气胸、纵隔气肿等并发症发生,加强护理,密切监测呼吸和循环情况。

2. 反比通气（IRV）

即机械通气吸(I)与呼(%)的时间比≥1:1。延长正压吸气时间,有利气体进入阻塞所致时间常数较长的肺泡使之复张,恢复换气,并使快速充气的肺泡发生通气再分布,进入通气较慢的肺泡,改善气体分布、通气血流比例,增加弥散面积,缩短呼气时间,使肺泡容积保持在小气道闭合的肺泡容积之上,具有类似 PEEP 的作用;IRV 可降低气道峰压和 PEEP,升高气道平均压（MAP）,并使 PaO_2/FiO_2 随 MAP 的增加而增加。同样延长吸气末的停顿时间有利血红蛋白的氧合。所以当 ARDS 患者在 PEEP 疗效差时,可加试 IRV。要注意 MAP 过高仍有发生气压伤和影响循环功能、减少心输出量的不良反应,故 MAP 以不超过 1.37kPa(14cmH_2O)为宜。应用 IRV 时,患者感觉不适难受,可加用镇静剂或麻醉剂。

3. 膜式氧合器

ARDS 经人工气道机械通气、氧疗效果差,呼吸功能在短期内又无法纠正的场合下,有人应用体外膜肺氧合（ECMO）维持生命,采用静脉→膜肺→静脉的模式,经双侧大隐静脉根部用扩张管扩张后分别插入导管深达下腔静脉。现发展了血管内氧合器/排除 CO_2 装置（IVOX），以具有氧合和 CO_2 排除功能的中空纤维膜经导管从股静脉插至下腔静脉,用负压吸引使氧通过 IVOX,能改善气体交换。配合机械通气可降低机械通气治疗的一些参数,减少机械通气并发症。

（五）改善微循环

ARDS 患者多有肺小静脉痉挛、组织灌注不良、组织缺氧等微循环障碍,故应使用血管扩张剂及改善微循环的药物。

1.肾上腺皮质激素的应用

应用原则:早期、大量、早撤。具体方法:地塞米松每日 20~40mg 静脉滴注,2~3d 为一疗程或氢化可的松每日 300~500mg 静脉滴注,疗程同前。

2.α受体阻滞药

酚妥拉明 20~80mg 加入 10％葡萄糖注射液 500mL 内,静脉滴注,滴速每分钟 0.5~1.0mg;亦可小剂量静脉推注,每次 1mg,每 15~20min 重复 1 次。用药过程中应注意监测血压的变化,以收缩压不低于 12kPa 为宜。

3.胆碱能神经阻滞剂

东莨菪碱每次 40mg,必要时加大剂量静脉注射或静脉滴注,5~10min 后酌情重复使用。主要适用于微循环痉挛阶段,患者处于休克状态,四肢湿冷。

4.肝素和低分子右旋糖酐

ARDS 患者,尤其合并感染者,DIC 发生率高,如 3P 试验阳性,或血小板减少至 $70×10^9/L$ 以下,凝血时间少于 5min 应立即使用肝素。第 1 次用 50mg 静脉滴注,以后每 6h 用半量,直到血小板、凝血时间、3P 试验恢复正常,再维持 2~3d。右旋糖酐有防止红细胞凝集的功能,与肝素并用有预防 DIC 作用。

5.双嘧达莫

是较温和的防血小板聚集和黏附药,可抗血栓形成。可用 50mg 溶于溶液中静脉滴注,每 6h1 次。与肝素合用有出血倾向。

6.前列腺素 E_1（PGE_1）

PGE_1 可扩张肺血管,降低肺静脉及其阻力,抑制白细胞及血小板聚集,抑制氧自由基,防止溶酶体释放等。剂量为每分钟 100ng/kg,但目前意见尚未统一。

（六）消除肺间质水肿

1.控制输液量,限制入水量

每日输液量不超过 2000mL,保持液体轻度负平衡。早期以晶体液为主,晚期可用胶体液,如白蛋白每日 100~200g。

2.应用利尿剂

可提高动脉血氧分压,减轻肺间质水肿,尤适用于输液适量诱发 ARDS 及肺水肿而尿少者。一般用呋塞米 40~60mg,每日 2~4 次,静脉注射,以不减少心输出量为度。

（七）并发症的治疗

ARDS 的发生发病过程中,可发生脏器功能衰竭,最常出现并发症的脏器和系统有肾、胃肠、中枢神经、肝等。

1.控制感染

ARDS 患者的免疫功能低下,气道防卫功能降低,气管插管、气管切开、频繁吸痰等因素易诱发肺部感染。可做痰、支气管肺泡分泌物、血、尿培养,寻找致病微生物。及时应用抗生素或进行相应治疗。

2.避免氧中毒

避免持久吸入 50%以上氧浓度的氧气。

3.防治胃出血

由于应用激素及严重缺氧而引起消化道应激性溃疡,导致胃、十二指肠大出血,急诊临床多应用甲氰咪胍 1.0～1.2g,静脉滴注,或口服氢氧化铝凝胶,去甲肾上腺素加冰盐水口服等。

4.纠正酸碱平衡紊乱

ARDS 早期可由于通气过度发生呼吸性碱中毒;继而可由于输入含枸橼酸的血、肾小球滤过率减少和肾排碱功能减退及低 K^+、低 Cl^- 等并发代谢性碱中毒;如有严重缺氧、创伤和休克可出现代谢性酸中毒;后期可由于呼吸衰竭导致高碳酸血症,出现呼吸酸中毒和高乳酸血症的代谢性酸中毒。以上情况必须及时合理纠正,并注意血气监护。

5.强心剂的应用

在无明显心功能不全时,不必常规应用洋地黄药物。由于感染、休克可给心肌造成损害,大量输液也能加重心脏负担,故小剂量、短期应用强心剂,对治疗 ARDS 有效。

6.心律失常

因缺氧、酸碱失衡、水电紊乱等因素导致心律失常,应针对发生原因及时纠正。

7.弥漫性血管内凝血(DIC)

血小板计数如逐日降低,要警惕 DIC 发生并做相应的抗凝治疗。

ARDS 的死亡率在 50%左右,与严重程度有关。常死于基础疾病、多器官功能衰竭和顽固性低氧血症。能康复者部分能完全恢复,部分遗留肺纤维化,但多不影响生活质量。

五、护理要点

(1)密切观察患者的意识状态以及体温、脉搏、呼吸、血压等病情变化,并及时准确记录,发现异常及时报告医生给予处理。

(2)如患者出现休克时多取头低脚高位,休克纠正后将头抬高 30°。床头抬高有利于脑静脉引流和促进脑循环,同时还有利于呼吸,增加功能残气量而改善氧合作用。无休克的患者如病情允许,建议采取双下肢下垂,端坐位,头部损伤的患者则取半卧位,但屈髋不可超过90°,以免增加胸、腹部压力而阻碍静脉回流。在变换体位时,如患者有肺部创伤,可半侧卧位向患侧,避免压迫健侧肺,以增加肺部通气量。翻身时动作要缓慢,防止因翻身不当造成意外损伤。

(3)避免局部长期受压,鼓励患者或协助经常更换卧位,减轻骨隆突部位压迫。翻身时间根据病情而定,一般每 2～3h 翻身一次,最长不超过 4h,必要时每小时翻身一次。保持床铺清洁、干燥、平整无渣屑。增加营养,改善全身营养状况,预防压疮的发生。

(4)意识清楚的患者应鼓励其漱口。意识不清的患者护士应用生理盐水棉球做口腔护理,头应偏向一侧,以免发生吸入性肺炎,动作要轻,以免损伤口腔黏膜,预防口腔炎的发生。

(5)安装空调的病室调节室温在 18～22℃,相对湿度约 65%,每天用紫外线消毒室内空气两次,并定时开放排气扇以交换室内外空气。

(6)患者常因呼吸困难憋喘较甚,而产生恐惧心理,表现烦躁、焦虑、痛苦呻吟。护士要耐心解释病情,细心劝导,使患者配合治疗,避免增加耗氧,影响治疗效果。

(7)因此时患者处于应激状态,体内蛋白质分解增多,造成低蛋白血症,故应补充足够的热量和营养,避免因营养不足而影响组织的修复致呼吸肌疲劳和免疫功能低下影响恢复。能进食者,经口摄入营养,不能进食时,应以胃管供给营养液。

(8)迅速纠正缺氧是抢救患者呼吸窘迫综合征的中心环节。当 $PaO_2 < 9.33kPa$ 时应给予氧气吸入。一般采取鼻导管或面罩给氧。如病变在于肺水肿、肺萎陷等导致的生理分流量增加,一般鼻导管给氧法难以提高动脉血氧分压,故及时采用机械呼吸。给氧一般不超过 40%,维持 $PaO_2\,37.3kPa$ 左右。长时间吸入高浓度的氧有氧中毒的危险,应予注意。必要时吸入纯氧时,时间宜短,一般不超过 4h。

(9)注意观察患者呼吸频率、节律的变化及呼吸困难和发绀的程度,并通过血气分析检查 PaO_2 和 $PaCO_2$,结合临床症状,判断缺氧情况,调整氧流量和氧浓度。给吸入高浓度氧气时,应观察 PaO_2 的变化,如 PaO_2 始终低于 6.7kPa(50mmHg)需行器械呼吸治疗时,应在呼气末正压呼吸。

(10)观察体温、脉搏、血压、尿量、周围循环等情况;注意有无腹痛、呕吐、腹泻、肌肉震颤、手足抽搐、意识丧失或昏厥等低碳酸血症和呼吸性碱中毒的表现;注意弥漫性血管内凝血征象,如皮肤、黏膜淤斑,消化道、呼吸道、阴道等的出血情况。发现异常及时报告医师,并协助处理。

(11)血容量减少者应遵医嘱及时输入新鲜血液或液体,但不宜过多过快,并随时测量中心静脉压或行漂浮导管测定肺毛细血管楔压以监护心脏功能和肺动、静脉压力;随时送检血气分析、生化及做心电图检查,协助医生监测各生命指标的动态变化,做好病情和出入量记录,注意每小时尿量;备好抢救物品,如氧气、吸痰器、人工呼吸器、气管切开包、气管插管等,并积极配合医师抢救。

(12)保持呼吸道通畅,鼓励患者咳嗽排痰,经常帮助患者翻身拍背,鼓励患者深呼吸和咳痰,及时清除呼吸道分泌物。对呼吸困难、无力咳嗽和咳痰的患者可用气管切开和气管内吸痰,以利于排痰。每次吸痰动作要轻,以免擦伤黏膜,时间要短,一般不超过 15min。吸痰时间过长,可加重低氧血症,故吸痰前应给予充分的氧通气。有条件时宜用 50cm 长的吸痰管而不用导尿管,这样能吸出气管隆突以下较深部的痰液、血痰。

痰液黏稠和气管切开时,要注意湿化气道,湿化要适度,可根据吸出痰液的黏稠度来判断。湿化不足可见痰痂形成,反之湿化过度,痰液过于稀薄,也影响气道的通畅。给予蒸汽吸入或超声雾化吸入或气管滴入雾化液,雾化液可选用 $1.25\% \sim 2.7\%$ 的碳酸氢钠溶液,亦可用溴己新、糜蛋白酶、胰脱氢核酸酶等加入适量等渗盐水。伴支气管痉挛时,可加入 2.5% 氨茶碱 3mL 或异丙肾上腺素 $1 \sim 2mL$。为预防感染,雾化液中可加入适当抗生素。

(13)健康教育:ARDS 是一种预后差、病情凶险的疾病,病死率高达 50% 左右。因此,本病预防极为重要。如及时发现和正确治疗休克,适当补充血容量,避免液体输注超过负荷,胶体与含钠液的合理配伍等。加强呼吸道的护理,重视肺泡通气量不足或肺不张的发生,适时应用辅助机械通气,合理用氧等。对已发病者,应早期诊断及积极治疗。任何治疗上的延迟,导致肺内病变的进展,可造成无法挽回的后果。

第五节　急性心力衰竭的监护

心力衰竭是在静脉回流正常的情况下,由于心肌收缩或(和)舒张功能障碍,使心排血量绝对或相对低于全身组织代谢需要的综合征。心力衰竭根据其发生的速度分为急性心力衰竭和慢性心力衰竭。急性心力衰竭可以发生在射血分数稳定和减少的住院患者,同时伴随心血管事件,如冠心病、高血压、瓣膜性心脏病、房性心律失常。

一、病因和发病机制

任何突发的心脏解剖或功能的异常,无论是心脏有无基础病变,均可使心排血量急剧而显著下降,肺静脉压升高,发生急性心力衰竭。常见的病因有:①由于急性大面积心肌梗死及急性弥漫性心肌炎,导致急性心肌收缩力减弱。②急性瓣膜反流(急性心肌梗死或感染性心内膜炎等原因引起瓣膜穿孔、乳头肌断裂或功能不全、腱索断裂等)或输液过多过快所致急性容量负荷过重。③高度二尖瓣狭窄或主动脉狭窄、左室流出道梗阻、高血压危象等导致心脏负荷过重,排血受阻。④缓慢性(<35 次/分)或快速性(>180 次/分)心律失常及大量心包渗液或积血所致急性心脏压塞,心室舒张受限。

二、病情判断

(一)症状
发病急骤,患者突然出现严重呼吸困难,端坐呼吸,频繁咳嗽、咳粉红色泡沫样痰。
(二)体征
呼吸急促,烦躁不安,面色苍白,口唇发绀,大汗淋漓;心尖冲动向下移位,可出现交替脉,可出现心界扩大;双肺满布湿性啰音,可伴哮鸣音,心率加快,心尖部可闻及奔马律。血压可升高,但伴心源性休克时血压降低。
(三)实验室及其他检查
1.动脉血气分析
早期 PaO_2 轻度下降或正常,肺水肿期 PaO_2 明显下降,$PaCO_2$ 增高。
2.X 线胸片
可见两肺大片云雾状影,肺门阴影呈蝴蝶状。
3.血流动力学监测
左心室舒张末压增高,PCWP 18~20mmHg 出现轻度肺淤血,20~25mmHg 为中度肺淤血,26~30mmHg 时为严重肺淤血,>30mmHg 出现肺水肿。
(四)诊断
根据病史及典型临床表现即可诊断。诊断标准如下:
(1)有引起急性左心衰竭的病因。
(2)发病急骤,突发严重呼吸困难,咳粉红色泡沫样痰,大汗淋漓。
(3)双肺可闻满布湿性啰音,心率加快,奔马律。
(4)X 线两肺大片云雾状影,肺门阴影呈蝴蝶状,左心室舒张末压增高,PCWP>18mmHg。

（五）鉴别诊断

心功能不全的某些症状如呼吸困难、水肿、肝肿大、肺底啰音等并非心功能不全所特有的表现，应与有类似症状的疾病鉴别。急性左心功能不全所致的劳力性呼吸困难应与阻塞性肺气肿、肥胖、神经性呼吸困难、身体虚弱鉴别；夜间呼吸困难的心源性哮喘应与支气管哮喘相鉴别；肺底湿啰音应与慢性支气管炎、支气管扩张、肝炎鉴别；急性右心功能不全应与心包积液或缩窄性心包炎相鉴别。

三、急救

急诊处理目标是改善症状，稳定血流动力学状况。另一治疗客观目标是减轻心衰时的临床体征。有效的治疗可以改善预后，提示预后改善的指标包括静脉持续扩血管药物应用时间的缩短，住院时间的缩短，再次入院率的下降以及需再次入院治疗的间期延长。治疗的主要目标还包括住院期间和远期死亡率的下降。

到达急诊室后，急性心衰患者应尽快接受监护，同时应进行相关的检查以尽早明确原发病因。监测的内容与严密程度取决于患者的病情、治疗反应和急诊室的条件。

所有危重患者常规监测内容包括：体温、呼吸、心搏、血压及心电图。有些实验室检查应反复重复、动态观察，如电解质、肌酐、血糖、感染指标或其他代谢性疾病指标。必须严格控制高血钾或低血钾，这些指标都可通过自动监测仪快速准确地监测。监测的频率应随病情变化而调整。

1. 减少静脉回流

立即使患者取坐位，两腿下垂，或四肢结扎血带。方法：用软的橡胶止血带或气囊袖带（血压计袖带），扎束于四肢躯干部（肩及腹股沟以下），袖带内压力大约充气至舒张压以下1.33kPa(10mmHg)为度（或用触诊法，止血带远端动脉搏动仍存在，而静脉充盈怒张），使四肢静脉回流受阻，而保持动脉供血畅通。每 15～20min 按一定顺序（顺钟向或逆钟向）将一肢止血带放松，即每个肢体加压 45min，放松 15min，以免局部组织的血流过分淤滞，引起不良后果。

2. 高流量氧气吸入

高流量氧气吸入（10～20mL/min 纯氧或鼻导管吸入 6～8mL/min 的流量）是治疗急性肺水肿的有效措施。面罩吸氧可将 30%～40%酒精放入湿化瓶内，以使泡沫的表面张力降低而破裂，以利肺泡通气改善。一次使用时间不宜超过 20min。鼻导管吸氧，酒精浓度为70%～80%，若患者不能耐受，可选用 20%～30%的酒精，以后逐渐增加，或开始用低流量吸氧，待患者适应后再逐渐提高氧流量，此法适用于清醒患者。如以 95%酒精 5mL 置鸭嘴喷雾管中，雾化吸入，或用 20%～40%酒精，经超声雾化吸入，疗效比上述两种方法更为确实。

3. 吗啡

吗啡 5～10mg 静脉缓注不仅可以使患者镇静，减少躁动所带来的额外的心脏负担，同时也具有小血管舒张的功能而减轻心脏负荷。必要时每间隔 15min 重复一次，共 2～3 次。老年患者可酌减剂量或改为肌内注射。

4. 快速利尿

呋塞米 20～40mg 静脉注射，于 2min 内推完，10min 内起效，可持续 3～4h，4h 后可重复一次。除利尿作用外，本药还有静脉扩张作用，有利于肺水肿缓解。

5.血管扩张剂

以硝普钠、硝酸甘油或酚妥拉明静脉滴注。

(1)硝普钠:一般起始剂量 $20\mu g/min$,根据血压每 5min 调整用量,收缩压维持在100mmHg 左右,原有高血压患者收缩压降低幅度不得超过 80mmHg,否则会引起心、脑、肾等重要器官灌注不足。维持量多为 $50\sim100\mu g/min$,但应根据个体情况而定。

(2)硝酸甘油:起始剂量 $10\mu g/min$,根据血压每 10min 调整一次,每次增加 $5\sim10\mu g/min$,以血压达上述水平为度。维持量多为 $50\sim100\mu g/min$,但该药个体差异大,故应根据具体情况而定。

(3)酚妥拉明:为 α 受体阻滞药,静脉滴注以 0.1mg/min 开始,每 $5\sim10min$ 调整一次,维持量一般为 $1.5\sim2.0mg/min$,监测血压同硝普钠。

6.氨茶碱

0.25g 加入 50%葡萄糖注射液 $20\sim40mL$ 中缓慢静注,以减轻呼吸困难。

7.强心药

如发病 2 周内未用过洋地黄或洋地黄毒苷,1 周内未用过地高辛,可予速效洋地黄制剂,以加强心肌收缩力和减慢心率,此对伴有房性快速性心律失常的急性肺水肿特别有效,但对重度二尖瓣狭窄而伴有窦性心律的急性肺水肿忌用。如发病两周内曾用过洋地黄,则强心药的应用需根据病情,小剂量追加,用法同慢性心力衰竭。

8.糖皮质激素

地塞米松 $10\sim20mg$ 加入 5%葡萄糖注射液 500mL,静脉滴注。皮质激素可扩张外周血管,增加心排血量,解除支气管痉挛,改善通气,促进利尿,降低毛细血管通透性,减少渗出。对急性肺水肿和改善全身情况有一定价值。

9.氯丙嗪

国外报告氯丙嗪治疗急性左心衰竭有迅速改善临床症状的作用,国内亦有人用小剂量氯丙嗪治疗急性左心衰竭。用法:$5\sim10mg$ 肌内注射,仅有左心衰竭者用5mg,伴有急性肺水肿者用 10mg,肌内注射后 $5\sim10min$ 见效,$15\sim30min$ 疗效显著,作用持续 $4\sim6h$。氯丙嗪扩张静脉作用大于扩张动脉,因此更适合以前负荷增高为主的急性左心衰竭;其镇静作用能很好地解除患者焦虑。

10.静脉穿刺放血

可用于上述治疗无效的肺水肿患者,尤其是大量快速输液或输血所致的肺水肿,放血 $300\sim500mL$,有一定效果。

11.确定并治疗诱因

急性肺水肿常可找到诱因,如急性心肌梗死、快速心律失常及输液过多过快等。由高血压危象引起者应迅速降压,可用硝普钠。如器质性心脏病伴快速性心律失常对抗心律失常药物无效,应迅速电击复律。

12.急性右心衰竭的治疗

(1)病因治疗:右心衰竭是由多种病因如急性心包填塞、肺栓塞等引起的心功能不全综合征,因此,其治疗的关键首先是快速认识并纠正病因和稳定血流动力学状况。

(2)控制右心衰竭:治疗的基本措施是:①维持正常的心脏负荷,特别是前负荷。②增强心肌收缩力,使心排血量增加。③维持心肌供氧和耗氧的平衡。④由于一氧化氮(NO)能选择性降低肺血管阻力,近年来已被广泛用于治疗右心功能衰竭。⑤上述治疗效果不佳时,有条件的情况下可考虑肺动脉内球囊反搏或右心辅助治疗。

(3)注意事项:①只要没有明显的体液负荷过量的表现,一般应维持合理的补液速度。②颈静脉压并不能很好地表示左室充盈压,颈静脉压升高并不排除体液量的缺乏。③没有右心室壁的特征性 ECG 改变并不能排除右心室心肌梗死。④肺动脉漂浮导管对右心室心梗诊断很有帮助,表现为右房压及右室压>肺动脉楔压。⑤利尿剂和血管扩张剂对右心室心梗患者无益而有害。⑥在负荷量充足的情况下,多巴胺 $4\sim5\mu g/(kg \cdot min)$ 通常可维持血压平稳,如需要可增加至 $15\mu g/(kg \cdot min)$,或与肾上腺素复合使用。

四、护理要点

(一)一般护理

(1)安置患者于危重监护病房,监测心电、呼吸、血压、尿量等变化,并做详细记录;同时测量脉搏、心率的变化(不能以脉率代替心率)。

(2)立即协助患者取坐位,双腿下垂,以利于呼吸和减少静脉回心血量。

(3)给予高流量(6~8L/min)经 30%~50%乙醇湿化的氧气鼻导管吸入。使用乙醇吸氧可使肺泡内泡沫的表面张力降低而破裂,有利于改善通气。必要时可加压吸氧,以升高肺泡内压力,减少浆液渗出,但吸氧时间不宜过长,应间歇吸入。如给予机械通气辅助呼吸,采用呼气末正压通气(PEEP)。

(4)宜用低钠、低脂肪、低盐、富含维生素、富于营养易消化的低热量饮食。采用低热量(每日 1200~1500kcal)饮食可降低基础代谢率,减轻心脏负荷,但时间不宜过长。低盐饮食可控制水钠潴留,从而减轻心脏负荷,根据水肿程度忌用或少用含钠量高的食物,如发酵面食、点心、咸肉、咸菜、海鱼虾、含钠饮料、调味品和含盐的罐头等。进量少或利尿明显者可适当放宽钠盐的限制。心力衰竭时因胃肠道淤血、呼吸困难、疲乏、焦虑而影响食欲和消化功能,应给予易消化食物,少食多餐,可减少胃肠消化食物所需的血液供应,使心脏负荷减轻。

(5)因急性心功能不全起病急,患者无思想准备,病情较重,所以易出现烦躁、紧张、焦虑、恐惧、失望等心理现象。应加强对患者的心理护理,对患者态度和蔼、诚恳热情,耐心细致地做好思想工作,体贴入微地帮助患者增强信心及配合治疗。

(二)病情观察与护理

(1)观察体温、脉搏、呼吸、血压的变化。注意心力衰竭的早期表现,夜间阵发性呼吸困难是左心衰竭的早期症状,应予警惕。当患者出现血压下降、脉率增快时,应警惕心源性休克的发生,并及时报告医生处理。

(2)观察神志变化,由于心排血量减少,脑供血不足缺氧及二氧化碳增高,可导致头晕、烦躁、迟钝、嗜睡、晕厥等症状,及时观察以利于医生综合判断及治疗。

(3)观察心率和心律,注意心率快慢、节律规则与否,心音强弱等。有条件时最好能做心电监护并及时记录,以利及时处理。出现以下情况应及时报告医生:①心率<40 次/分或>130 次/分。②心律不规则。③心率突然加倍或减半。④患者有心悸或心前区痛的病史而突然心率加快。

(4)注意判断治疗有效的指标,如自觉气急、心悸等症状改善,情绪安定,发绀减轻,尿量增加,水肿消退,心率减慢,原有的期前收缩减少或消失,血压稳定。

(5)注意观察药物治疗的效果及不良反应,如使用洋地黄类药物时,应注意观察患者心率、心律的变化,观察药物的毒性反应,并协助医生处理药物的不良反应。此外,迅速建立良好的静脉通道,以保证药物的顺利应用,严格控制静脉输液速度。做好各种记录,发现异常及时报告医生,配合处理。备好一切抢救药品、器械。洋地黄制剂毒性反应的处理:①立即停用洋地黄类药物,轻度毒性反应如胃肠道、神经系统和视觉症状,一度房室传导阻滞,窦性心动过缓及偶发室性期前收缩等心律失常表现,停药后可自行缓解。中毒症状消失的时间,地高辛为 24h 内,洋地黄毒苷需 7～10d。②酌情补钾,钾盐对治疗由洋地黄毒性反应引起的各种房性快速心律失常和室性期前收缩有效,肾衰竭和高血钾患者忌用。③苯妥英钠:是治疗洋地黄中毒引起的各种期前收缩和快速心律失常最安全有效的常用药物,但有抑制呼吸和引起短暂低血压等不良反应,应注意观察。

(三)健康教育

(1)向患者及家属介绍急性心力衰竭的诱因,积极治疗原有心脏疾病;急性肺水肿发作过后,如原发病因得以去除,患者可完全恢复;若原发病因继续存在,患者可有一段稳定时间,待有诱因时又可再发心功能不全。

(2)嘱患者在静脉输液前主动告诉护士自己有心脏病史,便于护士在输液时控制输液量及输液速度。

参考文献

[1]李小鹰,程友琴.老年心血管急危重症诊治策略[M].北京:人民军医出版社,2012.

[2]肖志超,熊慧,蔡绍乾,等.手术后并发急性大面积肺血栓栓塞患者溶栓治疗的效果 [J].内科急危重症杂志,2013(5):270-271.

[3]李树仁,党懿,苟丽颖.心内科急危重症[M].北京:军事医学科学出版社,2011.

[4]卢善翃,李俊辉,欧阳莎,等.重症病毒性肺炎合并急性呼吸窘迫综合征的预后危险因 素分析[J].中国呼吸与危重监护杂志,2014(6):560-564.

[5]时昭红.消化科急危重症[M].北京:军事医学科技出版社,2010.

[6]曲巍,于波.急性心肌梗死合并室间隔穿孔 49 例临床分析[J].内科急危重症杂志, 2014(5):325-326.

[7]黄建群,齐国先,谷天祥.心脏急症[M].北京:人民卫生出版社,2010.

[8]余丽菲,桂春,林松,等.急性心肌梗死并发致死性心律失常的危险因素及预后分析 [J].内科急危重症杂志,2014(6):376-378,385.

[9]黄志俭,柯明耀,姜燕.呼吸急危重症诊疗概要[M].厦门:厦门大学出版社,2011.

[10]李宾,刘静,黄红霞,等.急性心肌梗死溶栓后冠状动脉狭窄程度与心率变异性的相 关性分析[J].内科急危重症杂志,2014(6):373-375.

[11]余吉,黄绍崧,林伟,等.大面积脑梗死伴脑疝外科治疗技术改进的初步报告[J].内 科急危重症杂志,2014(6):424-425.

[12]卢善翃,李俊辉,欧阳莎,等.重症病毒性肺炎合并急性呼吸窘迫综合征的预后危险 因素分析[J].中国呼吸与危重监护杂志,2014(6):560-564.

[13]姚咏明.急危重症病理生理学[M].北京:科学出版社,2013.

[14]左拥军.临床常见急危重症的救治大全[M].北京:人民卫生出版社,2010.

[15]张新民,孙琼,许长春,等.颅脑损伤合并脑垂体激素紊乱 24 例报道[J].中国医药指 南,2012(18):56-57.

[16]张海琴,程齐俭,万欢英.支气管哮喘-慢性阻塞性肺疾病重叠综合征的诊治进展[J]. 中国呼吸与危重监护杂志,2014(2):219-222.

[17]孙永显.常见急症处理[M].北京:中国中医药出版社,2010.

[18]张和细,龚辉.重症胰腺炎合并糖尿病酮症酸中毒、高脂血症 1 例并文献复习[J].内 科急危重症杂志,2013(6):378-379.

[19]王瑞,张勇,杨冬山.外科急危重症[M].北京:军事医学科学出版社,2011.

[20]刘纯,夏南,温玉祥,等.209 例急性肺血栓栓塞临床分析[J].内科急危重症杂志, 2014(3):176-178.

[21]李亚洁.实用内科危重症监护学[M].北京:人民卫生出版社,2009.